华西医学大系

解读"华西现象"

讲述华西故事

展示华西成果

华西专家答小儿外科家长问

HUAXI ZHUANJIA DA XIAO'ER WAIKE JIAZHANG WEN

名誉主编 向 波 薛 秒

主编 黄文姣 冯黎维 梁园园

四川科学技术出版社

·成都·

图书在版编目（CIP）数据

华西专家答小儿外科家长问 / 黄文姣，冯黎维，梁园园主编. -- 成都：四川科学技术出版社，2024.3
ISBN 978-7-5727-1307-1

Ⅰ.①华… Ⅱ.①黄… ②冯… ③梁… Ⅲ.①小儿疾病—外科—问题解答 Ⅳ.①R726-44

中国国家版本馆CIP数据核字（2024）第048258号

华西专家答小儿外科家长问

名誉主编　向　波　薛　秒
主　　编　黄文姣　冯黎维　梁园园

出 品 人　程佳月
责任编辑　兰　银
封面设计　象上设计
制　　作　成都华桐美术设计有限公司
责任出版　欧晓春
出版发行　四川科学技术出版社
地　　址　四川省成都市锦江区三色路238号新华之星A座
　　　　　传真：028-86361756　邮政编码：610023
成品尺寸　156mm×236mm
印　　张　27.75　字　数　450千
印　　刷　四川华龙印务有限公司
版　　次　2024年3月第1版
印　　次　2024年8月第1次印刷
定　　价　88.00元
ISBN 978-7-5727-1307-1

《华西医学大系》顾问

《华西医学大系》编委会

本书编委会

名誉主编

向 波 薛 秒

主 编

黄文姣 冯黎维 梁园园

副主编

辛文琼 杨 旸 李 宇

编 者

周良珍	崔文耀	冯黎维	张 鑫	曾继红	骆洪梅
李 祺	马 红	吴直惠	王艳琼	丁 黎	余 蓉
舒 明	王丽思	杨 旸	廖 琴	何 双	蔡璐瑶
姜美玲	叶燕琳	陈 秒	刘 甜	李长琴	胡馨予
梁园园	庞秋月	岳 红	邓 娜	李 宇	田 怡
黄文姣	马 学	舒凡珂	曾 莉	辛文琼	张 婷
黄一东	李方勤	田晓娟	杨晓东	邹 黎	唐学阳
李 浪	龚烨萱	李 进	徐小凤	石晓林	张 龙
罗 舟	杨开颖	郑琪翔	康 婷	夏吴蝶	刘小琴
王一晴	杨 倩	田 婷	李 敬	冯 利	樊 玲
朱京萍	文 芳	杨春松	刘 书	朱家令	张剑书

由四川大学华西临床医学院/华西医院（简称"华西"）与新华文轩出版传媒股份有限公司（简称"新华文轩"）共同策划、精心打造的《华西医学大系》陆续与读者见面了，这是双方强强联合，共同助力健康中国战略、推动文化大繁荣的重要举措。

百年华西，历经120多年的历史与沉淀，华西人在每一个历史时期均辛勤耕耘，全力奉献。改革开放以来，华西励精图治、奋进创新，坚守"关怀、服务"的理念，遵循"厚德精业、求实创新"的院训，为践行中国特色卫生与健康发展道路，全心全意为人民健康服务做出了积极努力和应有贡献，华西也由此成为了全国一流、世界知名的医（学）院。如何继续传承百年华西文化，如何最大化发挥华西优质医疗资源辐射作用？这是处在新时代站位的华西需要积极思考和探索的问题。

新华文轩，作为我国首家"A+H"出版传媒企业、中国出版发行业排头兵，一直都以传承弘扬中华文明、引领产业发展为使命，以坚持导向、服务人民为己任。进入新时代后，新华文轩提出了坚持精准出版、精细出版、精品出版的"三精"出版发展思路，全心全意为推动我国文化发展与繁荣做出了积极努力和应有贡献。如何充分发挥新华文轩的出版和渠道优势，不断满足人民日益增长的美好生活需要？这是新华文轩一直以来积极思考和探索的问题。

基于上述思考，四川大学华西临床医学院/华西医院与新华文轩出版传媒股份有限公司于2018年4月18日共同签署了战略合作协议，启动了《华西医学大系》出版项目并将其作为双方战略合作的重要方面和旗舰项目，共同向承担《华西医学大系》出版工作的四川科学技术出版社授予了"华西医学出版中心"铭牌。

人民健康是民族昌盛和国家富强的重要标志，没有全民健康，就没有全面小康，医疗卫生服务直接关系人民身体健康。医学出版是医药卫生事业发展的重要组成部分，不断总结医学经验，向学界、社会推广医学成果，普及医学知识，对我国医疗水平的整体提高、对国民健康素养的整体提升均具有重要的推动作用。华西与新华文轩作为国内有影响力的大型医学健康机构与大型文化传媒企业，深入贯彻落实健康中国战略、文化强国战略，积极开展跨界合作，联合打造《华西医学大系》，展示了双方共同助力健康中国战略的开阔视野、务实精神和坚定信心。

华西之所以能够成就中国医学界的"华西现象"，既在于党政同心、齐抓共管，又在于华西始终注重临床、教学、科研、管理这四个方面协调发展、齐头并进。教学是基础，科研是动力，医疗是中心，管理是保障，四者有机结合，使华西人才辈出，临床医疗水平不断提高，科研水平不断提升，管理方法不断创新，核心竞争力不断增强。

《华西医学大系》将全面系统深入展示华西医院在学术研究、临床诊疗、人才建设、管理创新、科学普及、社会贡献等方面的发展成就；是华西医院长期积累的医学知识产权与保护的重大项目，是华西医院品牌建设、文化建设的重大项目，也是讲好"华西故事"、展示"华西人"风采、弘扬"华西精神"的重大项目。

《华西医学大系》主要包括以下子系列。

①《学术精品系列》：总结华西医（学）院取得的学术成果，学术影响力强。②《临床实用技术系列》：主要介绍临床各方面的适宜技术、新技术等，针对性、指导性强。③《医学科普系列》：聚焦百姓最关心的、最迫切需要的医学科普知识，以百姓喜闻乐见的方式呈现。④《医院管理创新系列》：展示华西医（学）院管理改革创新的系列成果，体现华西"厚德精业、求实创新"的院训，探索华西医院管理创新成果的产权保护，推广华西优秀的管理理念。⑤《精准医疗扶贫系列》：包括华西特色智力扶贫的相关内容，旨在提高贫困地区基层医院的临床诊疗水平。⑥《名医名家系列》：展示华西人的医学成就、贡献和风采，弘扬华西精神。⑦《百年华西系列》：聚焦百年华西历史，书写百年华西故事。

我们将以精益求精的精神和持之以恒的毅力精心打造《华西医学大系》，将华西的医学成果转化为出版成果，向西部、全国乃至海外传播，提升我国医疗资源均衡化水平，造福更多的患者，推动我国全民健康事业向更高的层次迈进。

《华西医学大系》编委会
2018年7月

他序——医生角度

小儿外科是医学领域中一个非常重要的分支，其疾病谱具有自己的特点：先天性结构畸形疾病与创伤性疾病居多，很多疾病虽然以良性结局为主，但需要限期手术。对小儿外科疾病进行早发现、早诊断、早治疗，能显著提升疗效及家庭的生活质量。

作为一名长期从事小儿外科工作的医生及医学教育工作者，我深知，哪怕是一个很小的疾病，一旦需要手术，家长总是高度重视，有时家长还会因不了解这些陌生且专业的知识产生焦虑；因儿童往往表达能力较弱，对于一些比较严重或需要限期治疗的疾病，家长可能会因为不了解疾病知识，不能早期发现"不好的苗头"，从而错过最佳的治疗时机，延误病情。故普及小儿外科疾病的相关知识，提高家长和社会对小儿外科疾病的认识，显得尤为重要。

这本书正是为了满足这一需求而编写的。本书由四川大学华西医院小儿外科的医护专家编写，他们在相关领域拥有丰富的临床经验和学术研究成果，确保了书中内容的专业性和准确性。本书详细介绍了小儿外科领域的常见疾病，由"预防篇"和"就医篇"两个篇章组成，回答了家长常见的疑问。预防篇"从头到脚"地讲述了小儿外科常见疾病，就医篇讲述了家长相对接触比较少的相关医学知识，让家长更加了解孩子在就医过程中的各项检查、手术、用药等的作用和意义。

本书以通俗易懂的语言，结合作者丰富的临床经验，为读者提供了关于小儿外科疾病的病因、发病机制、临床表现、诊断方法、治疗原则和护理措施的全面解答，为广大家长提供了关于小儿外科疾病的科普知识。本书内容丰富、知识准确、语言通俗易懂、图文并茂，具有科学性、实用性等特点，能够满足读者的需求。

我相信，这本书能成为广大家长的好助手，帮助他们更好地了解和应对小儿外科疾病。祝愿这本书能够帮助更多的家庭和孩子，为孩子的健康和快乐保驾护航。

向波

2023年12月

他序——护理专家角度

健康是立身之本，全民健康是立国之基。为了提高全民健康水平，国家层面建立健全健康科普宣传机制，增加优质健康科普知识供给，通过各种渠道和方式，向广大人民群众普及健康知识。通过科学、准确、权威的健康科普信息传播，更好地满足人民群众对健康知识的需求，增强他们的健康意识和自我保健能力，提升全民健康水平。

在小儿外科领域，全民健康科普同样重要。患儿在整个疾病治疗周期中，不仅需要依靠专业人员提供专业的护理知识与技能，同时也需要家长掌握一定的护理知识，以确保患儿能够得到更加专业的照护。

本书的特点在于内容具有很强的实用性，分为"预防篇"和"就医篇"两个篇章，聚焦儿童健康需求特点，以小儿外科各种疾病的治疗和护理方式为主要内容，全面讲述了小儿外科疾病的相关知识，详细介绍了在各种疾病过程中家长应该怎么做。同时，每一章节绘制了原创卡通插图，文字与图片的比例适当，将专业、晦涩的专业知识变为通俗易懂的图文知识。此外，本书还注重版式设计的美观性和易读性，采用简洁明了的设计风格，可读性强。

我相信，这本书一定能够帮助广大读者更好地理解和关注小儿外科领域的健康问题。同时，我也希望这本书能够帮助提升临床护理工作者的科普宣教能力，为专科护理人才队伍建设和优质护理服务质量提升作出重要贡献。

薛秒

2023年12月

自序

尊敬的读者朋友们：

作为小儿外科医护人员，我们深知每个孩子都是家庭的希望，每个孩子的健康都关系到一个家庭的幸福。小儿外科不少疾病需要在适宜的年龄段及时干预、治疗才能达到"最小伤害、最小花费、最佳疗效"的目标，但很多家庭缺乏一个便捷且专业的途径去了解这些疾病的知识。创作团队编写这本《华西专家答小儿外科家长问》，目的是让更多的家长能从宝宝出生前就了解小儿外科常见疾病如何早期预防、及时就医，为孩子们的健康保驾护航。

本书的内容主要分为两大篇章。第一部分是"预防篇"，这一篇梳理医护人员在接诊时家长常常问及的"高频问题"，"从头到尾"按疾病部位整理出九十余种小儿外科常见疾病的发病原因、具体症状、治疗及护理措施等知识。第二部分是"就医篇"，在这一部分详细为读者介绍在就医过程中可能遇到的检查、麻醉、手术、用药、营养支持等问题，并提供了实用建议和策略，让家长在孩子需要医疗干预时能够更加有效地与医护人员合作，缓解面对陌生就医环境、流程的焦虑。

在编写这本书的过程中，团队始终坚持科学的精神和严谨的态度，结合华西医护团队丰富的临床经验，循证查找最新科研文献、指南，以"提问—回答"形式配合生动形象的插画，帮助读者有效理解这些晦涩难懂的医学专业知识，力求为读者提供最准确、最实用、最权威的信息。同时，我们也注意到，随着医学科技的不断发展，小儿外科领域的诊疗技术也在不断更新。因此，在本书中，特意开辟"知识拓展"部分，介绍一些医学技术的"前世今生"及新兴的治疗手段和技术，也包括中医治疗知识，希望能为读者带来更广阔的视野和更先进的理念。

亲爱的读者朋友们，编写这本书的过程虽然艰辛，但每当想到它能够帮助到更多的家庭和孩子，我们就感到无比欣慰和满足。衷心希望这本书能够成为您了解小儿外科疾病的好帮手，愿每一个孩子都能拥有一个健康快乐的童年！

本书编委会
2023年12月

目　录

第一篇　预防篇（疾病篇）

第二篇　就医篇

第一篇

预防篇（疾病篇）

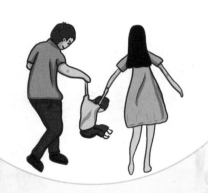

第一章 头部疾病

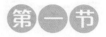

关注孩子"头型"与骶尾部"小尾巴"

> 若发现孩子脖子短、头短、头尖、头小，或者骶尾部长出"小尾巴"，这些可不是孩子正常的个体差异、与众不同之处，家长需警惕，这些是孩子患有颅脑与脊髓先天性疾病的征兆！

1 为什么孩子小时候的照片"头都显大"？

胎儿时期神经系统发育最早，尤其脑的发育最为迅速。婴儿出生时的平均脑重为370 g，占体重的1/9 ~ 1/8，这也是幼儿期孩子的照片中头显得较大的原因。孩子约3岁时，皮层细胞分化基本完成，4岁时神经髓鞘形成并开始发育，7岁时脑重已接近成人脑重，约为1500 g，8岁时大脑发育程度与成人无区别，细胞功能也逐渐成熟。

2 为什么小于4岁的孩子在做腰椎穿刺时位置要低于成人？

婴儿出生时，脊髓已发育成熟，其功能已基本具备，但与脊柱发育水平并不平衡，脊髓末端位于第3~4腰椎水平，直到4岁时才退到第1~2腰椎水平。因此，年龄不足4岁的孩子在做腰椎穿刺时要注意穿刺进针位置以第4~5腰椎间隙为宜，超过4岁后，穿刺部位与正常成人相同，位于第3~4腰椎间隙。

3 孩子常见的神经反射有哪些？

孩子常见的神经反射包括：①出生时已存在的永久反射，如角膜反射、瞳孔对光反射、咽反射、吞咽反射等；②出生时已存在，但会在以后逐渐消失的反射有拥抱反射、觅食反射、吸吮反射、握持反射等；③出生时不存在，但在以后逐渐出现的永久反射，如腹壁反射、提睾反射、某些腱反射等。

4 为什么要关注孩子的神经反射？

关注孩子神经反射的发生情况，有助于家长及时判断孩子的发育情况，例如对于刚出生的婴儿，如让其嘴唇去接触乳头或奶嘴，孩子会自动张开嘴进行吸吮，这就是医学上所说的吸吮反射。如果婴儿不能顺利完成这个动作，那么就要考虑孩子大脑的相关部位是否存在问题。又如，人们在坐位或卧位时让小腿自然垂下，用拳头或叩诊锤叩击髌骨下方的股四头肌肌腱，会使股四头肌发生一次快速收缩反应，可引起小腿伸展，这种现象就是人们所说的膝腱反射，它是腱反射的一种，孩子在出生时就可出现。在对比双侧膝腱反射并发现异常时，需考虑与神经系统的病变有关，应行进一步检查。

5 常见的小儿先天性颅脑与脊柱、脊髓疾病有哪些？

常见的小儿先天性颅脑疾病包括：脑膨出、狭颅症、蛛网膜囊肿、寰枕畸形等；脊柱、脊髓疾病包括脊髓栓系综合征、脊柱裂（脊膜膨出及脊髓脊膜膨出等）等。

6 如何判断孩子是否患了先天性颅脑与脊柱、脊髓疾病？

多数先天性颅脑与脊柱、脊髓疾病从外观就可发现或有迹可循，比如：

脑膨出

家长从外观可看出孩子的头部有一圆形或椭圆形的囊性膨出包块。

脑膨出的孩子，常在母亲产检时通

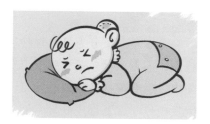

脑膨出

过唐氏筛查、无创DNA及羊水穿刺检测出高风险，经超声检查也可以发现胎儿的异常情况，严重的脑膨出孩子常需采取引产处理。

狭颅症

狭颅症又叫作颅缝早闭，是一种颅骨先天发育异常疾病。由于颅缝过早骨化，以至于颅腔容积变小、形态异常，狭小的颅腔不能适应脑的正常发育。狭颅症外观可表现为头部畸形，如舟状头、长头畸形、短头、尖头畸形或塔状头等，同时可合并眼部症状，如眼球突出、眼球内陷、眼距异常等表现。

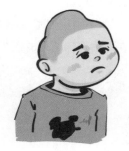

舟状头

蛛网膜囊肿

绝大多数蛛网膜囊肿没有症状，有少数孩子因为囊肿增大继而出现颅内压迫症状，一般表现为恶心、呕吐、头痛、反应迟钝等症状。该病是一种脑实质外非肿瘤性的良性病变，因蛛网膜破裂，脑脊液在局部进行性聚集所致。先天性发育异常是颅内蛛网膜囊肿最常见的原因，其他原因还有头部外伤、脑肿瘤、脑部感染、脑部手术等。

寰枕畸形

寰枕畸形也叫作枕骨大孔区畸形，是由枕骨大孔区及第1、第2颈椎发育异常导致的先天畸形。孩子可表现为颈短、头颈部偏斜、面部不对称、后发际低且常伴有颈项疼痛、强迫头位及活动受限等神经根受压的症状。部分孩子有上肢麻木、疼痛等表现，若累及后组脑神经，还可出现吞咽困难、进食呛咳、声音嘶哑等症状。若病变累及颈髓、延髓及小脑，可合并小脑扁桃体下疝，孩子可出现呼吸及吞咽困难、感觉障碍、四肢乏力或瘫痪、步态不稳、眩晕、眼球震颤等症状。

脊柱裂

脊柱裂主要分为显性脊柱裂和隐性脊柱裂，前者主要包括脊膜膨出和脊髓脊膜膨出，后者包括各种脊髓栓系。家长往往因发现孩子腰骶部皮肤异常而就医，如毛

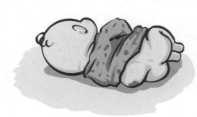

脊膜膨出

发异常分布、皮毛窦、皮下包块。孩子也可出现足内翻或外翻，大小便失禁，下肢感觉、运动功能障碍或下肢畸形。该病多见于新生儿及儿童，成人少见，女性多于男性。

7 先天性颅脑与脊柱、脊髓疾病的病因是什么？

先天性颅脑疾病的病因多不明确，凡是影响胚胎期发育的因素都可能与本病有关。目前较明确的病因包括孕早期母体叶酸的缺乏、营养不良、孕期感染、外伤，以及环境因素中的放射线、毒物、激素类药物、缺氧、内环境紊乱等。脑膨出可能与胚胎时期神经管发育不良有关，狭颅症可能与胚胎期中胚叶发育障碍有关，先天性脊柱、脊髓疾病则可能与环境和遗传因素有关。

8 如何预防和尽早筛查孩子先天性颅脑与脊柱、脊髓疾病的发生？

先天性颅脑与脊柱、脊髓疾病的发病机制尚无定论，但普遍认为此类疾病与胚胎的发育不良有关。所以对于该类疾病的预防和筛查一定要注意以下几点：

（1）计划怀孕，从孕前3个月开始补充叶酸，直到确定怀孕后3个月，有研究表明孕早期叶酸缺乏是神经管发育畸形的主要原因之一。

（2）孕期避免高危环境因素，如放射线、药物、缺氧等，饮食做到营养均衡，避免过度劳累。

（3）按时孕检，妊娠期超声检查即可发现胎儿神经系统先天畸形。

（4）磁共振成像（MRI）和计算机体层成像（CT）等影像学检查可以协助诊断相关疾病。

9 常见先天性颅脑与脊柱、脊髓疾病的治疗及预后怎么样？

所有疾病的治疗以及预后都是根据疾病情况而定：

（1）单纯的脑膜脑膨出，经过手术治疗，一般效果较好，但脑膜脑室膨出者常合并神经功能及智力损害等，预后较差。

（2）患狭颅症的孩子通过颅缝再造术或颅盖再造术可取得较理想的效

果，最佳手术时间是颅骨骨缝完全闭合前，应在孩子身体允许的情况下尽早手术，以便获得满意的效果。

（3）蛛网膜囊肿无特殊临床表现者，可密切观察，定期随访。当确诊是由蛛网膜囊肿引起的癫痫、出现脊髓压迫以及出现局灶神经功能障碍等表现时，可选择手术治疗。

（4）有寰枕畸形的孩子如果没有明显的神经系统症状和体征，无须特殊治疗；如果出现相应症状，则需要手术治疗。小脑扁桃体下疝，则以手术为主要治疗手段。

（5）脊髓栓系唯一治疗手段是手术，一经确诊应尽早手术治疗，原则上是越早手术越好，经过治疗有治愈的可能，但术前需进行综合评估。

10 患先天性颅脑与脊柱、脊髓疾病的孩子术前的护理注意事项有哪些？

（1）安全护理：脑膨出、脊髓脊膜膨出者应观察膨出物膨出状况，避免挤压、碰撞。

（2）预防感染：做好膨出物局部护理，保持其清洁、干燥，避免膨出处皮肤破溃与感染，禁止随意涂抹药膏。

11 患先天性颅脑与脊柱、脊髓疾病的孩子术后的护理注意事项有哪些？

（1）术后伤口：术后伤口敷料要保持清洁、干燥，有渗血、渗液需及时更换。如果伤口在骶尾部，孩子在大小便时可抬高床头，以免粪便污染伤口，发现伤口有渗出和污染时通知医生及时更换敷料。

（2）基础护理：做好清洁工作，保持孩子口腔、会阴部、皮肤的清洁，加强翻身拍背，预防术后压力性损伤、感染等并发症，尤其是久病孩子。

（3）安全护理：幼儿或者有肢体功能障碍的孩子需注意避免跌倒、坠床的发生。

（4）营养支持：如情况许可，尽早给予营养支持，宜多进食高能量、高蛋白、富含维生素的食物，如鱼、肉、鸡、蛋、牛奶、新鲜蔬菜等。

（5）功能锻炼：有智力障碍、肢体活动障碍、大小便功能障碍的孩子均需尽早进行相应功能的康复训练。肢体活动障碍者被动活动每天3次，一次30~60分钟。

（6）谨遵医嘱：寰枕畸形术后的孩子特别注意要遵医嘱活动，对无寰椎脱位者需予颈托固定方可下床活动，维持固定3个月；对有寰椎脱位、行植骨融合术的孩子，下床活动时需坚持佩戴塑形支具，等植骨融合好后方可拆除。

（7）复查：术后3个月复查MRI，以后每1~2年复查1次。

12 先天性颅脑与脊柱、脊髓疾病术后都有哪些并发症？

先天性颅脑疾病术后常见并发症包括：出血、血肿、脑脊液漏、脑积水、癫痫、伤口及肺部感染等；先天性脊柱、脊髓疾病术后常见并发症包括感染、出血、肌肉萎缩及废用综合征等。

13 脑部手术会影响孩子的智力吗？

影响孩子的智力的因素有很多，其中大脑是否健康是重要因素之一。除此以外，先天发育、成长环境、教养因素都会对孩子的智力造成影响。脑部手术后是否影响智力与病变部位、大小有关，有些部位的病变在术前就已经影响孩子的智力，例如丘脑占位等，还有脑部外伤出血，出血量越多，对脑部组织压迫越大，越早手术对孩子影响越小。故智力受损不能一味认定是脑部手术造成的。对于一些相对比较严重的疾病，不管是否进行了脑部手术，都有可能会影响智力。术后智力受损的孩子可通过积极的康复训练获得改善，在后期恢复一定的智力水平。

专家温馨提示

1. 对家长的话

（1）关注孩子生长发育，按时进行儿童保健（简称"儿保"）。

（2）如发现孩子异常，如头围大、颈部短、智力异常、臀间裂不对称等，及时就医。

（3）关注孩子身体发育，发现颅脑凸出、凹陷，腰骶部小凹陷，皮毛窦，色素沉着，运动功能障碍，足畸形等异常情况，及时就医。

（4）如有脑膨出、脊髓脊膜膨出，保护膨出物，保持其清洁、干燥，予以软垫保护；尽量避免摩擦、碰撞导致其受损、破溃；如果出现破溃、渗液，需及时消毒处理并就医，以免感染。

（5）术后协助及督促孩子坚持功能锻炼，按时复查。

（6）对家长来说，孩子罹患脑部疾病后，首先需要考虑的是如何保障孩子生命安全，其次是生活质量，再其次才是智力。

2. 对孩子的话

（1）做自己的第一健康责任人，发现自己的身体与他人不同时，如骶尾部有"小尾巴"、色素沉着、步态不稳、尿床等，请及时告诉家长以寻求帮助。

（2）小心保护好外部膨出物，防止损伤及感染。

知识拓展

孕期服用叶酸预防神经管畸形

神经管畸形是胚胎发育到第三至四周时，受某些因素影响致使的神经管发育不良、闭合不全造成的畸形，主要包括无脑畸形、脊柱裂和脑膨出神经管畸形。神经管畸形是一种多基因遗传病，病因尚未明确，但有研究发现妇女在孕前到孕3个月期间每天服用400μg叶酸能有效减少胎儿神经管畸形的发生率。然而，很多妇女都是在怀孕后才开始进行叶酸补充，通常此时已是受精后的一两个月了，这就增加了早期胎儿脑部与脊髓因叶酸不足而发育不健全的风险。因此建议，准妈妈最好充分做好备孕准备，孕前3个月开始叶酸补充直至孕3个月。需要注意的是，叶酸需要天天服用，漏服后补服是无效的，因为前一天漏服造成体内叶酸水平降低的影响已无法弥补。

（编写：周良珍　审核：崔文耀、冯黎维）

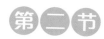

孩子"头晕、头痛、恶心、呕吐"要注意，小心脑袋里有"包"

孩子若经常告诉家长说头晕、头痛、恶心，还想呕吐，可不一定是想偷懒不做作业，也不一定是感冒，有可能是脑袋里有了"包"——也就是医学上讲的颅内肿瘤。

1　关于儿童颅内肿瘤知多少？

儿童颅内肿瘤不是成人颅内肿瘤的缩小版，是小儿神经系统常见的肿瘤性疾病，其在好发部位、类型、遗传学及预后等方面与成人均有不同。调查显示，发病率排名前几位的儿童颅内肿瘤分别是星形细胞瘤、颅咽管瘤、髓母细胞瘤、颅内生殖细胞瘤、室管膜瘤。儿童颅内肿瘤以恶性肿瘤居多，转移瘤少见。

2　了解颅内肿瘤前，需要家长秒懂的医学名词有哪些？

（1）共济失调：是指平衡和协调人运动的大脑皮质运动区，皮质的基底核、前庭迷路系统、深部感觉、视觉等部位受到损害，导致人在运动时产生不协调的情况。

（2）视野缺损：简单地讲，就是看东西时视野范围缩小或者缺失。主要病因包括眼部疾病及附近组织受压迫，多见于肿瘤压迫。

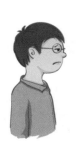

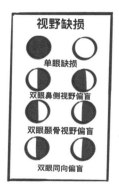

视野缺损图

（3）腱反射亢进：指肌腱的腱反射有明显增强的情况。 临床上通过双侧肢体对比来进行判断，比如在双侧肢体的同一肌腱、同一位置做相同的腱反射检查，如果一侧肌腱的反射强度要明显强于对侧，那么就称作这一侧肢体的腱反射亢进。另外还可通过腱反射的分级来确定，临床上腱反射分为0～4级：0级代表腱反射消失，1级代表减弱，2级代表正常，3级代表亢进，4级则在腱反射亢进的基础上并发了阵挛。

（4）双颞侧偏盲：是指孩子出现靠近鼻侧的视力正常、颞侧视野缺损的情况，该症状出现的原因是视交叉中部的蝶鞍区出现了病变。

3 常见儿童颅内肿瘤有哪些类型？医生说的颅内肿瘤是不是"恶性肿瘤"，是绝症吗？

根据肿瘤生长的部位、性质等多种因素，儿童颅内肿瘤有不同分类。

常见儿童颅内肿瘤包括：胶质瘤、颅咽管瘤、颅内生殖细胞瘤、髓母细胞瘤、室管膜瘤等。值得注意的是，医生所说的肿瘤不一定是恶性肿瘤，很多肿瘤是良性的，通过治疗预后良好。

4 常见胶质瘤有哪些？有啥表现？

胶质瘤是小儿常见的颅内肿瘤之一，通常以恶性居多，常见的胶质瘤包括：

毛细胞型星形细胞瘤

毛细胞型星形细胞瘤为儿童常见的后颅窝肿瘤，生长缓慢，多为良性，预后较好。毛细胞型星形细胞瘤起病较为隐匿，通常出现症状时肿瘤已经很大。孩子常表现为脑积水引起的间歇性头痛，同时伴恶心、呕吐；大部分孩子有视神经盘水肿表现。由于视神经盘水肿长期压迫视神经，可致视神经萎缩，视力下降；同时孩子伴有躯干或肢体的共济失调等。

视路胶质瘤

视路胶质瘤是指发生在视神经、视交叉和视束的胶质瘤，这种胶质瘤主要见于儿童，多为良性或低度恶性，因生长缓慢，治疗效果较成人更好。视路胶质瘤主要表现为进行性视力下降、视野缺损、眼球突出等，肿瘤较大、向后侵袭至下丘脑者可出现多饮、多尿、性早熟、发育迟缓等。

脑干胶质瘤

脑干胶质瘤占儿童颅内肿瘤的10%～15%，是指发生在中脑、脑桥和延髓的胶质瘤，发病高峰年龄为6～10岁。脑干胶质瘤以星形细胞瘤和弥漫性脑桥胶质瘤多见，首发症状常为口角歪斜和眼球内斜，可出现步态不稳和吞咽呛咳；或出现偏瘫、偏身感觉障碍，肌张力增高、腱反射亢进，以及头痛、恶心、呕吐等颅内压增高的症状。另外，孩子也可出现精神及智力改变，表现为神情呆滞、强笑、智力下降等。

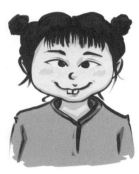

眼球内斜

5 什么是颅咽管瘤？

颅咽管瘤是颅内常见的先天性肿瘤，也是儿童鞍区最常见的肿瘤。颅咽管瘤生长缓慢，其症状与肿瘤和邻近正常结构的关系有关，常有视力障碍、视野缺损等视觉方面的症状，尿崩、生长发育迟缓等内分泌症状以及头痛等颅内压增高的表现。

6 什么是颅内生殖细胞瘤？

颅内生殖细胞瘤被归为性腺外生殖细胞瘤，是一种原发于颅内、有特殊病理性质、临床表现和治疗方法的肿瘤。颅内生殖细胞瘤的症状取决于肿瘤的位置，如松果体区肿瘤常导致梗阻性脑积水，继而出现颅内压增高、共济失调、行为改变等临床表现；鞍上肿瘤最常表现为下丘脑/垂体功能障碍，孩子常出现尿崩症，有口渴、多饮、多尿、青春期发育延迟或者性早熟等表现；肿瘤也可引起视力下降、视野缺损，典型表现为双颞侧偏盲；若肿瘤位于基底节区，首发表现为对侧肢体的偏瘫。

7 髓母细胞瘤是什么？

髓母细胞瘤属于原始神经外胚层肿瘤，是中枢神经系统恶性程度较高的神经上皮性肿瘤之一，肿瘤起源于小脑蚓部，呈膨胀性生长，向前突入第四脑室内。髓母细胞瘤的病程较短，一般为4~6月，孩子早期多没有症状，当出现症状时往往肿瘤已经非常大，常引起梗阻性脑积水。80%患髓母细胞瘤的孩子以头痛、恶心、呕吐及精神萎靡为首发症状，常见临床表现有视神经盘水肿、躯体性共济失调、强迫体位等，也有视物模糊和视力下降等损害。

8 什么是室管膜瘤?

室管膜瘤发病呈现明显的年龄、性别、解剖部位等不同方面的差别，占3岁以下儿童颅内肿瘤的30%。根据解剖部位不同，可将其分为小脑幕下室管膜瘤、小脑幕上室管膜瘤及脊髓室管膜瘤：小脑幕下室管膜瘤主要表现为头痛、恶心、呕吐等颅内压增高表现，伴眼球震颤、脑膜刺激征、辨距不良、步态不稳等；小脑幕上肿瘤多表现为局部运动障碍、视力障碍和癫痫等。

9 儿童颅内肿瘤的发病原因有哪些?

儿童颅内肿瘤的病因多不明确，大多为先天性患病，主要与遗传和基因有关，也可能与孕期及后天的高危环境有关，如物理环境因素的汽车尾气、污染空气、核电、辐射、香烟与烟雾等；化学环境因素的药物、食物等；生物因素的细菌、真菌及病毒感染等。

10 发现孩子有哪些情况应考虑就诊?

儿童颅内肿瘤常见症状多不具有特征性，主要表现为烦躁、易哭闹、精神意识差、头痛、嗜睡、恶心、呕吐等。躯体出现步态不稳、协调异常，视力下降、视物模糊，多尿、多饮、口渴，发育水平异常等，当排除了其他可能导致的因素后，应考虑脑部疾病，尽快就诊。

11 医生如何诊断儿童颅内肿瘤?

儿童颅内肿瘤的诊断主要依靠影像学检查，如CT、MRI等检查。

12 儿童颅内肿瘤的治疗方式有哪些?

儿童颅内肿瘤的治疗方式是：以手术切除为主，后期可结合病理诊断结果配合放疗、化疗、免疫治疗等，以改善症状和提高孩子的生存质量为主要目的开展治疗。

13 患儿童颅内肿瘤的孩子的预后如何？

儿童颅内肿瘤差异性大，如毛细胞型星形细胞瘤达到肿瘤全切除或近全切除者，孩子的25年生存率可超过95%，一般孩子的5年生存率为90%以上；脑干胶质瘤的预后与肿瘤病理性质、部位、大小，手术方式，术后放疗、化疗有关，但无论何种治疗方式，弥漫性脑干胶质瘤多预后不好。颅咽管肿瘤虽为良性，但容易复发，除了病变的占位效应，还容易出现下丘脑功能障碍，严重影响孩子的生活质量。颅内生殖细胞瘤的预后因肿瘤类型不同而各异。

14 颅内肿瘤术前注意事项有哪些？

（1）病情观察：要密切观察孩子的意识状况，注意有无头痛、恶心、呕吐等颅内压增高症状，有无突发的肢体活动不能、视力障碍等情况，如发现异常，应及时寻求医生帮助。

（2）安全护理：对有步态不稳、共济失调、癫痫发作病史的孩子，要确保随时有家长的陪护，避免跌倒等意外发生。

（3）用药护理：监督、协助孩子按时按量、坚持服药，特别是抗癫痫药物，切忌私自停药及更改口服剂量。

15 颅内肿瘤术后注意事项有哪些？

（1）心理支持：鼓励孩子表达自身感受、倾听孩子的诉求，针对孩子的问题提供帮助和支持。

（2）安全护理：对有并发症或后遗症（如肢体功能障碍、视力损害、术后癫痫等）的孩子，家长不能让其单独行动，要时刻陪伴，确保安全。

（3）伤口护理：孩子通常依从性比较差，家长需要协助孩子保护好伤口，避免抓、挠伤口，防止伤口感染。

（4）术后康复：对有功能损害的孩子，术后康复是漫长而艰辛的，家长需要陪同孩子尽早进行功能训练，并持之以恒。

（5）营养支持：术后孩子饮食要营养均衡，多进食高蛋白、高能量，富含维生素的清淡饮食。

（6）病情观察：指导及协助孩子观察病情，重视孩子主诉，遵医嘱按时复查，如果孩子患的是鞍区或者松果体区肿瘤，关注饮水量和尿量，如发现异常及时就医。

专家温馨提示

1.对家长的话

（1）重视孩子每一次的"我不舒服"。

（2）孩子出现头痛、恶心、呕吐、虚弱、步态紊乱、视觉（视力、视野）及语言变化等颅内肿瘤常见表现时，及时就医。

2.对孩子的话

出现头痛、头晕、恶心、视物模糊、视力下降等情况，及时告知家长。

知识拓展

脑胶质瘤的治疗

脑胶质瘤的治疗以手术切除为主，辅以放疗、化疗等综合治疗方法。手术可以缓解临床症状，延长生存期，并获得足够肿瘤标本用以明确病理学诊断和进行分子遗传学检测。手术治疗原则是最大范围安全切除肿瘤，而常规神经导航、功能神经导航、术中神经电生理监测和术中MRI实时影像等新技术有助于实现最大范围安全切除肿瘤。放疗可杀灭或抑制肿瘤细胞，延长孩子的生存期，常规分割外照射是脑胶质瘤放疗的标准治疗。胶质母细胞瘤术后放疗联合替莫唑胺同步并辅助替莫唑胺化疗，已成为新诊断胶质母细胞瘤的标准治疗方案。

（编写：周良珍　审核：崔文耀）

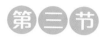

"大头孩子"不一定是聪明，这可能是一种病

> 很多大人看到别人的小孩头大都会忍不住说一句："这孩子头大，长大聪明！"听了这话的家长可别忙着内心窃喜，小心孩子"脑积水"！

1 什么是脑积水？

脑积水是脑脊液分泌过多、循环或吸收过程发生障碍，从而导致脑脊液在脑室和（或）蛛网膜下腔积聚，进而出现脑室异常扩大、脑实质被挤压缩小的病理状态。

2 脑积水的原因是什么？

脑积水的病因主要包括先天性脑积水、颅内感染、脑出血、颅脑外伤或肿瘤等。

在出生时就存在的脑积水称为先天性脑积水，在出生后有明确病因产生的脑积水称为后天性脑积水。脑积水多为先天性和炎症性病变所致。

3 怎样知道孩子患上了脑积水？

首先看头围，孩子出生时正常头围平均为34 cm，3个月时平均为40 cm，1岁时平均为46 cm，2岁时平均为48 cm，5岁时平均为50 cm，15岁时平均为54～58 cm。脑积水根据年龄段的不同而表现不同。

（1）1岁以内孩子：由于囟门和颅缝未闭合，主要表现为头围进行性增大，头颅与躯干的比例失调，颅骨菲薄、变软，头面部皮肤紧绷发亮，可明显看见皮下血管的形状、颜色及走向。

（2）1岁以上孩子：由于颅缝闭合，头颅增大不明显，可出现双眼球下转，眼睛上半部露出白色巩膜，看起来像"落日"样，称作"落日征"。"落日征"是患脑积水的孩子特有的表现，可同时伴有头痛、呕吐、生长发育迟缓等表现。

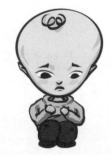

脑积水——"落日征"

4 医生如何诊断脑积水？

脑积水的诊断主要依靠头颅影像学检查，包括头颅X线、CT、MRI等检查。X线检查可提示颅腔大小、颅骨厚度、颅缝及囟门状况；CT可判断脑积水的程度，推测阻塞部位、病因、是否合并畸形；MRI可清晰显示颅内结构，特别是颅底部位的结构，有助于判断阻塞部位及脑积水病因。

5 脑积水如何治疗？

无论何种原因引起的脑积水均以手术治疗为主，对有进展的脑积水更应及时采取手术治疗。对于早期、发展缓慢或不适合手术治疗的脑积水，则以药物治疗为主，可酌情选用脱水或利尿药。后天性脑积水还需同时对原发病灶进行治疗。

6 脑积水术前注意事项有哪些？

（1）孩子出现进食不佳、反复呕吐、哭闹、烦躁、反应迟钝、下肢活动乏力、进行性视力下降等表现时应及时寻求医生帮助。

（2）调整孩子的生活方式，细心照顾，合理喂养，避免感冒。

7 脑积水术后注意事项有哪些？

（1）伤口护理：注意观察孩子手术伤口有无红肿、渗液，保护好伤口及分流管行走区域皮肤，避免感染；叮嘱孩子活动时不可过猛，尤其是颈部及肋缘，以免造成分流管扭曲、断裂。

（2）关注胃肠功能：注意孩子有无消化不良、肠胀气、便秘等症状，防止发生阑尾炎、肠梗阻等疾病导致分流管堵塞、感染。

（3）安全护理：分流术后早期医护人员会遵医嘱适时按压分流泵储液囊阀门，以促进脑脊液引流通畅，此时需叮嘱孩子避免剧烈活动头部，防止分流管断裂；定期复查，一般分流管可使用约10年，由于孩子身高增长的原因，需要在分流管变短后及时更换。

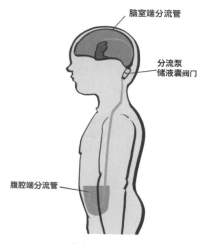

脑室分流装置

（4）病情观察：家长要学会测量孩子的头围，注意观察孩子的精神状况，发现头晕、头痛、恶心、呕吐、嗜睡等表现时，应及时就诊。

（5）定期复查：术后1个月、3个月、6个月、12个月均应该复查MRI一次，若无异常，以后每年复查一次。

8 脑积水预后如何？

儿童脑积水经过治疗，如分流术或者造瘘术后，一般预后较好，可长期生存，正常地生活、学习及工作，但要注意定期复查，观察脑积水情况。

9 脑积水术后都有哪些并发症？表现是什么？如何治疗？

脑积水术后常见并发症包括分流术后感染、分流管堵塞及分流过度造成的低颅压等。

分流术后感染

（1）表现：包括颅内、体腔及局部感染，感染特点不一，70%的分流术后颅内感染发生于术后2个月内，80%发生于6个月内。婴幼儿主要表现为情绪不稳、进食呕吐、厌食、发热、囟门饱满、发育迟缓等；儿童表现不具特点，可有头痛、发热、腹痛等症状。

（2）治疗：对于分流术后感染，使用抗生素为主要处理方法，医生将根据不同感染类型选择性用药，如果抗生素效果不明显，需拔除感染的分流管，再依据病情处理。

引流管堵塞

（1）表现：婴幼儿可出现囟门膨隆、头颅增大；儿童可有反应迟钝、言语不清、步态不稳等表现。当出现颅内高压时，孩子有头痛、呕吐等表现；有癫痫病史的孩子，可表现为癫痫频发。

（2）治疗：及时调整管路。

分流过度或不足

（1）表现：该并发症是脑室－腹腔分流术后较常见的并发症，分流过度，孩子可出现低颅压性头痛（头痛在坐位或立位时加剧，卧位时疼痛缓解）；分流不足，则孩子的病情得不到改善，表现为头痛、恶心、呕吐等症状。

（2）治疗：对孩子的情况进行综合评估后，调节分流量和速度。

专家温馨提示

1.对家长的话

（1）关注孩子头围，定期监测，如有异常及时就医。

（2）分流术后半年内家长不能剧烈摇晃孩子，并叮嘱孩子不能剧烈活动。

（3）分流术后孩子按压分流泵储液囊阀门后颅内高压症状（头痛、呕吐等）仍不缓解时需及时就医；观察孩子颈部、腹部周围皮肤，如有溃疡或分流管外露，需及时就医处理；注意观察孩子有无头痛、腹痛等不适症状的发生。

2.对孩子的话

（1）保护好你身体里的分流管，不要剧烈活动！

（2）出现头痛、头晕、腹痛、恶心、呕吐症状时，及时告知家长。

知识拓展

脑室－腹腔分流术

脑室-腹腔分流术其原理是通过手术方式，在脑室插入一根可调节的、较细的、与组织相容的硅胶管，再经由耳后、颈、胸的皮下隧道将脑部多余的脑脊液引流到腹腔，通过腹腔较强的吸收作用，有效地缓解脑积水的症状。脑室–腹腔分流术是治疗脑积水的经典手段，适用于各类型的脑积水，安全系数相对较高，但其术后易出现并发症，且复发率较高，总体效果欠佳。随着内镜技术的不断成熟发展，脑室镜下第三脑室造瘘术因其微创、符合人体生理特征等优势也被广泛地运用于临床并取得满意效果。

（编写：周良珍　审核：崔文耀、冯黎维）

关注小儿脑外伤

　　熊猫眼在可爱的熊猫脸上见得到，在发生意外受伤之后的小朋友的脸上也可能出现"熊猫眼征"，预防小儿脑外伤，关注孩子的"熊猫眼"！

1　小儿脑外伤的原因有哪些？

　　脑外伤是颅脑损伤的俗称，是一种因外力直接或间接作用于头部所引起的一种常见损伤。新生儿脑外伤多为产伤所致，儿童则多为坠落或撞击所致，发生原因与孩子活泼好动、缺少自控能力及自我保护意识有关。

2 小儿脑外伤如何分类？

与成人一样，小儿脑外伤按照损伤部位可分为头皮损伤、颅骨损伤和脑损伤。

3 小儿头皮损伤家长如何识别和处置？

小儿头皮损伤包括头皮血肿、头皮裂伤和头皮撕脱伤3种类型，不同损伤类型的发生原因、表现及处理方法亦有不同。

（1）头皮血肿：新生儿出生时可能就并发头皮血肿，多与胎头吸引、产钳助产等因素有关，在其他年龄段多为钝器伤所致。头皮血肿一般无须特别治疗，多在1~2周（新生儿可能需要更长时间）自行消肿，出血吸收而愈。另外，发现头皮血肿早期可用冷毛巾或毛巾裹冰块冷敷，以促进血管收缩，预防进一步出血。若1~2周血肿未吸收，需及时就医，必要时医生在无菌条件下行穿刺抽血、加压包扎治疗。

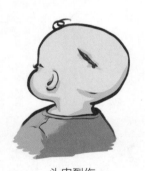

头皮裂伤

（2）头皮裂伤：头皮裂伤多系锋利的外物作用于头部所致的开放性损伤，如切伤、砍伤等。因头皮血管丰富，对于头皮裂伤的孩子，家长需要立即加压包扎伤口，送孩子就医，在医院进行伤口的清创缝合，并预防性使用抗生素和注射破伤风抗毒素。头皮裂伤的孩子居家期间，家长还要注意观察其精神状态，如有头痛、恶心等症状，警惕颅骨损伤和脑损伤的可能，及时就医。

（3）头皮撕脱伤：头皮撕脱伤是由头皮受到强大的牵拉力导致的损伤。因头皮血管、神经丰富，可因大量失血而发生失血性休克或疼痛性休克。发生头皮撕脱伤者，家长要保护好撕脱的皮瓣不被污染，并立即将孩子与撕脱组织（可将撕脱组织放入干净保鲜袋，保鲜袋外层用冰块或冰水低温保护）送医，争取短时间内（伤后6小时内）行伤口清创原位缝合。同时需注射破伤风抗毒素和预防性使用抗生素，防止感染。需要提醒的是，若孩子发生了头皮损伤，需要严密观察意识等变化，警惕头皮损伤并发的脑损伤。

4 什么是颅骨损伤？

颅骨损伤主要是指颅骨骨折，按照骨折部位分为颅盖骨骨折和颅底骨折，颅盖骨骨折主要类型为线性及凹陷性骨折，颅底骨折又分为颅前窝、颅中窝及颅后窝骨折。

（1）线性骨折：线性骨折常出现头皮血肿和头皮挫伤，孩子自觉疼痛，骨折周围组织肿胀明显、张力增高和压痛。

（2）凹陷性骨折：婴幼儿颅骨有弹性，常出现乒乓球样凹陷性骨折，表现为圆形而平坦下陷的颅骨变形。大面积凹陷性骨折可引起颅内压增高。

（3）颅前窝骨折：孩子伤后可出现不同程度的口鼻腔出血，若血液被吞入胃内，呕吐时还可见黑红色或者咖啡样液体；伤后血液流入眶内，就会逐渐出现迟发性眼睑皮下淤血，呈紫蓝色，就像右图中的小男孩那样，医学上把它称作"熊猫眼征"。颅前窝骨折后常伴有嗅神经与视神经的损伤，出现嗅觉异常和视觉障碍。累及筛窦或筛板时，可出现脑脊液鼻漏，即鼻孔流出清水样液体或因脑脊液与血液相混呈淡红色，这时候千万不要封堵鼻孔，要让液体自然流出，避免增加颅内感染风险。

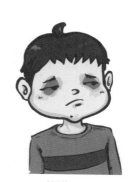

熊猫眼征

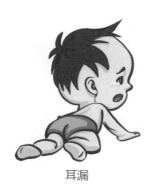

耳漏

（4）颅中窝骨折：伤后可出现不同程度的外耳道出血和脑脊液耳漏，此时同样需要保持液体流出通畅，避免堵塞外耳道引起颅内感染；有时候中耳出血，但是鼓膜并没有破裂，血性或清水样液体可以从鼻腔溢出。颅中窝骨折可见耳后迟发性淤斑，抑或伴有同侧周围性面神经瘫痪，表现为口角歪斜，流口水，说话漏风，鼓腮和吹口哨漏气，食物可滞留于病侧齿颊间。如果出现听神经损伤，可表现为耳聋、耳鸣等症状。

（5）颅后窝骨折：常有枕部直接承受外力的外伤史，骨折可见乳突周围皮下淤血及枕下部皮下淤血，有时可见咽喉壁黏膜下淤血。若伤及神经，可出现吞咽困难、声音嘶哑、饮水呛咳、咽部感觉减弱或消失等症状。

事实上，颅骨骨折的严重性不在于骨折本身，而在于颅腔内容物并发的损伤。若孩子发生了颅骨骨折，家长除了保证孩子舒适、伤口清洁、有脑脊液漏者卧向患侧外，更多的是要关注孩子的意识状况，若出现头痛、恶心、呕吐、嗜睡等症状，应及时通知医务人员或及时送医。

5 什么是脑损伤？

脑损伤是由于外力所致的脑组织损伤，根据脑损伤病变的时间先后可划分为原发性脑损伤和继发性脑损伤。按照颅腔内容物是否与外界相通可将脑损伤分为开放性脑损伤与闭合性脑损伤。

（1）原发性脑损伤：受伤即刻出现的损伤，主要包括脑震荡、脑挫伤、脑裂伤、轴索损伤。

（2）继发性脑损伤：受伤一段时间后出现的损伤，主要为脑水肿和颅内出血等。

临床上区别原发性和继发性脑损伤非常重要！前者一般无须开颅手术，其预后主要取决于受伤当时伤势的轻重；后者根据颅内出血量判断是否行开颅手术，其预后与临床判断和处理是否及时有密切关系。所以，家长需向医生说明受伤的过程和孩子的表现。

（3）开放性脑损伤：多由锐器或火器直接造成，均伴有头皮裂伤、颅骨骨折和脑膜破裂，有脑脊液漏。

（4）闭合性颅脑损伤：指头部接触较钝物体或间接暴力所致，伴或不伴头皮或颅骨损伤，脑膜完整，无脑脊液漏。

6 孩子的头部受了外伤，什么情况下需要送医院？

人的颅骨具有一定的弹性和硬度，对脑组织有保护作用，可以在受到外力冲击时对抗相当的压缩力和牵引力。所以当孩子的头部受到外伤时，家长不要慌张，但也不要掉以轻心！首先认真检查受伤部位，当无明显外伤表现（如局部肿胀、淤青、出血等）时，需要密切观察孩子的意识状态，若出现头痛、恶心、呕吐、精神萎靡等表现时要及时就医。

7 小儿脑外伤的高风险年龄段？

通常孩子在8个月至4岁和8～14岁这两个年龄段的脑外伤风险是最高的。

8个月至4岁这个年龄段的小儿脑外伤以摔伤为主，多表现为颅骨凹陷性骨折，颅内血肿较少。

8～14岁的小儿脑外伤以车祸伤为主，表现为头痛、呕吐、意识障碍、呼吸困难、四肢抽搐等症状。

8 脑外伤后，医务人员未到时，家长需要做些什么呢？

在医务人员未到达现场时，家长要：

（1）设法掏出孩子口腔内异物，使其头偏向一侧，避免呕吐物被回吸到气管，确保孩子呼吸道通畅。

（2）检查伤口，对于单纯的开放性头皮伤，如头皮裂伤、撕脱伤，可按压出血区供血动脉，同时予无菌或清洁干燥敷料覆盖伤口，做简单的加压包扎。

（3）如果有脑组织膨出，创口周围可用纱布或无菌、清洁物品做成保护圈，避免再次受损。

（4）如果是自行送医，应该将孩子送往距离最近的具有综合处理能力的医院，避免来回搬动、转运。

9 哪些情况下的小儿脑外伤要手术治疗？

开放性颅脑损伤需及时进行清创缝合手术，对于颅内出血是否手术则要根据孩子的血肿部位、血肿量、血肿进展速度及孩子自身情况等因素而定。

10 脑外伤术前有哪些注意事项？

当不确定孩子是否需要手术时，建议暂时不要给孩子吃任何东西，包括饮水。家长需要：

（1）严密观察孩子意识、生命体征及肢体活动等变化，发现异常应及时报告医护人员。

（2）保持呼吸道通畅，预防呼吸道并发症。

（3）保持伤口的清洁，以预防感染。

（4）关注体温，高热时及时通知医护人员，遵医嘱使用物理方法或药物等降温，防止高热引起相应并发症。

11 脑外伤术后有哪些注意事项？

（1）病情观察：注意术后伤口有无红肿、渗液，保持伤口清洁干燥，避免感染；观察孩子的意识、肢体活动、体温等状况，发现异常及时寻求医生帮助。

（2）用药护理：谨遵医嘱，按时按量服药，特别是抗癫痫药物，如左乙拉西坦口服溶液、丙戊酸钠缓释片等。如若漏服，且距下次服药时间较长，应全量补服；避免癫痫等意外发生。

（3）安全护理：对颅骨缺损的孩子要注意保护缺损部位，避免剧烈运动或撞击头部引起脑组织受损。宜尽早行颅骨修补，建议12岁后的孩子术后3~6个月即可行颅骨修补术；小于该年龄的孩子可根据颅骨缺损部位、大小等综合评估，选择性进行修补。

12 小儿脑外伤后会不会留下后遗症？

根据脑外伤程度的轻重，孩子可出现不同程度及时间长短不一的创伤后遗症。

轻度损伤者可表现为头痛、头晕、记忆力下降、眼花、耳鸣等症状，但孩子并无器质性损伤，经过休养及康复治疗可取得满意效果。

中重度损伤的孩子可出现不同程度的器质性损伤，如颅骨缺损、脑缺血、脑神经及周围神经损伤、功能障碍、语言障碍、外伤后癫痫等，需进行相应治疗及康复训练。

13 小儿脑外伤出院后出现癫痫发作怎么办？

在外伤7天后发生的癫痫叫作外伤迟发性癫痫，此类癫痫的发作会给孩子带来较严重的影响。当癫痫发作时，家长需要注意的是：

（1）保持镇定，立即移除周围的危险物品，使孩子处在安全的位置。

（2）使孩子的头偏向一侧，保持孩子呼吸道通畅。

（3）为防止舌咬伤，可用纱布或布条缠裹勺柄或一双筷子垫在孩子的臼齿之间，不要强行搬动或者按压孩子，以免发生意外伤。

专家温馨提示

1.对家长的话

（1）对于小儿脑外伤，最重要的就是预防，家长要注重安全教育、做好安全防护措施，叮嘱孩子不要越楼翻窗、不打架、遵守交通规则等。

（2）即使外表未见严重损伤，仍可能造成脑组织损伤而影响孩子健康成长。

（3）对外伤性伤口应及时就诊，进行清创缝合，预防感染，并注射破伤风抗毒素。

（4）对无伤口的脑外伤，应严密观察孩子的精神状态、活动情况等，如果孩子出现头痛加重、呕吐、意识障碍，应立即就医治疗。

（5）脑外伤后孩子可能在2～3周出现抽搐、昏迷、呕吐等颅内压增高的表现，所以对脑外伤孩子的观察时间一定要延长。

（6）脑外伤后遗留的语言、运动或智力障碍等后遗症，在伤后的1~2年内有部分恢复的可能，请坚持康复训练。

2.对孩子的话

（1）安全常识要记牢，生命安全很重要！

（2）小脑袋保护好，受到撞击和外伤要及时告知家长，如有头痛、恶心、呕吐症状要及时就医。

知识拓展

外伤性癫痫

外伤性癫痫，是指颅脑受到损伤后，脑膜、脑内的瘢痕或者异物引起的癫痫发作，是癫痫的一种。很多时候人们谈论的"羊癫疯""羊角风"，其实是癫痫的俗称。癫痫，是一种表现为痫性发作的慢性脑部疾病，是临床上最常见的神经系统疾病之一，具有反复发作性、短暂性、难治性。临床上常见的癫痫发作类型包括大发作、小发作、局限性发作与精神运动性发作四种。患外伤性癫痫的孩子经过长期服用抗癫痫药物，多数可以恢复正常学习生活；但火器性颅脑损伤并发的癫痫，由于脑损伤比较局限，脑组织牵拉以及瘢痕严重，常需采取手术治疗。

（编写：周良珍 审核：崔文耀、冯黎维）

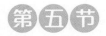

孩子眯眼、皱眉、频繁眨眼，警惕近视的发生

如果孩子出现眯眼、皱眉、频繁眨眼、看东西时拉扯眼角等表现，家长需高度警惕近视的发生！孩子患上近视并不可怕，可怕的是没有及时科学地矫正而发展成高度近视，而高度近视才是危害孩子视功能的重要因素。

1 什么是近视？

近视是一种看远不清楚、看近清楚的一种状态。通俗地讲，健康的眼睛，光线进入眼内其焦点聚焦在视网膜上；近视的眼睛，光线焦点聚焦在视网膜前。假如近视眼想要看清楚物体，需要有两个条件：其一是将物体移近；其二是戴上度数合适的眼镜。

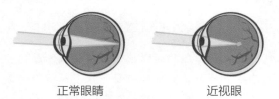

正常眼睛　　　　　　　　近视眼

2 近视和屈光不正是一回事吗？

有些家长可能会遇到这样的情况，带孩子去医院检查眼睛后，有的医生说孩子患了"近视"，而有的医生说孩子有"屈光不正"。家长此时可能就糊涂了："孩子到底是患了近视还是屈光不正呢？"其实，这两种说法都没有错。屈光不正是一个统称，它包括近视、远视、散光等，近视属于屈光不正的一种，同时也是屈光不正类型中占比最高的。医生填写屈光不正的初步诊断，常常是因为还没有进行医学验光，不能确定视力下降是

由近视、远视还是散光造成的。

3 儿童近视的患病率如何？

很多家长一进验光室，最常见的问题就是"医生，我家孩子患近视没有？班上好多同学都戴上眼镜了，近视患病率真有这么高吗？"随着我国儿童保健的日趋完善，国家已有了较为科学的统计数据。2020年国家卫生健康委员会调查结果显示：全国儿童、青少年总体近视率为52.7%，其中6岁儿童为14.3%，小学生为35.6%，初中生为71.1%，高中生为80.5%。我国儿童、青少年近视呈现发病早、进展快、高度近视比例增加的趋势，因此，需要各位家长高度重视。

4 儿童近视有什么表现？

部分家长对于孩子眼睛问题重视不足，无主动带孩子到正规机构检测视力的习惯，通常都是孩子反馈："看不清黑板了！"才意识到孩子可能出现近视而就医，此时段就医检查，结果往往近视度数都不会低，因此家长要及时留意孩子生活中可能出现的近视早期症状和异常表现。

（1）看远模糊：孩子反映看不清远处黑板上写的字迹和远处的人物等。

（2）看远处时经常眯眼：这是因为眯眼时上下眼皮可以遮挡部分瞳孔、这样就能减少光线的散射，从而提高物象的清晰度，暂时提高和改善视力。

（3）频繁眨眼：部分近视儿童因为视力下降、看不清楚而频繁眨眼，频繁眨眼在一定程度上可以缓解视物不清的症状，暂时提高视力。

（4）经常皱眉：部分近视儿童有皱眉的习惯。这是他们试图改善视力的一种方法。但经常皱眉会使眼外肌压迫眼球，这反而会加快近视的发展速度。

（5）经常揉眼睛：部分近视儿童因近视而看不清物体时，会经常用手揉眼睛，为的是更好地看清物体。

（6）经常歪着头看物体：一些患有早期近视的儿童常常会歪着头看物体。这是因为歪着头看物体可以减少散射光线对其视力的影响。

（7）经常拉扯眼角：少数孩子近视以后，常会用手向外侧拉扯自己的眼角，因为这样做可以出现同歪头、眯眼一样的效果。

（8）看东西时眼睛贴得很近：尤其是文字性的东西，孩子看书本或者电视时离得很近，如果离远了就看不清楚。

当孩子出现以上几种情况中的一种或多种时，要考虑孩子可能患有近视，应及时到正规眼科医疗机构就诊，避免错过最佳控制时机。

5 孩子看东西老眨眼，是近视了吗？

眨眼是人体正常的生理活动，是眼睛保护性反射动作。但有的家长发现自己的孩子常常出现无意或有意的频繁眨眼动作，而且频率很快，不由自主。这究竟是怎么回事呢？

引起孩子频繁眨眼的原因有很多，不一定都是近视。儿童干眼、结膜炎、倒睫、神经系统疾患、营养不良等均有可能导致频繁眨眼，故发现后应及时前往正规眼科医院进行检查，积极寻找病因，对症治疗。如果排除疾病因素，医生会考虑孩子是否出现了近视并进行相关检查，因为刚发生近视的孩子，也会通过频繁眨眼来缓解疲劳，使得视力暂时提高。

6 几岁开始可以为孩子测量视力，如何选择合适的方法？

很多家长都有这样的困惑：想通过常规视力表给孩子测量视力，但孩子总是不配合或者看不懂，那居家应该怎么测视力呢？这确实是一个比较棘手的问题，对于3岁以前的儿童，因认知水平有限，配合度较差，很难通过常规的视力表来检测视力。建议家长定期带孩子去正规的眼科医疗机构，由验光师根据孩子的年龄和认知能力来选择适合的视力检测方法。

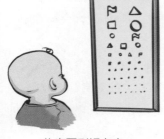

儿童图形视力表

3岁前的孩子，家长也可以选择儿童图形视力表进行检测，它是以儿童感兴趣的小动物、物品等的形状来代替E字视力表中的E字检测孩子的视力。大于3岁，能够清晰表达和正确认识E字形开口方向的孩子，可选择标准E字视力表检查，这样检查出来的视力会更准确。对于E字视力表检测不成功的孩子，可再选择儿童图形视力进行检测。

7 孩子多久做一次视力检查合适?

定期给孩子做视力检查,是早期发现儿童近视最有效的手段。根据教育部和国家卫生健康委等多部门制定的《综合防控儿童青少年近视实施方案》,明确提出关于0~6岁儿童眼保健和视力检查规范,应做到早监测、早发现、早预警、早干预。0~6岁儿童应完成13次眼保健和视力检查服务,其中新生儿期2次,婴儿期4次,1~3岁幼儿期4次,学龄前期3次。如果检查发现孩子视力有异常或者有引起视力下降的高危因素等,则根据医生的建议适当增加检查次数。

8 如何简单看懂验光报告单?

在儿童眼科门诊,时常会看到拿着验光报告单一头雾水的家长。上面那么多数字和字母到底是什么意思呢?医院的验光报告单一般包括有眼别、S、C、A、PD共5个需要关注的指标,其中眼别用"R"(Right)或"OD"表

缩略符	含义
NAME	姓名
VD	镜眼距
<R>	右眼
<L>	左眼
S	球镜(近/远视度数)
C	柱镜(散光度数)
A	轴向
L·DATA	数据参考
PD	瞳距(单位毫米)

验光报告单示意图

示右眼;"L"(Left)或"OS"表示左眼;"S"表示球镜度数,球镜有正负之分,"+"表示远视度数,"–"表示近视度数;"C"表示柱镜散光度数,"A"表示散光的轴向;"PD"代表瞳距。这些数据均是孩子配眼镜时的重要参考指标。

9 如何区分孩子是真性近视还是假性近视?

"我家孩子是假性近视吗?"这也是眼科门诊经常被问到的问题之一。要判断真假近视需要到正规眼科机构行睫状肌麻痹验光才能判断。儿童自身的调节能力很强,麻痹睫状肌是为了放松调节,这样验出的屈光度才是准确的。若睫状肌麻痹后验光没有近视度数,则是假性近视,如果仍然有近视度数,则为真性近视。

10 孩子患了近视后，视力还能恢复吗？

孩子患了近视，部分家长焦虑、病急乱投医，会寻找一些所谓的药物、针灸、按摩等方法来治疗近视，以期待孩子的近视能恢复。真性近视一旦确诊是不可逆的，不可能再恢复。近视的本质是眼球的前后轴变长了，目前没有任何的科学手段可以让眼轴缩短，就好比是儿童长高了，没法再让他变矮一样。一旦孩子确诊真性近视，只能通过科学的防控以减慢近视的进展。正确的做法是及时科学地佩戴矫正眼镜，若不戴或者佩戴不合适的眼镜，则会导致眼睛疲劳加剧而使得近视进展更快。

11 孩子患了近视能手术矫正吗？

近视是可以选择屈光手术来进行矫正的，但建议成年以后再进行，对于年龄＜18岁者，眼睛还没有完全发育成熟，眼睛的屈光状态还未达到稳定，近视度数还可能进一步增加。手术的作用是矫正而不是治疗，如果度数不稳定，即使做了手术也只是矫正目前的度数，对于将来又增长的度数则无法再次矫正。所以孩子想要手术矫正，一定要在成年后，且度数稳定2年，每年近视度数增长不超过–0.50D度才可以做。

12 配了近视眼镜后，需要长期佩戴吗？

需要。如果确诊为真性近视，除了晚上睡觉的时候可以不用佩戴眼镜，其余的时间都应该佩戴。对于近视的儿童来说，近视会造成视物模糊，更容易加深眼睛疲劳，加速近视发展。但在佩戴眼镜之后，眼睛能得到放松，因此戴眼镜能在一定程度上缓解眼睛的疲劳，减缓近视的进展。但仍需要每隔3~6个月进行复查，根据度数增长的情况及时更换镜片。

13 长期戴眼镜会不会加深度数或让眼睛变凸？

很多家长都有这样一个误区：认为孩子患近视后，戴眼镜会加深度数，也会让眼睛变凸。其实，近视加深，并不是戴眼镜造成的，而是孩子学习、生活中的不良生活习惯造成的。孩子处于生长发育阶段，屈光状态也会进一步地变化，戴眼镜的目的是缓解眼睛的疲劳，以减缓近视的进展速度。即便不戴眼镜，孩子近视的度数依然存在，而且还会因为未矫正而视物疲劳加快近视的进展，所以度数的加深并不是戴眼镜导致的。很多家长会觉得眼镜戴久了，孩子的眼睛就越来越凸了。其实眼睛变凸是由于度数增长，眼轴变长而导致的，这个并不是戴眼镜导致的。

14 父母患近视会遗传给孩子吗？

有很多患有近视的父母非常担心这个问题，父母近视会遗传给孩子吗？目前有大量的调查研究发现，先天因素在近视发病中起到重要作用，最为重要的先天致病因素就是遗传，父母一方或双方近视，儿童的近视患病风险是父母均无近视儿童的2.91倍和7.79倍。此外，有研究表明，父母近视的严重程度及父母近视的人数均是孩子近视程度的相关因素。

专家温馨提示

1. 对家长的话

（1）应定期带孩子去正规医疗机构做视力筛查，以了解孩子视力发展的情况。

（2）要留意孩子生活中可能出现的近视的早期症状和异常情况，及时到正规眼科医疗机构筛查。

（3）孩子患了近视后也不要过度紧张，积极配合眼科专业医生选择合理科学的矫正方法，并定期检查近视进展情况。

（4）鼓励孩子坚持正确佩戴眼镜，每隔3~6个月进行复查，根据度数增长的情况及时更换镜片。

（5）帮助孩子养成良好的用眼习惯和生活习惯，减少电子产品的使用，多带孩子到户外活动。同时注意保持合理的饮食结构，保证充足的睡眠。

（6）选择手术矫正一定要在成年后，而且度数稳定2年才可以做。

（7）关于儿童近视，各位家长真不用太焦虑，需要再次强调，近视可防、可控、可矫但尚不可治，家长们应正确科学地认识近视。

2. 对孩子的话

（1）养成良好的用眼习惯，学习时姿势要正确，牢记"三个一"：眼离书本一尺远、胸离书桌一拳远、手离笔尖一寸远。

（2）减少持续近距离用眼时间。学习45分钟后，应户外活动5～10分钟，尽量增加户外活动时间，每日累计户外活动时间最好在2小时以上。

（3）避免养成不良的读写习惯。不在走路时、吃饭时、卧床时、晃动的车厢内、光线暗弱或阳光直射等情况下看书、写字，每次持续近距离用眼时间不宜过长。

（4）减少电子产品使用时间。禁止长时间用手机、电脑等电子产品玩游戏等。

（5）保证均衡膳食、确保每天睡眠时间不少于10小时。

知识拓展

角膜塑形镜

角膜塑形镜，又称OK镜，是一种可以矫正近视的硬性高透氧性角膜接触镜，这种隐形眼镜本身并没有度数，它通过独特的设计，能在夜晚佩戴时给眼球施加一定的压力，改变角膜的厚度和弧度进行塑形，以改变角膜的屈光力，白天就能暂时拥有清晰的裸眼视力。与普通软性隐形眼镜相比，角膜塑形镜的材料更加科学，所含的硅、氟等的聚合物，有效增加了透氧性，不容易导致眼干等不适，保证了角膜的安全。OK镜作为一种控制近视进展的方法，已经获得了较肯定的效果，也是目前控制近视进展最好的光学手段。但是，作为第三类医疗器械，OK镜的验配非常严格，对使用者的眼部条件要求较高，必须在获资质的专业医疗机构验配。如果操作和护理不当，容易损伤角膜而继发感染。对孩子及家长依从性要求较高，并且需要定期复查，保证正确的操作和护理，安全性才能得到保障。

（编写：张鑫　审核：曾继红）

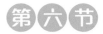

孩子"斜眼""对对眼"怎么办?

> 如果孩子出现"斜眼""对对眼",看东西时颈、头、脸部倾斜等表现,家长应警惕孩子是否患有斜视!患上斜视不要紧,但如未及时科学地干预和治疗,需小心视功能发育异常。

1 什么是斜视?

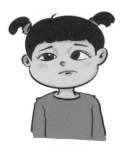

斜视眼

斜视常常被称为"斜眼""对对眼",顾名思义就是注视目标时,眼球的位置不正,一只眼睛能注视目标,而另一只眼睛偏离了目标,这种情况就称之为斜视。根据眼睛偏斜的状态,又分为不同类型的斜视。

2 哪些情况会被误认为是斜视?

在医院经常会遇到这种情况,很多家长很紧张地来到诊断室:"我家孩子眼睛是'对对眼'!"但经医生检查后,被告知孩子没有斜视。这是因为孩子鼻梁宽、内眦赘皮而导致的外观上的假象而已。孩子内眦赘皮是由于内眼角部位向下眼皮过度延伸所形成的皮肤皱褶,遮盖内眼角,使得部分鼻侧的白眼仁不能显露,这时捏起鼻梁的皮肤,内眦赘皮可以暂时消失。孩子内眦赘皮主要有两种原因,第一是遗传因素,如果父母一方或者双方有内眦赘皮,则孩子发生内眦赘皮的可能性要高于其他人;第二是年龄因素,由于孩子年龄太小,鼻梁没有发育好较为低平,随着年龄的增长,孩子的鼻梁逐渐发育起来,大多孩子内眦赘皮的现象是可以自然缓解

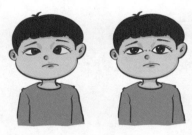

假性内斜视（右：捏起鼻梁后正常）

的。这种外观看上去像"对对眼"，在医学上叫"假性内斜视"，无须治疗。还有家长会问："我家孩子时常斜起眼睛看东西，这会不会是斜视？"只要孩子看东西时两个眼睛是同时往一个方向看就不是斜视，家长看到的情况有可能是孩子个人习惯的问题，家长需要及时纠正孩子的不良习惯，提醒孩子看东西时保持正确的身体姿势，如果家长干预后孩子仍然没有改变，这时候需要及时到正规医院就诊，由医生进一步诊断。

3 斜视有哪些表现？

斜视的类型有很多，不同类型的斜视，表现也不同，孩子出现以下几种情况中的一种或多种时，要考虑可能患有斜视，需要及时到正规眼科医疗机构就诊。

（1）异常头位：孩子视物时会出现颈、头、脸部倾斜等情况。

（2）孩子看不清物体时，一只眼的眼位向外偏斜；看东西时常会闭上一只眼睛，经常揉眼睛和频繁眨眼；看东西有重影，表现为看书时字迹模糊不清楚或有重叠、串行等情况。

（3）视疲劳：用眼时间长了后孩子常出现头痛、眼酸痛、畏光等情况。

4 斜视会导致孩子斜颈吗？

某些斜视的孩子常常伴有头偏向一侧的表现，在临床上易被当作小儿肌性斜颈而延误了孩子斜视治疗时机。如果遇到孩子有长时间头偏向一侧不能纠正的情况，建议家长带孩子去有小儿外科及眼科就诊，通过专科检查方法进行综合鉴别，来区分眼性斜颈和小儿肌性斜颈，找到真正原因才能得到及时正确的对症治疗。

5 斜视不及时治疗有哪些危害？

（1）影响外观：这也是很多孩子就医的主要动机。有研究表明儿童正处于发育期，容易因眼位不正而发生不同程度的发育问题，如面部不对称、斜颈、代偿头位等，造成自我形象紊乱。

（2）视觉障碍：眼位不正易引起斜视性弱视而导致视觉功能受损、立体视缺失等视觉障碍，影响儿童的学习和生活。

（3）影响心理健康：以学校生活为主的斜视儿童，更容易因外观及视功能差而产生焦虑、自卑及社交恐惧等负面情绪，造成儿童的心理发育障碍进而影响集体生活和社交活动等。

6 斜视的治疗时机是什么时候？

斜视治疗的主要目的是恢复双眼的视功能，同时也可以矫正外观，在斜视确诊后，家长应尽快带孩子到正规眼科医疗机构治疗。研究表明，出生后早期发病的内斜视2岁以前矫正预后较好，其发病年龄越早，治疗年龄越大，知觉异常的恢复就越困难。因此，发现孩子斜视后应及时看专科医生，由医生检查后确定治疗方法和手术时机。

7 斜视的治疗方式有哪些？

目前治疗斜视的方法主要包括非手术治疗和手术治疗。

（1）非手术治疗主要包括：治疗存在的弱视（精确的配镜和优势眼遮盖法）、斜视的光学矫正（框架眼镜和三棱镜）、斜视的药物治疗（散瞳剂、缩瞳剂、A型肉毒素）及视功能矫正训练。

（2）手术治疗：通过缩短或加长眼部肌肉的长度或者改变肌肉作用点的位置，进而调整眼睛的位置以矫正异常的眼位。

8 斜视手术做了后会影响视力吗？

不会。很多家长担心做斜视手术后会影响孩子的视力，其实这种担心是没有必要的。斜视手术只是对控制眼球转动的外面的眼部肌肉进行调整，而对眼球的解剖结构没有任何的影响，因此不会影响孩子的视力。

9 斜视术前准备有哪些？

儿童斜视手术为全身麻醉（简称全麻）手术，除常规准备外，术前眼部需要滴抗生素眼液。

10 斜视术后注意事项有哪些?

家长需注意观察术眼有无明显的渗血、渗液,保持术眼的清洁卫生、叮嘱孩子勿用手去抓碰及揉搓眼睛,避免眼睛受伤。出院后,家长要按照医嘱准确给孩子滴抗生素眼液。遵医嘱按时门诊随访。同时注意保护术眼,勿让脏水进入眼内,如果术眼有眼红、眼痛、分泌物较多及视力下降等异常情况,需要及时就诊。

11 斜视术后出现结膜下出血、复视等情况怎么办?

斜视术后,大多孩子会出现结膜下出血及复视的情况。斜视手术中医生会先打开附着在眼白上面的一层薄的结膜组织,这层组织表面有丰富的毛细血管,之后才能找到眼球表面的肌肉进行手术矫正和调位,在手术过程中会出现少量的结膜出血,术后眼红的位置也会因切口位置的不同而有差异,这些都是正常现象,多数孩子在1月内可逐渐恢复,家长们无须紧张和担心。一些做外斜视手术的孩子,术后会有复视的现象,很多家长会非常紧张,担心长期复视会影响孩子的视觉发育。儿童斜视手术矫正眼位后,视网膜对应关系还没有随之而适应,所以很多孩子从感觉上仍有复视。但大部分孩子会慢慢适应,通过功能训练,复视也会慢慢消失。

专家温馨提示

1. 对家长的话

(1)应定期带孩子去正规眼科医疗机构做眼部筛查,以了解孩子眼部发育和视力的发展情况。

(2)家长要留意孩子在生活中用眼时出现的异常情况,如果有异常,建议及时带孩子到正规眼科医疗机构去检查。

(3)一旦孩子确诊了斜视,家长们一定要尽早配合眼科专业医生开始治疗,发病年龄越早,治疗时间越早,孩子恢复双眼视觉功能的机会就越大，治疗效果也就越好。

（4）孩子患了斜视后家长也不要过度紧张，积极配合眼科专业医生进行科学的矫正，并定期检查和随访。

（5）若需手术治疗，家长们应积极配合医生做好术前准备及术后护理，与孩子充分地沟通交流，减轻孩子的恐惧感，以达到最好的配合度。

2. 对孩子的话

（1）养成良好的用眼习惯，不挑食，保证均衡膳食，确保每天足够的睡眠时间。

（2）发现用眼异常的情况，或眼部外观看起来异常时，应积极面对，及时和家长交流，必要时积极寻求眼科医生的帮助。

知识拓展

先天性的"对对眼"需要及时处置吗?

很多家长都听过"斗鸡眼"或者"对对眼"这类名字，它其实也是属于斜视的一种，孩子会表现为视物时眼球向内偏斜，外观上看上去孩子的黑眼珠都朝中间靠拢，俗称"斗鸡眼"，也叫作"对对眼"，医学上称为内斜视。正常人两只眼睛视物时视线是平行的，双眼同时注视同一个物体，物象会分别在两眼视网膜上成像，并通过视神经传输给大脑，在大脑视觉中枢重叠起来，形成一个具有立体感且完整的物体。"斗鸡眼"的孩子视物时会出现一只眼睛视物，而另一只眼睛偏斜靠近鼻侧而不能往同一目标上注视。引起内斜视的原因有很多种，包括先天性内斜视及后天性内斜视。不同的内斜视类型治疗方法也有差别，先天性的内斜视发现后应尽早手术治疗，后天性内斜视可暂时通过佩戴框架眼镜进行矫正。

（编写：张鑫　审核：曾继红）

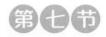

孩子眼红、眼痛、流泪，当心眼外伤

> 孩子突然出现眼红、流泪，因疼痛睁不开眼睛，甚至哭闹不止，小心眼外伤！
>
> 孩子玩耍时意外受伤，无法表达又蒙着眼睛一直哭嚷，小心眼外伤！
>
> 各位家长请勿小看眼外伤对儿童眼睛的危害，近年来由于隔代看护等因素，导致家长照看孩子时安全意识不强，加之儿童对危险识别能力极低，儿童眼外伤事件屡见不鲜。许多孩子因年幼对伤情表达不清，伤后未及时送医，或眼外伤后处置不当而延误病情。眼外伤常可导致眼睛视力下降，严重者失明甚至眼球摘除，极大程度影响孩子的身心健康。

1 什么是眼外伤？儿童眼外伤发生率高吗？

眼外伤是各种原因导致的眼球及周围组织受损，儿童多为意外受伤。致伤因素多种多样，有锐器（注射器针头、笔尖、竹尖、刀尖等）、钝器（球类、拳头、棍棒等）、其他（如酸碱化学性烧伤等，尤以食品干燥剂多见），其中以锐器致伤最常见。

千万不要小看眼外伤，眼外伤已经成为当今世界上单眼盲和低视力的主要病因。相关数据显示，全世界每年大约有50万例致盲性眼外伤发生，在发展中国家眼外伤占致盲病因的第二位。在我国每年发生眼外伤的病例有500万~1200万例，占所有眼科住院病人的16%~35%。其中儿童眼外伤又占全部眼外伤的12.38%，农村发生率高于城镇，男孩发生率高于女孩，男女比例为（4~6）∶1。

2 眼外伤有哪些类型？

按照不同危险因素，儿童眼外伤主要分为以下三类：

（1）机械性闭合性眼外伤：其特点为外力击中眼球，眼球上无伤口，如钝挫伤，常因运动、活动时拳击、碰撞眼球所致。

（2）机械性开放性眼外伤：其特点为锐器或外力导致眼球破损，如穿通伤、撕裂伤，常见于刀剪、文具等锐器或细小金属、矿石碎片飞起击伤眼球。

（3）非机械性眼外伤：其特点为毒物、热力、化学物质及辐射性物质损伤眼球，如酸碱烧伤、热烧伤等。常见化学毒性物质有铅、汞、锰、砷、二硫化碳、甲醇、有机磷、一氧化碳等；常见辐射源有红外线、紫外线、激光、微波、电离辐射等。

3　哪些因素容易导致儿童眼外伤？不同年龄致伤因素主要有哪些？

儿童在不同年龄阶段，导致眼球受损的致伤因素是有所不同的。

（1）婴儿、新生儿：受伤概率相对较低，多是因家长看护不当引起的眼部损伤，如成人指甲划伤，缝针、织针、钩针等刺伤眼睛；在偏远农村、牧区被家禽、家畜、野生动物啄伤、咬伤眼睛。

（2）幼儿期：由于刚学会行走，步态不稳，易跌倒、坠床后撞及桌椅锐角、地面石片瓦块、玩具的尖锐处引起眼部钝挫伤、穿通伤；跌落石灰池、开水放置不当引起眼部化学伤、烫伤。

（3）学龄前期：随着年龄的增加，活动范围扩大，受伤机会也增加，这一时期的孩子好奇心强、对危险的识别率低、自我保护能力不强，多因玩具使用不正确，在相互追逐、打闹、模仿电视剧情节玩耍刀枪，互扔石块、瓦片嬉戏，手传递铅笔、圆规、剪刀，燃放烟花爆竹，逗玩动物、家禽如鸡、狗、猫、鸟等原因导致孩子眼睛被击伤、戳伤、炸伤、啄伤等。

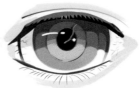

角膜金属异物

（4）学龄期及以上：儿童多因球类运动、嬉戏打闹、肢体冲突、化学实验操作不当致眼部损伤。

4 儿童处在生长发育期，眼外伤后修复能力强是真的吗?

儿童眼球发育还不完善，视力也处于发育期，此时受伤会导致眼睛结构、视功能产生不可逆的伤害，较成人恢复效果可能反而更差，具体原因主要为:

（1）儿童眼球未发育成熟，眼外伤后即使积极治疗，也可能引起眼球并发症多、眼球停止发育、眼球萎缩。

（2）儿童眼球组织修复能力较强，但也会造成负面作用，如角膜过度修复引起角膜瘢痕加重、晶状体上皮细胞过度增生形成后发障、玻璃体机化并发视网膜脱离。

另外，眼外伤造成孩子脸部外观损伤、视力损失，影响其心理发育，常会出现自卑、厌世等心理问题。

5 儿童眼外伤对眼睛有什么危害呢?

眼外伤是儿童主要的致盲因素，国外报道儿童眼外伤的致盲率约14.5%。儿童，尤其是婴幼儿的眼球，正处于视觉发育的关键期，在此阶段发生眼外伤，将影响眼球结构发育和视功能的形成。眼外伤伤害结果按时间远近可分为早期伤害与远期伤害。

早期伤害:角膜、晶状体、玻璃体遭受外伤除直接导致视力下降外，还会引起屈光介质部分浑浊，导致视功能的发育异常。儿童眼外伤还会导致眼底损伤，玻璃体出血、机化，继发青光眼、继发视网膜脱离，穿通伤还可能引起眼球内容物脱出、感染性眼内炎使眼球结构和功能丧失，为了控制感染，甚至会行眼球摘除。

远期伤害:眼睑外伤有可能导致皮肤瘢痕形成，瘢痕挛缩后会进一步导致眼睑畸形、眼睛闭合不全、倒睫或乱睫。严重眼外伤后眼球摘除者，眼球塌陷会影响外貌。即使保留伤眼，后期也可能会因为伤眼保留、眼内病原暴露导致双眼中发生交感性眼炎，最后只能选择摘除伤眼。

6 儿童眼外伤后需要做些什么检查?

儿童眼外伤后常规检查和眼科检查都不能少，其检查结果既是评估伤情的客观依据，也是手术治疗前必须完成的内容。

（1）常规检查：眼外伤的孩子多需接受全麻手术，如确定手术，孩子需要留取血尿标本、行胸部放射等检查，这些检查目的是排除手术禁忌证，有利于手术顺利开展。

（2）眼部MRI：可评估眼眶内容物及眶骨结构、眼内异物位置及大小，为手术异物取出时定位提供依据。

（3）眼部查体：为评估眼球结构损伤情况，医生会通过各种仪器设备及辅助工具对儿童选择性进行视力、眼压、眼B超、眼部照相评估视功能、眼球形态。

7 儿童发生眼外伤，家长送医院前可以采取哪些自救措施呢？

眼外伤的预后与受伤程度和部位有直接关系，受伤后的现场处置和就医时间也会影响儿童伤眼的预后。不同情况的眼外伤家庭自救措施不尽相同，但无论哪一种，伤后家长首先应做简单判断和初步处置，例如有出血先止血再送医，开放性伤口用干净敷料遮盖后送医，化学性烧伤先正确冲洗再送医，其他情况如孩子眼红、眼肿、流泪或哭闹不止应及时送医，具体如下。

眼睑眼外伤

眼睑皮肤如擦伤，可给予清洁消毒后暴露，不用包扎。

皮下血肿（肉眼可见眼皮下方肿胀，颜色多呈紫红色），3岁以上儿童4小时内给予冷敷，3天后予热敷，注意温度，避免冻伤或烫伤；前房出血（肉眼可见黑眼珠下方有红色血液平面），宜取半坐卧位卧床休息，避免活动，必要时遮盖双眼；眼睑撕裂伤也就是肉眼可见撕裂伤口伴出血，使用干净纱布压迫止血，及时送医行手术缝合处理。

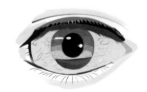

前房出血

结膜、角膜异物及角膜擦伤

无论是结膜、角膜异物还是角膜擦伤，伤后通常会有流泪、疼痛、怕光导致睁不开眼等表现，如拉开上下眼皮见结膜、角膜异物，此时需避免用手搓揉伤眼。不同情况处理方法不一样。

（1）结膜俗称白眼珠，如家长发现白眼珠上有异物可用清水冲洗，用干净纸巾或棉签轻轻擦掉。

（2）角膜俗称黑眼珠，如发现黑眼珠上有异物家长需高度重视，及时就医。此处异物医护人员通常会视儿童配合度给予局部或全身麻醉后在裂隙灯下取出。

（3）角膜单纯擦伤，如因指甲、树枝、笔尖等擦伤角膜上皮，可遵医嘱滴妥布霉素眼液后涂红霉素眼膏包扎，次日复查，通常在24～48小时可痊愈。

眼球钝挫伤

无医学经历的家长多数不能有效分辨何为眼球钝挫伤及其严重程度。家长只需记住一点，当孩子眼部被外力或重物撞击、压伤后请警惕有钝挫伤，需及时到医院。通常轻度损伤常导致眼睑、结膜出血，出血1～2周可吸收，一般不影响视力。严重钝挫伤可导致眼内出血，晶状体、玻璃体和视网膜损伤，甚至眼球破裂，导致视力严重损害，应立即送医。医生会通过积极手术治疗，以挽救视力和眼球。

眼球穿通伤

受伤后孩子会有明显疼痛、睁不开眼，视力急剧下降，还会感觉有热乎乎的东西流出来。此时家长不能强行翻看眼睑查看，以免加重损伤，要赶紧送往医院急诊科救治。

眼化学伤

酸碱物质等进入眼内，立即用自来水或矿泉水冲洗伤眼，越快、越彻底越好，反复冲洗至少10分钟。如玩耍时生石灰进入眼内，尽量先取出生石灰颗粒后再冲洗；还可以将脸浸入清水盆里，拉开眼皮，睁大眼睛，上下左右转动眼球；边冲洗边检查眼睛，如有颗粒物质，应先取出后继续冲洗；冲洗后立即到医院急诊科救治。

需特别注意的是，若孩子发生眼化学伤，家长请不要因急着送孩子就医而忽略现场施救，这样易导致烧伤面积扩大、烧伤程度加深，眼部损害加重。

8 术后康复应该注意些什么？

（1）术后当天可进食如米汤、蒸蛋等稀软的食物，之后饮食应清淡、有营养，避免便秘。

（2）避免抓碰、挤压术眼，按医嘱滴用眼药水。

（3）注意安全，避免跌倒及坠床。

（4）术后前房有出血的孩子应遵医嘱半坐卧位卧床休息，玻璃体视网膜术眼有充填物的孩子术后遵医嘱俯卧位。

（5）出院后1周内门诊复查，颜面部皮肤缝线术后7～10天拆线。

（6）学龄期孩子注意用眼卫生，避免过度用眼。

（7）眼外伤术后，部分孩子还会有后续治疗，具体治疗内容在门诊复查后医生会告知或安排。

专家温馨提示

1. 对家长的话

（1）避免孩子玩耍尖锐物品，如刀剪，做手工应选用钝头或圆头剪刀并加盖。

（2）孩子不与狗、鸡等动物近距离玩耍，避免损伤眼睛。

（3）织毛衣、钉钉子、劈柴等时，不要靠孩子太近了。

（4）锐利器械应放在孩子接触不到的地方。

2. 对孩子的话

（1）传递文具及玩具时，避免抛、甩。

（2）运动时注意安全，避免碰撞。

（3）纠正不良行为习惯，避免肢体冲突。

（4）受伤时，不要挤压眼球，化学物质进入眼球应立即清水冲洗，受伤后即刻告知家长或老师并积极就医。

知识拓展

眼眶骨折手术时机选择

眼眶由额骨、筛骨、泪骨、上颌骨、蝶骨、腭骨和颧骨7块骨头构成，是容纳眼球的骨腔，对眼球起到保护作用。眼眶骨结构复杂且脆弱，如筛骨极薄处仅0.2~0.4毫米。眼眶或眼眶周围组织受外力打击，外力直接作用在眶面部的骨骼上或者通过眶内软组织将力量传递到骨壁，导致受力点及周边的骨骼碎裂、塌陷和移位，出现眼眶骨折。眼眶骨折常由拳击伤、摔伤、交通事故等引起。

眼眶骨折的最佳手术时机目前临床没有达成共识，如果临床检查和CT检查发现眼眶骨折导致眼外肌嵌顿、眼球内陷及复视，应尽早手术。但是，眶骨外伤后眼眶及其周围软组织如出现渗出水肿，建议消肿后再进行手术治疗，以免影响手术效果。通常建议在外伤2周之内进行手术，因为长时间不治疗可能会导致眼部肌肉萎缩，影响眼球的运动。患者术后还应进行功能训练，促进眼部肌肉的恢复，儿童平时应保护好眼睛，避免再受伤。

（编写：骆洪梅、李祺　审核：曾继红）

第八节

孩子眼皮下垂，视线遮挡，警惕上睑下垂

> 如果孩子已经"睡饱"了觉，却还是整天睡眼惺忪、无精打采、眼睛睁不开，家长可要引起重视了，这多半是由上睑下垂所致。

1 什么是上睑下垂？

上睑下垂俗称上眼皮下垂，是由提拉上眼睑的肌肉出现先天性或获得性异常导致睁眼时上睑睑缘位置低于正常位置，使其部分或全部遮盖瞳孔，影响正常视野的一种疾病。当眼睛平视前方时，上睑覆盖角膜上缘及瞳孔，且上睑覆盖角膜上方超过2毫米，即可诊断为上睑下垂。

2 上睑下垂都是先天性的吗？

不全是。上睑下垂分为先天性上睑下垂、后天性上睑下垂和假性上睑下垂。

（1）先天性上睑下垂大多数是由孩子上睑提肌发育不全，或支配它的运动神经即动眼神经发育异常、功能不全所导致。双侧多于单侧，部分病例有家族遗传史。

（2）后天性上睑下垂的主要原因有外伤性、神经源性、肌源性和机械性等。

（3）假性上睑下垂的上睑提肌功能及上睑的位置是正常的，多是由上睑皮肤松弛、上睑缺乏支撑等而导致的上睑外观呈下垂症状。

3 上睑下垂常见吗？

上睑下垂是儿童常见的眼部疾病，发病率为0.18%～1.41%。可单独发

病，也可能合并眼部其他疾病。

4 **如何判定上睑下垂的严重程度？**

单侧上睑下垂者可与正常侧作对比，两眼原位平视前方时，睑裂高度之差，即为下垂量。如为双侧上睑下垂，上睑缘位于瞳孔上缘与角膜上缘

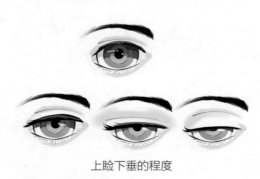

上睑下垂的程度

之间的中间水平线，即覆盖角膜1.5~2毫米，其下垂量为1~2毫米，称为轻度下垂；上睑缘遮盖瞳孔上1/3，下垂量为3~4毫米，称为中度上睑下垂；如上睑缘下落到瞳孔中央水平线，其下垂量约为4毫米或以上者，称为重度下垂。

5 **上睑下垂为什么需要及时治疗？**

上睑下垂原则上应尽早进行治疗，以保护孩子的视力，防止弱视、斜视的发生，还可改善孩子外貌，减轻孩子心理负担。

（1）儿童的视功能处于生长发育阶段，上睑下垂会影响孩子视力的发育，并导致弱视、斜视等眼病。

（2）孩子为使视野摆脱下垂眼睑的干扰，往往会通过额部肌肉过度收缩或采取头部后仰等姿势来看清事物，长此以往，可能会养成耸肩和不良的仰视习惯，轻则导致眉毛上抬、额纹加深，重则可能会导致脊柱畸形。

（3）由于上睑下垂影响孩子的外貌，进而可能会对孩子的身心健康产生一定影响。

6 **上睑下垂的治疗方法及时机是什么？**

上睑下垂的治疗方法包括药物治疗和手术治疗。

药物治疗

局部用阿可乐定、萘甲唑林等药物对部分神经源性上睑下垂有一定改善作用。

药物治疗效果不佳时，可考虑手术治疗。但如果年龄过小，此时眼睑和周围组织发育尚不完全，组织较脆弱，术后效果可能不佳。因此，手术时机应综合评估孩子的病因、年龄、上睑下垂的程度、提上睑肌的功能以及孩子的配合程度进行个性化的选择。

（1）轻、中度上睑下垂：因瞳孔可部分或完全暴露，一般不对视力产生明显影响，较少发生弱视，可暂时观察，定期随访，待3岁以后再行手术治疗。

（2）重度上睑下垂：为预防孩子形成剥夺性弱视及脊柱发育问题，可结合孩子视功能发育情况选择合适的手术时机。对合并有弱视、斜视的孩子，可采取分阶段的手术方式，尽早行手术治疗，以免影响孩子视功能的发育。

7 上睑下垂的手术会影响孩子的视力吗？

很多家长会担心，做上睑下垂的手术部位离眼球那么近，会不会影响孩子的视力？其实家长们大可放心。因为上睑下垂手术主要是对控制上眼皮运动的肌肉进行矫正，不会影响眼球的任何结构，所以不会影响到孩子的视力。

8 上睑下垂矫正手术前需要注意些什么？

（1）预防感冒，以避免因呼吸道感染导致麻醉风险增加。

（2）配合医生，积极完善相关检查：手术相关血液检查、心电图及胸部X线检查。

（3）术前遵医嘱禁食禁饮。

（4）术前遵医嘱使用抗生素眼液滴眼。

（5）沐浴，清洗头发、面部。

9 上睑下垂矫正手术后要注意些什么？

（1）术后伤口局部皮肤出现一定程度的青紫、肿胀等，都属于正常现象，一般于2~3周逐渐消退。

（2）术后48小时内需间断冰袋冷敷伤口局部，可减轻疼痛、肿胀及防止出血。

（3）术后在医护人员指导下学会用无菌生理盐水棉签清洁伤口，并使用滴眼液滴眼，如眼睑闭合不全，夜间可使用抗生素眼膏予以保护。

（4）尽量取半卧位休息，避免用眼疲劳，以免加重伤口肿胀。

（5）伤口愈合期间，不可用手揉搓眼部，以免眼部充血，影响伤口愈合。

（6）眼睑未正常闭合之前，外出可佩戴墨镜，避免过强的阳光或紫外线刺激眼睛，造成角膜损伤。

（7）术后7天伤口拆线，拆线后1天可正常清洁面部。

专家温馨提示

1.对家长的话

（1）在孩子出生及成长过程中，发现孩子有上睑下垂症状，应带孩子及早就医，以免耽误治疗时机，给孩子造成身体及心理上的不良影响。

（2）围手术期要注意预防上呼吸道感染，以免影响手术治疗。

（3）在积极就医的过程中，家长也不要过度焦虑和紧张，配合好医护人员，做好孩子心理建设，以利于加速康复。

2.对孩子的话

（1）上睑下垂不可怕，及时治疗，精心护理，一定会得到很好的改善。

（2）养成良好的生活习惯，手术后要多闭眼休息。

（3）讲卫生，勤洗手及剪指甲，避免用手揉搓眼睛。

知识拓展

上睑下垂手术就是做双眼皮手术吗?

上睑下垂手术与双眼皮手术（重睑术）的区别：

（1）从本质上讲，双眼皮手术是美容手术，是通过手术使人在睁眼时形成人为的上睑皱襞的一种手术，而上睑下垂是治疗疾病的一种手术。

（2）两种手术经常联合应用，但双眼皮手术不一定需要联合做上睑下垂手术，如果肌力正常，只需要进行单纯双眼皮手术；如果是轻度下垂，可以联合行上睑下垂手术。

（3）上睑下垂的孩子，如病情为轻中度，可考虑只做双眼皮手术；如为重度下垂，需两种手术同时进行。

（编写：马红　审核：吴直惠、王艳琼）

第九节
孩子不开口讲话，警惕是耳聋

"孩子已经3岁啦，为什么还不开口讲话呢？"

"一般的小孩十个多月就开始叫爸爸妈妈了，1岁多就开始讲叠字啦，平常叫孩子也没有反应，要不要去医院看看是哪里出问题了呢？"

俗话说"聋哑聋哑"，如果耳朵听不见就很难学会讲话。当发现孩子不开口讲话、对声音没有反应时应该及时到医院进行相关的筛查。

1 什么是先天性耳聋？先天性耳聋的原因有哪些？

先天性耳聋是指因母体妊娠过程以及分娩过程中的异常或遗传因素造成的耳聋。

（1）遗传性因素：如果父母有先天性耳聋，那么孩子也容易患此病，近亲结婚、胎儿耳组织发育畸形者，也可能会造成先天性耳聋。

（2）药物中毒：母亲在怀孕期间使用了耳毒性药物如庆大霉素，或者母亲在孕期受过深度麻醉，也可能造成胎儿听力受损。

（3）疾病损害：若父母其中有一方患有性病，如淋病、梅毒等，可诱发孩子先天性耳聋。母亲在怀孕前3个月患有风疹、弓形虫感染等，可能引起内耳发育畸形，导致耳聋。

（4）母亲在分娩的时候，产钳使用不当可能损伤孩子的听觉器官。

2 发现孩子对声音没有反应怎么办？

当发现孩子对声音没有反应时应及时到医院进行相关筛查，如听力筛查、耳内镜检测、耳声发射等，早发现早治疗。

3 怎么判断孩子是不是先天性耳聋呢？

必要的影像学和全身检查等是诊断和鉴别诊断的基础，客观的综合分析则是前提。通过听力筛查可以早期发现孩子听力损失，目前中国多数医院在孩子出生后会常规安排听力检查及耳聋基因筛查，家长需要关注结果，根据孩子对声音有无反应及时到耳鼻喉专科就诊。专科医生会全面、系统地收集病史并进行详尽的耳科检查，如测听力功能、前庭功能和咽鼓管功能等。

4 孕期如何预防孩子先天性耳聋？

夫妻双方在决定生育前，应去产前门诊进行咨询，不要近亲结婚。母亲在怀孕期间不要抽烟（包括二手烟）、喝酒；同时也应积极做好产前检查，预防传染病；不要使用可能影响胎儿的药物，如果必须要使用药物，应严格按照医嘱服药。

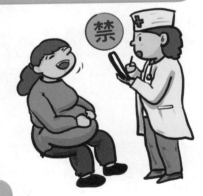

5 先天性耳聋有办法治疗吗？

有。先天性耳聋的孩子可以通过佩戴助听器、植入人工耳蜗等多种方法进行治疗。

6 小儿助听器如何选择？

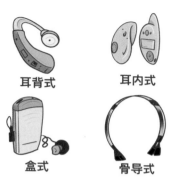

耳背式　　　　耳内式

盒式　　　　骨导式

目前国内常见助听器的类型有耳背式、耳内式、盒式、骨导式。在选配助听器时应考虑孩子听力情况、语频，平均听力损失35~80分贝者均可使用，听力损失60分贝左右者使用助听器获益最大。单侧耳聋一般不需要配用助听器。双侧耳聋者，若两耳损失程度大体相同，可用双耳助听器或将单耳助听器轮换戴；若两耳听力损失程度差别较大，但都未超过50分贝者，宜给听力较差耳配用；若有一耳听力损失超过50分贝，则应给听力较好耳配戴。

外耳道狭窄或长期有炎症者宜用骨导助听器。感音性聋伴有重振者需采用具备自动增益控制的助听器。合并屈光不正者可用眼镜式助听器。耳背式或耳内式助听器要根据孩子的要求和耳聋的情况选用。初用助听器者要经调试和适应过程，否则难获满意效果。

7 哪些情况可以选择人工耳蜗？

（1）双耳极重度感音神经性听力下降。

（2）语前聋孩子最好小于5岁，语后聋者年龄不限。

（3）无法通过助听器或其他装置改善听力和言语能力者，术后有条件进行言语康复训练的孩子；必须是应用高功率助听器无效、耳内无活动性病变、影像学检查证明内耳结构正常的孩子。

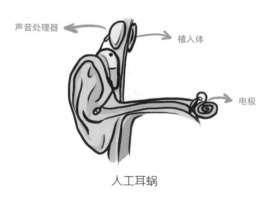

声音处理器　　　植入体

电极

人工耳蜗

8 人工耳蜗植入前需要注意哪些问题？

（1）配合检查：医生会选择性为孩子开具测试听力的相关检查及耳部各种影像学检查以帮助诊断孩子是否为先天性耳聋。

（2）手术前一天需要剃头发。小男孩可以剃光头，方便手术后医生包扎伤口；小女孩可以选择性剃除手术耳朵周围7~10厘米的头发，并将剩余头发扎成马尾偏向不做手术的一边，方便医生操作。

9 人工耳蜗植入术后要注意什么？

（1）手术清醒后可以喝水，喝水没有呛咳及其他不适就可以喝牛奶或者吃蒸蛋等软一点的食物。

（2）术后伤口未愈合时需要平卧或者偏向未做手术一侧，不要压着手术部位。

（3）避免头以及下颌骨大幅度的活动，术后当天需要卧床休息，不能快速转动头部，也不能剧烈活动，防止电极脱落。

（4）术后观察孩子有无恶心、呕吐、头痛，耳部伤口辅料有无松脱，如有以上情况，通知医生。拆线前避免抓挠伤口引起感染。

（5）一般术后一周拆线，一个月进行开机调试。

（6）听觉言语康复训练：在开机之后，家长可以带孩子到专业的听觉言语康复中心去学习，提高孩子的听觉、记忆等方面的能力。如果家长与教员能密切配合，并且能够坚持下来，一定能达到聋而不哑的目的。

专家温馨提示

1.对家长的话

（1）先天性耳聋不仅会影响听力，还会影响孩子的语言系统发育，进而影响心理健康，需要家长倾注更多时间、更多精力去呵护孩子成长。

（2）人工耳蜗植入术后请坚持言语康复训练，提高孩子的语言表达能力。应随身携带电子耳蜗植入证明（尤其是进入超市，乘坐飞机等需要安检的地方）。

2.对孩子的话

（1）配合医生积极治疗，将会听到大自然美妙的声音。

（2）术后伤口未愈合时，注意不要剧烈活动，防止电极脱落。

知识拓展

耳朵是怎样听到声音的呢？

声音在人体的传播有2种方式，气导和骨导。人耳能听见声音的常见方式是气导，人体耳廓、外耳道（即外耳）收集声波，通过鼓膜、听骨链等部位（中耳）传导到耳蜗（内耳），耳蜗将外界的声音信号转化成电生理信号，通过听神经传给大脑信号；骨导就是外界的声音引起颅骨的振动，然后将信号传递至大脑，人就能听到声音了。

（编写：丁黎　审核：余蓉、冯黎维）

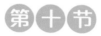

耳廓长得不一样，警惕耳廓形态畸形

很多刚出生的孩子耳朵形态出现突兀或者凹陷的情况时，家长们都会认为应该是孩子的耳朵还没有舒展开，过几天就正常了。老年人通常说，多给孩子拉一拉就好了，但这种办法从科学角度出发是无效的。孩子耳朵形态异常，很难通过拉揉的方式让耳朵长成正常的样子。面对耳廓形态畸形，家长要及时带孩子就医，千万不要错过最佳的治疗时间。

1 正常的耳廓长什么样？

在医学里，耳朵是由外耳、中耳、内耳三部分构成。外耳包括：耳廓、外耳道；中耳包括：鼓室、咽鼓管、鼓窦和乳突；内耳包括：半规管、前庭、耳蜗。外露在身体外的部分称为耳廓，是第一个接收声音的部分，人的耳廓位于头部两侧，前凹后凸，利于收集声波。耳廓的上方大部分以弹性软骨为支架，覆以皮肤构成，皮下组织少，富含血管和神经，感觉敏锐；下方的小部分富含结缔组织和脂肪，柔软而无软骨，称为耳垂。通俗地说，耳廓是耳朵的一个部分，大家能看见的部分就是耳廓。

2 耳廓形态畸形长什么样子？

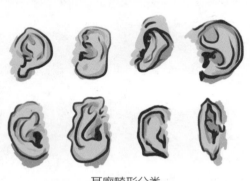

耳廓畸形分类

有15%~29%的新生儿出生后会出现耳廓形态畸形，也就是人们口中的"长得和别人不一样"，不同于正常的耳廓，虽没有软骨和皮肤的缺损，但耳轮不够圆润，或者三角窝不清晰，等等。呈现各种形态，看起来怪怪的。

3 孩子为什么会出现耳廓形态畸形？

（1）孕早期受到梅毒、病毒，特别是风疹病毒的感染。

（2）孕妇服用某些药物或患有代谢性、内分泌紊乱等疾病，或接触某些化学物质及放射线等引起第1和第2鳃弓发育异常导致耳廓畸形。

4 耳廓形态畸形治疗的最佳时机是什么时候？

耳廓形态畸形一定要早发现、早治疗，新生儿早期的耳廓延展性很好，耳软骨容易塑形，随着年龄的增长，耳软骨的硬度也逐渐增加，从而导致治疗难度增加。所以，尽量利用孩子刚出生30天内耳软骨弹性小、可塑性强的时期特点，及早采用无创耳廓矫正方法矫正耳廓形态畸形，千万不要错过了矫正的黄金期。耳廓形态畸形一般在孩子3岁后会造成心理方面的影响，6岁后再进行外科手术矫形，手术费用高，手术治疗创伤较大，孩子人际关系也会更加敏感。

5 什么是无创耳廓矫正？

简单地说，就是佩戴耳廓矫形器。

对于耳轮卷曲畸形的孩子，由于畸形程度较轻，可采用硅胶管自制简易耳廓矫形器进行矫形，制作和佩戴方法为：取3～5厘米的可塑形的细铜丝插入直径为3毫米的硅胶管中，根据孩子耳舟长度和畸形范围进行裁剪塑形，然后将塑形好的硅胶管卡入孩子耳舟，使其卷曲的耳轮被支撑开，保持正常的耳廓形态，然后用胶布固定简易耳廓矫形器，使其保持持续支撑矫正状态。

对于存在严重耳廓畸形者，采用"金吉美耳"（耳部固定器）。首选剔除耳部固定器底座覆盖部位毛发，观察该部位皮肤完整情况，用棉片将耳部固定器底座与颅耳沟之间隔开，预防底座对耳区皮肤的摩擦。根据孩子耳廓畸形形态，对条形牵拉器进行折叠塑形，牵拉耳轮并略下压固定，一侧放置在耳舟内，以牵拉畸形的耳轮，并提供持续的外力，重塑耳轮的正常形态。另一侧插入基座内圈的插孔以进行固定，根据耳甲腔是否存在畸形而选择性使用耳甲腔矫形器，随后安置外盖。

耳部固定器要24小时佩戴，佩戴过程中需要观察孩子耳廓皮肤有无红肿、破损、湿疹，如有以上情况应立即解除装置待症状好转后再继续佩戴。在佩戴1~2周后复诊直到满意为止，至少观察两周无反弹现象。

6 哪些孩子可以进行无创耳廓矫正呢？

无外耳道及中耳炎症，无中耳及内耳畸形，新生儿听力筛查均通过且无听力障碍，无耳道湿疹等，全身状况良好，无皮肤及软骨缺损的新生儿的耳廓畸形适合无创耳廓矫正。

7 无创耳廓矫正的最佳年龄是多少？

无创耳廓矫正一般在新生儿出生的5～7天开始，矫正无效果的孩子则需要在学龄期通过手术治疗。隐耳治疗的年龄限制可放宽到1岁，矫正时间取决于开始无创耳廓

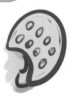

无创耳廓矫正过程

矫正的早晚和耳畸形的类型及复杂程度。如果超过1月后进行治疗，则治疗效果不理想，且需要较长的治疗持续时间。对于年龄超过3个月或矫正治疗无效的则需要手术治疗。

8 无创耳廓矫正的周期是多长？

如果是出生30天内的婴儿，治疗2周就可以到达95%的治愈率。出生大于30天的婴儿，疗程在2~6周。在治疗周期内请按照医生要求，定期复诊。

9 无创耳廓矫正的成功率是多少呢？

成功率和治疗时间密切相关，越早治疗成功率越高，出生30天内进行治疗，治愈率在95%以上，如果错过30天的治疗窗时间，治愈率会随之下降。

10 哪些情况需要手术治疗？

耳廓形态畸形可采用手术方法进行治疗，手术年龄要根据不同情况来确定，如单纯的副耳或多耳切除，应在学龄前手术。如果是一侧小耳畸形、另一耳听力正常者，或双耳廓畸形、有一耳或双耳听力正常者，手术可以推迟到15岁以后，因为此时手术孩子能配合，加上耳廓已发育完全，医生可以设计出大小合适的耳廓。如在学龄前手术，其耳廓大小一般只能以孩子父母的耳廓做模型进行重建和成形。

11 手术可能会发生哪些并发症？

传统上各型手术术式对于畸形的治疗效果不同，但手术带来的麻醉风险、疼痛、血肿、感染、术后瘢痕、继发畸形以及较高的费用，都会给孩子家庭带来多方面的压力和负担。矫正耳廓畸形的手术多是在6岁以后进行。

12 手术需要注意些什么？

术前：术前孩子可以剃光头，避免手术区域感染，便于术后观察手术部位。

术后：①注意观察术区有无血肿，局部皮肤有无破溃。②孩子进食时应细嚼慢咽，可以吃温、冷、质软的食物如牛奶、蒸蛋等。③不能掏耳朵，不能用力擤鼻涕，洗头、洗澡的时候不能让污水进入耳朵里面。

专家温馨提示

1.对家长的话

（1）早发现早治疗，共同促进耳廓形态畸形的孩子身心健康发展。

（2）在选择治疗方案时，请参考医生的建议，以取得最好的效果。

2.对孩子的话

（1）人的外貌不代表人生全部，不管是否手术，你都是最乖的崽。

（2）手术剃光头是为了以后更靓，头发很快就会长起来，要配合哦。

（3）手术后不能掏耳朵，不能用力擤鼻涕，洗头、洗澡的时候不能让污水进入耳朵里面。

知识拓展

耳廓形态畸形怎样预防

（1）妊娠期间应避免接触放射线，因为放射线可导致耳廓发育畸形。

（2）避免耳廓受外伤，如车祸伤、狗咬伤等，均可造成耳廓畸形。

（3）耳廓化脓性软骨膜炎是耳廓形态畸形的病因之一，对其进行积极的治疗也是预防耳廓畸形的手段。

（编写：丁黎　审核：余蓉、冯黎维）

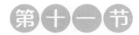

喷嚏不断+感冒久治不愈，小心孩子过敏性鼻炎

家长：我家孩子的感冒老不好，总是鼻子痒、打喷嚏，有时候一打就连着十几个，而且还流很多清鼻涕及鼻塞，睡觉时老张着嘴巴呼吸，看着很难受，这次的感冒还挺顽固的，吃了很多感冒药，都大半个月了还没见好，真急人。

医生：根据你们描述的症状，你们家孩子不一定是感冒，可能是过敏性鼻炎。

1 什么是过敏性鼻炎？

过敏性鼻炎又称变应性鼻炎，简单地说，是体质敏感的人对正常人不过敏的东西产生了过敏，从而导致一系列鼻部症状，主要表现为鼻痒、流涕，打喷嚏、鼻塞（常说的鼻堵）。严重鼻塞可导致张口呼吸，还可诱发鼻窦炎、分泌性中耳炎以及哮喘。

2 怎么区分孩子是感冒还是过敏性鼻炎？

家长可以从以下4个方面来初步区分，便于准确就诊（表1-1-1）：

表1-1-1　感冒与过敏性鼻炎的鉴别

项目	感冒	过敏性鼻炎
症状	持续的，并可逐渐减轻缓解	阵发性的，发作过后如常人
病程	病程短，通常7~10天	病程较长，每年固定时期或常年，常反复发作
全身症状	发热伴全身不适	鼻部症状为主，以鼻痒和打喷嚏较明显
传染性及家族史	有传染性，无家族史	无传染性，常有家族过敏史

3 孩子为什么会得过敏性鼻炎？

性别、遗传因素、季节、过敏史、合并哮喘、生活方式及环境的改变等都会导致过敏性鼻炎的发生，环境中过敏原的持续存在，也是诱发过敏性鼻炎的主要原因。因此重视儿童居住环境卫生及避免环境中出现常见过敏原，可降低儿童过敏性鼻炎发病率，提高儿童健康水平。

4 怎样确诊为过敏性鼻炎呢？

通常医生会依据问诊+检查综合判断。

（1）病史：医生会比较关注孩子之前有无过敏性鼻炎的相关症状（鼻痒、流涕、打喷嚏、鼻塞），父母是否为过敏体质可能会为诊断孩子过敏性鼻炎提供依据。

（2）辅助检查：鼻前镜和鼻内窥镜检查是应用最广泛的检查方法。想进一步确诊，过敏原皮肤试验是测试过敏原和诊断过敏性疾病的重要方法，此外，还可以做特异性IgE检查、过敏原鼻激发试验等。

5 生活中儿童常见过敏原有哪些？

大多数过敏原为吸入性的，以花粉和尘螨为主。过敏原主要分为以下几类：①花粉类：春季花粉，秋季花粉等。②螨虫：粉尘螨、屋尘螨等。③霉菌。④动物皮屑、羽毛、排泄物等。⑤食物性过敏原以牛奶、鸡蛋、海鲜为主。

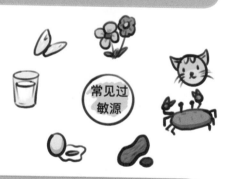

常见过敏源

6 家里没有鲜花，没有饲养宠物，也没有遗传史，孩子犯病是怎么回事？

其实很多家长不知道，花粉过敏多数情况下不是对漂亮的花过敏，而是对长得平平无奇的树木杂草产生过敏。春季引起过敏的主要是树木类花粉，而秋季引起过敏的主要是杂草类花粉。无家族遗传史，之前也没有过敏情况的，现在才过敏，可能是长期的过敏原接触和刺激，会在积累到一定量后诱发过敏症状，只是家长不知道。

7 过敏性鼻炎怎么治疗？

（1）一般治疗：避免接触过敏原，对已经明确的过敏原，要尽量避免与之接触。对花粉过敏者，应在花粉散播季节减少外出，也可以使用一些控制过敏原的工具（如外出佩戴口罩，眼镜，鼻过滤器、花粉阻断剂），减少鼻吸入或眼结膜接触致敏花粉，从而减轻鼻和眼的症状。对尘螨、真菌过敏者，应经常开窗通风，保持室内清洁、干燥。对动物皮屑、羽毛、排泄物等过敏者应尽量避免接触动物。

（2）药物治疗：药物治疗是治疗本病的首选措施，且服药简便，效果明显。

（3）手术治疗：下鼻甲增生肥大者行低温等离子下鼻甲部分消融术，可改善通气。

（4）中医治疗：中医治疗过敏性鼻炎的方法是补肾、益脾、健脾。中药及针灸治疗均有一定疗效。

（5）特异性免疫疗法：是通过让孩子反复接触变应原提取物，且逐渐增加剂量，提高孩子对变应原的耐受性，从而减轻过敏症状的疗法，也是目前唯一能改变过敏性鼻炎自然病程的方法。缺点是周期长，一般需要2.5～3年。

（6）鼻腔盐水冲洗：这是一种简易而廉价的治疗方法，临床上被建议作为一个良好的辅助治疗选择，以增加其他治疗的效果。

8 药物治疗过程中有哪些注意事项？

（1）过敏性鼻炎只是由于过敏，而不是什么细菌感染，所以应拒绝抗生素，乱用抗生素对病情没有帮助，只会增加细菌的耐药性，不利于健康。

（2）过敏性鼻炎要及时治疗，如果不能及时使用抗过敏药物对抗症状，可能会引发相关并发症，如鼻窦炎、中耳炎，还可能引起过敏性哮喘等，从而使得病情更加复杂。

（3）症状缓解就停药，这也是错误的，未连续用药，可能导致疾病时好时坏，甚至越来越严重。对于常年过敏性鼻炎，每次发作时要持续治疗1～2个月，有些孩子甚至需要治疗半年；对于季节性过敏性鼻炎，应提前2～3周用药，季节过后，不能立即停药，应继续用药2周左右。

（4）擅自"海淘"。有些家长确诊自己的孩子得了过敏性鼻炎后，就开始四处寻偏方、"神药"，一听说国外的某种药品对鼻炎有效，就赶紧网购、"海淘"，花了钱却没能缓解症状。

9　过敏性鼻炎能根治吗？

过敏性鼻炎治疗及时，不会有生命危险，但至今尚无根治方法。家长千万不要误信"过敏性鼻炎可以根治"的广告，做好预防才是关键。通过适当避免接触过敏原、正确规范地使用鼻用激素，可达到良好的症状控制效果，甚至不发病。

10　家中有过敏性鼻炎的孩子，日常生活中应注意哪些？

（1）远离过敏原，注意保暖，预防感冒；避免频繁进出温差悬殊的环境。

（2）让孩子经常参加体育锻炼，增强免疫力；及时更换、清洗床单、被罩，防止螨虫及其分泌物诱发鼻炎。

（3）居室经常通风，保持一定湿度；饮食有规律，避免烟、酒、辛辣食品，多吃蔬菜、水果；注意鼻腔卫生；保持心情愉快。

11　鼻喷剂长期使用可以吗？会呛到吗？有无副作用？不配合怎么办？

（1）鼻喷剂分多种，有些能长期使用，比如盐水类鼻喷剂，能清理鼻腔分泌物，可以长期应用。有些不能长期使用，比如激素类鼻喷剂和减充血性药物，不能连续长期使用，否则容易引起药物性鼻炎，还有可能会造成鼻腔黏膜糜烂、出血、萎缩或坏死等现象；如果是过敏性鼻炎，需要明确病因，对症用药治疗。

（2）采用正确的姿势，一般不会被呛到，如果孩子不配合就不要强行使用，可以遵医嘱口服小儿常规药物。

（3）鼻喷剂的正确使用方法：保持自然头位（不必抬头），用右手将鼻喷剂的喷头放进左侧鼻孔，喷头方向朝向左侧鼻腔的外侧，保持瓶子基本竖直，不要过度倾斜。轻轻地用鼻吸气，同时用右手指揿压小瓶，喷1~2次。按压同时轻轻地用鼻吸气，再用口呼气。将鼻喷剂换至左手，用左手

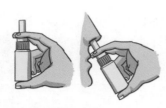

鼻喷剂使用方法

将鼻喷剂的喷头放进右侧鼻孔，喷头方向朝向右侧鼻腔的外侧。设计良好的鼻喷雾剂是弥散的雾状的，不用完全伸进到鼻腔里面，在前鼻孔即可。不要将喷头朝向鼻腔的内侧，以避免喷在鼻中隔上。避开鼻中隔是防止冲击的力量引起鼻出血，也防止喷雾直接冲击鼻咽部产生不良刺激。外侧方向是上、中、下鼻甲附着区，黏膜丰富，吸收良好，刺激性最小。

12 如需手术，需要注意什么？

过敏性鼻炎主要通过鼻喷剂或口服药物治疗，一般采取保守治疗。但是药物对有些严重鼻腔黏膜水肿的控制效果不佳，多数通过手术治疗才能改善症状，如低温等离子下鼻甲部分消融术。

术前医生会开一些常规的检查，如心电图、血常规、胸片、鼻部CT等检查；如果术前有感染，会遵医嘱静脉输入抗生素和激素药；注意教会孩子正确的擤鼻方式，不要感冒。

术后孩子鼻部可能会有少许渗血，要进行心理护理和健康宣教，缓解孩子的紧张和恐惧；鼻部可能会有些疼痛，可以用冷毛巾湿敷鼻额部，进食温凉的软食；不要自行拔出鼻腔填塞物及用手挖鼻，保持鼻腔卫生。

专家温馨提示

1.对家长的话

（1）避免孩子接触过敏原，保持室内清洁、干燥。对动物皮屑、羽毛、排泄物等过敏者应尽量避免饲养宠物。做好食物管控，远离寒凉、辛辣、刺激性食物，多吃清淡易消化的饮食。

（2）预防感冒，适当给孩子增添衣物；督促孩子适当增加体育锻炼，增强机体免疫力。

（3）关注孩子张口呼吸、打鼾等情况，警惕腺样体肥大，若症状明显要及时就医，避免腺样体面容。

（4）若是孩子需要手术，术后1个月内尽量不要做剧烈运动，以防鼻出血。

2.对孩子的话

（1）早睡早起，多参加强度适中的体育锻炼，增强身体免疫力。

（2）出门戴口罩，尽量不要接触宠物。

知识拓展

神奇的过敏原皮肤试验

过敏原皮肤试验是测试过敏原和诊断过敏性疾病的重要方法，包括过敏原皮内试验、点刺试验、搔刮试验、斑贴试验等，前两种应用最为广泛。还可以做特异性IgE检查、过敏原鼻激发试验。

过敏原皮肤点刺试验是先将点刺皮试液滴在皮肤上，每滴0.1毫升，间隔1.5厘米，然后用点刺针穿过液滴，轻轻刺入皮内。当有某种变应原进入皮肤时，对某些物质有速发型过敏反应的孩子，立即特异性地引起皮肤内的肥大细胞脱颗粒，释放组胺等活性物质，导致红斑出现。

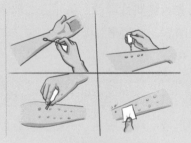

皮肤点刺试验示意图

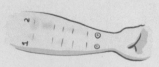

皮肤点刺试验结果图

（编写：舒明　审核：余蓉、冯黎维）

第二章 颈部疾病

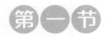

孩子歪头很呆萌？小心是肌性斜颈

> 孩子出生后亲朋好友纷纷来瞧，看到孩子的样子都被萌化了，"实在太可爱了，还会稍稍歪头卖萌耶！"1周过去了，孩子睡觉只偏右边；2周过去了，孩子吃奶也只爱吸右边。慢慢地，孩子的头型也偏向了一边，抬头也只向着一边；脖子很硬，还能摸到鸡蛋大小的包块。这时，妈妈开始慌了……

1 什么是肌性斜颈？

肌性斜颈，俗称"歪脖子"，又名先天性肌性斜颈、胸锁乳突肌挛缩性斜颈，是儿童常见的一种颈部先天性畸形，发病率为0.3%～1.9%，是一侧胸锁乳突肌缩短或发生纤维性痉挛所致。

2 肌性斜颈有什么表现？如何判断孩子有没有斜颈？

（1）婴儿在出生7～10天一侧颈部出现一梭形质硬、不痛肿块，以右侧多见。一般在2个月后开始缩小，4～6个月后消失。

（2）肿块消失后，孩子颈部活动受限，头偏向患侧，下颌和面部转向健侧，头转向健侧受限。

（3）随着年龄的增长，孩子出现脸部不对称，患侧的眼、眉、耳、嘴角都低下，前额狭窄；颈椎出现侧弯，颈部组织也发生相应的挛缩。

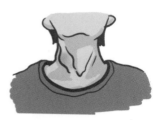

查体右胸锁乳突肌中段可扪及包块

孩子的头是朝一侧歪着的，3个月头竖稳后发现竖抱孩子或坐起来时，孩子的头也总喜欢歪着。家长如果发现这些症状，千万不能耽搁，尽快到医院小儿外科就诊，以免错过了肌性斜颈的最佳治疗期。

③ 什么原因会导致肌性斜颈？

肌性斜颈是患侧胸锁乳突肌纤维化和挛缩所致，病因尚不完全清楚，肌肉的血液循环障碍为直接发病原因，但不能排除先天性致病因素。

④ 肌性斜颈需要做什么检查？

（1）X线检查：排除其他颈椎疾病导致的斜颈畸形。

（2）CT检查：排除其他骨关节疾病。

（3）彩超检查：双侧对比检查可发现早期患侧胸锁乳突肌增粗或假瘤。

⑤ 肌性斜颈会带来什么危害？

肌性斜颈的孩子如果未得到合理的治疗干预，随着病情的进展，症状逐渐加重，后期可能会出现视力异常、面部不对称、脊柱侧弯、高低肩以及其他习惯姿势异常等，可能会受到异样眼光，对其心理造成极大伤害。同时也为后期手术治疗带来困难，影响手术治疗的效果及疾病的整体预后。

⑥ 肌性斜颈到底怎么治疗？

肌性斜颈的治疗分为非手术治疗和手术治疗，如果错过了最佳保守治疗时机，只能考虑手术治疗。有研究显示，1岁以内的孩子通过按摩等物理治疗，约80%可自愈，超过1岁的孩子可能发展为颅面畸形。

非手术治疗

（1）**手法局部按摩及牵拉**：顺胸锁乳突肌方向进行轻柔的伸张性手法按摩和牵拉，同时配合头部的旋转，尤其是向患侧旋转可牵张病变的肌肉，防止后期的挛缩和短缩，达到治疗的目的。如能配合理疗、矫形器等效果更佳。

（2）被动牵引：徒手牵引于出生半月左右开始，利用喂奶前时间，由母亲将孩子平卧于膝上，并用一手拇指轻轻按摩患部，数秒钟后，再用另一只手将婴儿头颈向患侧旋动，以达到牵引挛缩胸锁乳突肌的目的。注意牵引宜在专科医生指导下操作。

（3）肌性斜颈保守治疗的疗效标准如下。

①痊愈：头颈居中无偏斜，两侧面颊等大，头颈两侧旋转角度基本相同，肿块消失。

②有效：头部倾斜和旋转角度改善，肿块消失或变软缩小。

③无效：头部倾斜和旋转角度没有改变，肿块无变软缩小。

手术治疗

手术治疗适用于保守治疗效果不佳、年龄大于1岁，或者出现明显的颈部活动受限、面部不对称的孩子。常见手术方式主要为：胸锁乳突肌部分切除术，胸锁乳突肌全切除术，胸锁乳突肌延长术，胸锁乳突肌上、下端联合松解加成形术。

7 手术前注意事项有哪些？

（1）医生将为孩子开具颈椎正侧位X线检查、颈部胸锁乳突肌彩超检查等（部分考虑其他原因引起斜颈者，还需要相关排除检查，如眼斜视、颅底病变、神经检查等）。

（2）手术前常规血液检查包括：血常规、血生化、凝血功能、输血前全套等。

（3）手术前避免感冒，保持孩子心情愉悦。

8 手术后注意事项有哪些？

（1）体位：在孩子麻醉清醒前应采取平卧位。因为在麻醉情况下呼吸道分泌物增多，肌肉松弛，容易引起呕吐、误吸。

（2）饮食：手术后4小时可根据孩子恢复情况进少许水，若无恶心、呕吐等不适，可进食普通饮食，注意少食多餐，并观察进食后反应。

（3）伤口：术后伤口敷料可能会有少许淡血性液渗出，若有大量的渗血或渗液、颈部肿胀等情况应及时告知医生。

（4）疼痛：通常术后1～2天最明显，这个时候，请尽量安抚孩子，加强心理支持，转移孩子注意力，如孩子疼痛明显，可告知医护人员，给予合理镇痛。

（5）固定：部分孩子要根据术前症状严重程度、术前斜颈持续时间、术中具体情况等，术后予以颈托固定维持或牵引后颈托、头颈胸矫形器等固定，维持矫正效果。具体固定时间不等，依据孩子门诊复查情况决定。

专家温馨提示

1.对家长的话

（1）如果孩子经常呈现出一种头很偏，歪歪的状态，那不是"卖萌"哦，要怀疑他是否存在斜颈的问题。

（2）斜颈的孩子有的会痛，有的不会痛，有的脖子会摸到包块，有的不会。

（3）大部分的孩子斜颈是先天性的，一般是因为在妈妈肚子里的时候，就姿势一直不对，从而形成了颈部的肌肉损伤。

（4）进行保守治疗一定要去正规的医院，切记不能自己在家给孩子进行按摩，以免掌握不了力度，损伤孩子的肌肉。

（5）如确需医疗上的帮助，请咨询专科医生，谨慎参考其他途径来源的信息。

2.对孩子的话

（1）要在父母和医护人员的帮助和指导下，养成正确的生活习惯。

（2）在治疗过程中，为了取得较好的治疗效果，一定要配合医护人员哦，当然，如果有任何不适感，一定要记得说出来哦。

知识拓展

斜颈按摩手法

（1）孩子取仰卧位，头向家长。家长坐于床前，一手托住孩子颈枕部，另一手拇指按揉患侧的胸锁乳突肌5分钟。

（2）拿捏患侧胸锁乳突肌的肿块2分钟，拇、中、食三指仔细拿捏。稍微加大力量，但需轻揉相交替，以免孩子剧烈哭闹。

（3）一手扶住患侧肩部，另一手扶住孩子头顶，使孩子头部渐渐向健侧肩部倾斜，再将头转向患侧，使胸锁乳突肌拉长，反复操作5次。

（4）再用按揉法放松局部5分钟。

（5）可配合局部热疗或红外线等理疗，促进血液循环，帮助肿块吸收。

（6）家长在日常给孩子哺乳、视物、怀抱以及睡眠时可有意使孩子头向健侧转以帮助矫正畸形。

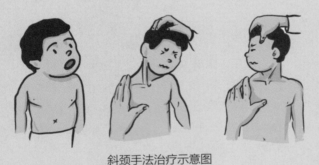

斜颈手法治疗示意图

（编写：王丽思　审核：杨旸）

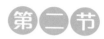

你以为的"落枕"真的是"落枕"吗?

孩子如果告诉家长自己脖子痛,头偏向一侧,那可不一定是睡落枕了。脖子痛的原因有很多,其中有一种就是寰枢椎旋转移位造成的,如果就医不及时可能会引起更严重的脊髓压迫症状,如四肢麻木、乏力、肌肉萎缩、大小便功能障碍,甚至瘫痪。

1　什么是寰枢椎旋转移位?

儿科急诊室里匆匆跑来一位家长,问道:"医生,我们家孩子脖子突然歪了,不敢动、一动就疼,这孩子是什么问题啊?是落枕吗?"医生查看了病情,说道:这可能是发生了寰枢椎半脱位,也称为寰枢椎旋转移位,是较常见的儿童颈部畸形。临床表现为突发性斜颈、疼痛、活动受限,早期正确诊断预后良好,延误诊治可并发瘫痪。

2　寰枢椎旋转移位是我们常说的落枕吗?

当然不是,落枕是由于肩颈部肌肉的紧张、痉挛而引起颈部僵硬不适症状的俗称,最常累及的是肩胛提肌。一般通过休息和适当的按摩可以自行恢复,并不伴有颈椎椎体的病理性改变。

3　寰枢椎真的这么容易就脱位吗?

其实正常人在每次转头时,寰枢椎都会出现半脱位的情况,但是当头转正时寰枢椎会自动归位。如果发生周围软组织炎症、韧带松弛或其他原因,造成半脱位的寰枢椎无法正常归位,始终处于半脱位状态,那么真正的寰枢椎半脱位就发

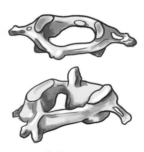

寰椎、枢椎

生了。因此，大部分的寰枢椎半脱位是处于生理允许的位置，并不会引起脊髓压迫的危险。但是，寰枢椎半脱位必须得到及时的治疗，否则无法自行复位，慢性的半脱位还可能造成骨的继发畸形。

4　寰枢椎旋转移位的病因有哪些？

（1）儿童寰枢椎骨骼发育尚未成熟，寰枢关节的关节囊以及寰枢椎周围韧带松弛，比较容易受到外力作用或者长时间固定在某一姿势而引起半脱位。

（2）与上呼吸道感染（多种病毒引起的咽炎、扁桃体炎、中耳炎等）或外科手术有关。

（3）部分孩子有外伤病史。

5　寰枢椎旋转移位的临床表现是什么？

孩子有以下表现，那就要警惕孩子可能发生了寰枢椎旋转移位。

（1）颈部僵硬：孩子头颈旋转功能受限明显，转向健侧的活动度基本正常，而向患侧转头则明显受限。

（2）疼痛：枕颈部有疼痛。

（3）活动受限：头颈固定。

6　寰枢椎旋转移位需要做什么检查？

影像学检查有助于诊断，包括颈椎X线检查、CT三维重建和颈椎MRI。

7　寰枢椎旋转移位应如何治疗？

寰枢椎旋转移位一旦确诊，应尽快复位。儿童常采用保守治疗，方法有手法复位和颈椎持续牵引复位，复位后予颈围或头颈胸石膏维持复位。

8　治疗注意事项有哪些？

（1）体位和活动：孩子头部需要制动，防止转动头颈加重脱位。采取去枕平卧，头颈过伸位，肩下垫一薄枕，高4～5厘米，使生理颈屈暂时伸直、头颈部及肩部肌肉放松，利于牵引复位，头部两侧予沙袋固定，避免扭动、翻身而影响牵引效果。

（2）饮食护理：少食多餐，宜进食高蛋白、高维生素、富含粗纤维的易消化食物，同时，喂养时注意安全，避免引起误吸。

（3）皮肤护理：孩子绝对卧床时间较长、牵引带压迫等原因易造成皮肤受损，因此，需要定时按摩受压部位的皮肤，特别是枕后和耳廓，同时，保持皮肤的清洁干燥。

（4）牵引：保持牵引锤悬空，牵引绳与身体长轴成一直线，牵引绳上不能放置衣物，以免影响牵引效果。抬高床头10~15厘米，以保持牵引力与体重平衡。牵引重量应根据病情需要由医生调节，不可随意增减。

（5）功能锻炼：除头颈制动及绝对卧床外，鼓励孩子四肢多活动；对四肢活动障碍者，予协助按摩和被动活动，防止废用性萎缩的发生。

9 出院注意事项有哪些？

（1）出院后需继续头颈部制动，坚持戴颈围或头颈胸石膏外固定维持复位，根据病情，一般维持4~8周。

（2）观察呼吸：若出现心悸、气憋、胸闷应及时检查。

（3）防止颈部疲劳，保持良好坐姿、卧姿；注意颈部避免突然剧烈运动；预防咽喉部疾患。

（4）出院后按需门诊随访，首次复查时间为出院后1周。

专家温馨提示

1.对家长的话

（1）作为家长，请在孩子面前保持冷静，因为家长的紧张情绪可增加孩子的恐惧感，使孩子更烦躁，翻动躯体而影响疗效。

（2）牵引重量是医生根据病情需要调节，不能擅自改变体位及随意增减重量。

2.对孩子的话

（1）在牵引期间，一定要乖乖配合治疗，千万不可随意取下牵引带。

（2）如果身体有任何的不舒服，请及时告诉家长和医护人员。

知识拓展

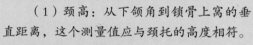

颈托的正确佩戴方法

1.颈托的选择

不同的孩子需要佩戴不同型号的颈托，具体应通过测量以下数据选择：

（1）颈高：从下颌角到锁骨上窝的垂直距离，这个测量值应与颈托的高度相符。如果孩子的测量值在两个连续型号之间，请先试用较小型号。

（2）颈围：脖颈最大周长，这个测量长度应与颈围相符。

2.注意事项

（1）保持颈部皮肤的清洁干燥，避免汗液、泪液、血液致使皮肤潮湿加上摩擦对皮肤造成伤害。

（2）颈托固定松紧要适度，密切观察呼吸情况，保持呼吸道通畅。

（3）注意预防压疮，特别是下颌部、后枕部、耳廓及后颈部等，受压部位可用小毛巾或其他棉织品进行衬垫。

（4）颈托佩戴期间应保持颈部处于正中位，坚持佩戴，否则达不到预期效果，佩戴时间根据临床医生的要求进行。

（编写：王丽思　审核：杨旸）

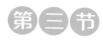

原来人类也有"鳃",探寻孩子颈部"小孔"的秘密

> 一位家长急匆匆跑来诊断室问:"医生医生,我的孩子颈部有一个凹陷,挤压后有少许白色分泌物排出,这是什么呀?有没有什么问题呀?"医生安慰家长道:"你先不要着急,先听我讲讲什么是鳃裂瘘。"

1 鳃裂瘘是什么?

正常胚胎早期发育过程中有6对鳃裂和鳃弓,到后面,一部分鳃就分化成其他的器官,一部分就慢慢退化,而没有完全退化掉的则形成了管道一样的东西,管道壁分泌物没有出口,会慢慢形成囊肿,也就是鳃裂囊肿,当囊肿感染破溃后就形成鳃裂瘘,鳃裂瘘是鳃器先

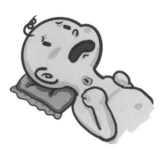

鳃裂瘘

天性胚胎发育异常所形成的较少见的颈外侧病变。这种病变是第二常见的儿童先天性头颈部肿块,约占病例的20%。

2 鳃裂瘘的病因是什么?

(1)鳃沟闭合不全。

(2)鳃器上皮细胞残留。

(3)分割鳃沟与咽囊的闭膜破裂。

(4)鳃器的异常发育。

(5)颈窦残留。

上述因素可一种或几种同时存在。

3 鳃裂瘘有几种类型？

临床上根据解剖部位和临床表现将其分为第一鳃裂瘘管（耳颈瘘管）和第二、三、四鳃裂瘘管（颈侧瘘管）。其中，第一鳃裂畸形占所有鳃裂异常的5%～25%，第二鳃裂畸形是临床上最常见的，占所有鳃裂异常的40%～95%，第三和第四鳃裂畸形在临床上较少见。

4 鳃裂瘘有什么临床表现？

（1）第一鳃裂瘘管：主要表现为耳内流脓，下颌角后下方有肿块，压之耳内分泌物增多，继发感染可出现疼痛、发热等症状。

（2）第二、三、四鳃裂瘘管在胸锁乳突肌前缘有瘘口，有时瘘口很细，细如针尖或小凹陷，常有少许分泌物。孩子常觉口内有臭味。

5 第一鳃裂瘘管和化脓性中耳炎的区别是什么？

（1）第一鳃裂瘘管：最常见的3种症状包括耳周颈部包块、反复感染、颈部或外耳道瘘口分泌物。

（2）化脓性中耳炎：一般起病较急，孩子可有耳痛、耳鸣、听力下降、流出黄白色黏稠液体等表现。

注意：由于第一鳃裂瘘管伴有耳内流脓，内容物多为乳白或豆渣样物，易误诊为化脓性中耳炎。可通过耳镜检查、血常规检查对二者进行鉴别。

6 鳃裂瘘的治疗原则是什么？

手术治疗

手术是治愈鳃裂瘘的唯一有效的根治方法，彻底切除瘘管是手术成功的关键。

（1）一般情况下，局部无感染的孩子1岁以后行择期手术。

（2）局部有感染时先行抗感染治疗，必要时引流脓液，待感染控制2～3个月后再实施根治手术。

7　术前注意事项有哪些？

住院手术常规准备请参见就医篇第三章第二节。

特别注意：保持瘘口周围皮肤清洁，避免引起感染。

8　术后注意事项有哪些？

（1）体位与活动：护士将常规安置心电监护及吸氧，请注意勿让孩子抓扯管道，麻醉清醒后给予半卧位休息，术后6小时病情平稳后可下床活动。

（2）呼吸道管理：保持室内通风，鼓励孩子多深呼吸，预防肺部感染；有痰液者，鼓励孩子自行咳嗽。

（3）饮食与营养：适当加强营养，避免进食过热、过硬、辛辣、刺激食物。

（4）病情观察：观察孩子面色、口唇是否红润，有无发绀、呼吸急促等缺氧症状；伤口有无渗血、渗液，保持伤口敷料清洁干燥；注意观察孩子颈部有无肿胀及血肿，有无声音嘶哑、吞咽困难等症状发生；观察孩子是否发生面瘫，可让孩子做闭眼、抬眉、龇牙、鼓腮等动作来检查。

9　鳃裂瘘主要并发症有哪些？

（1）出血：伤口敷料有新鲜血液渗出，颈部肿胀，呼吸困难。

处理方法：立即通知医生，敞开伤口清除积血，更换伤口敷料，必要时立即予气管切开，有效保证呼吸道通畅。

（2）伤口感染：伤口周围皮肤红肿，渗出液多。

处理方法：严格无菌操作换药，充分引流；合理使用抗生素。

（3）复发：因鳃裂瘘管走行比较复杂，存在一定的复发风险。

处理方法：再次手术。

（4）血管、神经损伤。

专家温馨提示

1. 对家长的话

（1）出院后1个月门诊复查。注意观察颈部伤口情况，有无瘘口复发等情况。

（2）鳃裂瘘是颈部常见的先天性胚胎发育畸形，临床特点为易感染、易误诊，因此一旦发现颈部或者胸壁有凹陷并且有分泌物排出，需要及时带孩子就医。

（3）瘘管可能暂时愈合而结痂，不久又因分泌物潴留而破溃复发，家长一定要引起重视，及时就医。

2. 对孩子的话

（1）要注意保持颈部皮肤清洁干燥。

（2）避免抓挠瘘口处皮肤，瘘口周围皮肤出现红肿需要立即告知家长，请医护人员进行处理。

知识拓展

梨状窝瘘

一般的鳃裂瘘是第二或者第一鳃裂演变而来，而梨状窝瘘一般认为是由第三和第四鳃裂及复合体的残留导致，其深部和咽喉部有一个叫作梨状窝的地方相通，浅面和甲状腺相连，而不是和表面皮肤相连，所以相较一般的鳃裂瘘而言，更不容易被发现。往往是因为颈部同一个部位反复化脓而就诊。梨状窝瘘好发于左侧颈部，其内瘘口开口于梨状窝底部，外瘘口多为继发感染后脓肿自然溃破或反复切开引流所致的假性外瘘口，多见于胸锁乳突肌中下1/3前缘。

（编写：廖琴　审核：杨旸）

第四节

让孩子远离潜在杀手——"气道异物"

小明手拿花生，兴高采烈地一边奔跑玩闹，一边吃着花生。就在这时，脚下不注意，哧溜——一个四脚朝天，哇哇大哭起来。妈妈赶紧过来抱起孩子，发现小明呼吸急促，出现了阵发性呛咳，小小的花生米伴随孩子哭泣的时候被吸进了气道，也就是医学上讲的"气道异物"。

1　什么是气道异物？常见异物都有哪些？

气道异物难道就是异物跑到喉咙里去了吗？从宏观角度来讲，确实可以这么理解，在医学上气道异物通常是指气管或支气管内进入外来物。气管、支气管异物是小儿耳鼻咽喉科常见急症，若不能及时有效诊断和治疗会导致严重并发症甚至危及生命。据报道，约7%的婴幼儿意外死亡于气道异物。

异物可分为以下几类：

（1）植物性：最常见，约占92%，以可食性异物为主，其中包括花生米、瓜子和豆类等坚果类。

（2）动物性：约占3%，以骨头最常见，其次为肉类。

（3）其他异物：约占5%，如弹簧和金属丝、塑料笔帽、纸片和口哨等。

2　儿童易发生气道异物的原因有哪些？

在我国，气道异物占0～14岁儿童意外伤害的7.9%～18.1%，约80%的孩子好发年龄在1～3岁。气道异物的病因与儿童生理心理发育、家庭看护等多种因素有关。

（1）儿童生理心理发育：3岁以下儿童磨牙未萌出，咀嚼功能不完善，吞咽协调功能和喉的保护功能不健全，喜欢口含玩物，以上均可导致气道异物的发生。

（2）家庭看护：家长对容易导致气道异物的危险因素认识不足，加之看护不当。

3 如何知道异物掉进的是气管还是食管？

气道异物和食管异物存在着本质的区别，气道异物是异物掉入了气管，可以引起窒息、呼吸困难、气短，甚至可以威胁生命。食管异物，是异物掉入了食管，一般会出现吞咽困难、疼痛、进食后呕吐等表现，但较少出现致命的情况。

4 气道异物有哪些症状及体征？

见表1-2-1。

表1-2-1　气道异物症状及体征

呛入部位	梗阻程度	症状	体征
气管	完全梗阻	呼吸困难、濒死感、呛咳	昏迷、面色发绀、皮肤及甲床青紫、呼吸音消失
	不完全梗阻	呼吸困难、呛咳	喉鸣音、面色发绀、皮肤及甲床青紫、三凹征、呼吸音减低或消失
支气管	完全梗阻	胸闷、气短、呛咳	喉鸣音、三凹征、呼吸音减低、阻塞性肺气肿、阻塞性肺不张
	不完全梗阻	胸闷、气短、呛咳	喉鸣音、三凹征、呼吸音减低、阻塞性肺气肿、阻塞性肺不张

5 气道异物发生后应该怎么做？

气道异物发生后千万不要慌张！记住以下几点，可以救命！

（1）一旦发生误吸，应保持孩子安静，减少活动，避免哭闹、跑跳、拍背等。一是防止异物活动刺激喉部，引起喉痉挛或者阻塞声门、气管，从而造成呼吸困难或者窒息的发生；二是避免耗氧量的增加。

（2）同时应了解异物的种类、大小、形状及存留时间。

（3）若异物进入气道，导致气道完全或部分严重阻塞，立即观察孩子是否出现面色潮红、口唇、甲床青紫，呼吸困难以及双手抓住颈部等气道梗阻的窘迫表现。必要时行海姆立克急救法进行救治。

婴儿：施救者一只手固定孩子头部，将其面部朝下，保持头低脚高，用另一只手掌根部连续叩击肩胛骨连线中点5次。然后将孩子翻转成面部朝上，仍保持头低脚高，检查异物是否排除。若未见异物，立即用中指和食指按压孩子两乳头连线中点处5次。反复交替上述两个步骤，直到异物排出。

1岁以上的儿童：若孩子意识清醒，可以站立时，首先让孩子站立，施救者站在孩子身后，孩子身高较矮者，施救者可跪在其身后，双臂环抱其腰部，使其上身前倾。最后施救者一只手握拳，拳眼放在孩子脐上两横指上方，另一只手包住拳头，并连续、快速、用力向孩子的后上方冲击，直到异物吐出。若孩子意识不清或站立位不便于施救时，可让孩子平躺，首先开放孩子的呼吸道，然后施救者骑跨在孩子大腿外侧，一手以掌根按压脐上两横指的部位，两手掌交叉重叠，连续、快速、用力向孩子的后上方冲击，直到异物排出。

肥胖儿童：让孩子站立，施救者站在其身后，双臂环抱孩子胸部，一只手握拳，拳眼置于胸骨下半部分，另一只手包住拳头，然后连续、快

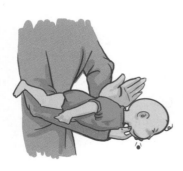

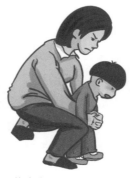

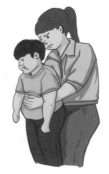

婴儿海姆立克急救法　　　　儿童海姆立克急救法　　　　肥胖儿童海姆立克急救法

速、用力向孩子的胸部后方冲击，直到异物排出。

当自己被异物堵塞气道，且四周无人时：大龄孩子可进行自救，一只手握拳，拳眼置于脐上两横指上方，另一只手包住拳头，双手急速冲击性地、向内上方压迫自己的腹部，反复有节奏、有力地进行。或稍稍弯下腰，靠在一固定物体上（如桌子边缘、椅背、扶手栏杆等），用物体边缘压迫自己的上腹部，快速向上冲击，重复进行上述操作，直至异物排出。

（4）观察有无发热、咳嗽、咳痰等情况，及时送医，避免延误病情。

6 气道异物如何治疗？

手术取出异物。医生会根据异物种类、异物停滞部位分别采取不同的手术方式。多数采用支气管镜检直接取出异物。对于异物位于总气管内或声门下者采用直达喉镜直接钳取；异物较大，难以通过声门的异物采用气管切开，再做支气管镜检，异物取出后均予抗生素治疗。

7 如果异物无法自行取出，在就医前家长需要注意些什么？

（1）不要给孩子吃东西、喝水。因为一旦就医，部分孩子会接受支气管镜检异物取出术，这是全麻手术，术前需要禁食、禁饮一定的时间。家长们千万不要因为忍不下心而给孩子喂食，这样可能会耽搁手术，从而错过最好的急救时机。

（2）观察呼吸道感染情况：如孩子有发热、咳嗽、咳痰等情况，就医后应及时报告医生处理。

（3）做好孩子的安抚工作，保持孩子在安静状态，避免哭闹、跑跳、拍背等。

8 术前需要做哪些检查呢？

医生会依据异物位置做出专业的处置。紧急情况下，医生会为部分孩子立即施行手术。孩子病情稳定时，医生会开具心电图、X线或CT检查、血常规等，目的是评估孩子心脏功能，确定异物所在的位置，判断是否有感染征象，并确定手术干预措施。

9 手术后应该注意些什么?

术后孩子可能发生喉水肿，引起呼吸困难及声嘶，家长务必观察好孩子的呼吸状态，如有呼吸困难，应及时告知医生，必要时行气管插管或气管切开。

专家温馨提示

1. 对家长的话

（1）家长应从小对孩子进行安全教育，及时纠正孩子口中含物的习惯，培养良好的进食习惯，选择安全且适合其年龄阶段的玩具及食品。

（2）尽量安排适合孩子年龄的食物。5岁以下的孩子，在白齿尚未萌出时，不宜给花生、瓜子等不易咀嚼的食物以及其他带核的食物，玩具尽量大于孩子的嘴巴。

（3）一旦发现孩子口中有异物，千万不要强制性从口中抠出，应诱导孩子自行吐出。

（4）家长应提高对气道异物的认知及防范意识，有效进行预防，及时发现征象，因为典型的异物吸入史的获得取决于家长和医生的警惕性和精细的病史采集，一旦发生，立即采取必要的急救措施。一定要到正规医院就诊，不能因自己的疏忽而耽误孩子的病情造成误诊误治。

（5）家长应增加对孩子的陪护时间，增强孩子的监护质量，工作重要，孩子的安全及健康也同样重要哦！在家时可以给家中老人多科普一下关于气道异物的防范知识。

2. 对孩子的话

（1）吃东西保持注意力集中，切勿在打闹、嬉戏、追逐中进食。

（2）如果食物或者玩具吸进了气管，立即告诉家长，安静休息，减少活动。

知识拓展

神秘的支气管镜

支气管镜是一种经口或鼻置入孩子下呼吸道，用于做肺叶、段及亚段支气管病变的观察、活检采样、细菌学和细胞学检查，配合TV系统可进行摄影、示教和动态记录的医疗器械，也是目前诊治支气管异物的主要手段，与传统外科开胸取异物相比，具有操作灵活简单、安全、并发症少、花费少、住院时间短等优点。

（编写：何双　审核：余蓉、冯黎维）

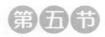

孩子睡觉打呼噜，是睡得好吗？

家长A："你家孩子晚上睡觉睡得好不好呀？"

家长B："睡得好，呼噜声比他爸爸的还大！"

不少家长认为孩子夜间打呼噜是睡得好的表现，这种想法是错误的，长期打呼噜是一种病态的表现，应及时带孩子到正规医院就诊排除小儿鼾症，以免影响孩子的生长发育。

1 什么是小儿鼾症？

小儿鼾症即俗称的小儿打呼噜，是指因部分或完全性上气道阻塞导致睡眠中低氧血症、高碳酸血症，而引起生长停滞、心肺功能异常、神经损害、行为异常等临床表现的综合征。医学上又称儿童睡眠呼吸暂停低通气综合征，小儿鼾症的发病高峰在3~7岁。

2　为什么孩子会患小儿鼾症？

（1）腺样体和（或）扁桃体肥大。

（2）呼吸道的各种炎症：腺样体、扁桃体可能受呼吸道炎症刺激增大外，呼吸道炎症本身如过敏性鼻炎、哮喘也是打鼾的重要病因。

（3）肥胖：肥胖会导致咽腔周围脂肪在软组织堆积，压迫呼吸道引起打鼾，另外，肥胖的孩子内分泌易发生问题，也可能引起打鼾。

（4）先天性疾病及发育畸形：小颌畸形、颅-面畸形、舌根囊肿或异位甲状腺、鼻咽闭锁、软骨发育不全性侏儒、黏多糖病、颈椎畸形等，均可引起阻塞性睡眠呼吸暂停现象。

（5）遗传：遗传因素可使小儿鼾症的发生概率增加。

孩子感冒时鼻子不通，也可能会引起睡觉时打鼾，家长在就医前需要知晓，感冒引起孩子一两天睡觉打鼾，不代表就患上了小儿鼾症。

3　小儿鼾症会有哪些症状呢？

家长们如果发现孩子有以下表现时应该引起高度重视：

（1）以下症状持续2月以上无改善：晚上睡觉打呼噜、张口呼吸、憋气、睡眠中反复惊醒、肢体翻动、尿床、夜间多汗、睡姿异常、爱趴着睡或趴着撅起屁股、头往前探着睡觉。

（2）白天注意力不集中、多动。

（3）记忆力下降、学习成绩下降。

（4）行为改变、认知障碍等。

（5）生长发育迟滞或反复呼吸道感染。

4　确诊小儿鼾症需要做哪些检查？

医生需要了解引起小儿鼾症病变部位的具体情况，为制订后续治疗方案提供依据，会选择性做下述相关检查。

（1）多导睡眠监测：是诊断小儿鼾症的金标准。

（2）电子鼻咽镜检查：确定上气道狭窄平面。

（3）鼻咽侧位X线或CT检查：确定气道阻塞部位。

（4）行胸部X线、心电图检查，排除右心室肥厚及心肺疾患。

（5）应用睡眠录像、脉氧仪：了解睡眠状态。

5 小儿鼾症不治疗有什么严重后果吗？

大多数小儿鼾症不会导致太严重的后果，但会有以下影响。

（1）影响发育：小儿鼾症会导致孩子睡眠质量下降，生长激素的释放量减少，长期不干预会影响孩子的生长发育。

（2）影响智力：打鼾会导致部分孩子在睡眠中缺氧，重症孩子会发生脑部供氧不足，长期缺氧会影响智力发育。

（3）影响外观：打鼾时由于鼻咽部阻塞，出现张口呼吸，上下牙齿咬合不正常，时间久了会影响孩子的面容，常见的有上牙外凸，嘴唇上翘，脸部拉长，眼神呆滞，即所谓的"腺样体面容"。

（4）易患耳鼻喉相关疾病：腺样体增生肥大堵塞鼻咽侧壁的咽鼓管咽口，会引起反复的分泌性中耳炎，出现耳闷塞感、耳鸣、听力减退等症状。

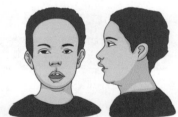

腺样体面容

6 小儿鼾症如何治疗？

小儿鼾症的治疗包括手术治疗和保守治疗。

手术治疗

腺样体切除术和扁桃体切除术是小儿鼾症最常见的治疗方法，有效率为85%~90%。

保守治疗

适用于有外科手术禁忌证、腺样

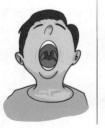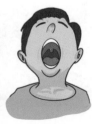

扁桃体切除术前与术后

体和扁桃体不大、腺样体扁桃体切除后仍然存在鼾症症状以及选择非手术治疗的孩子。

（1）有鼻炎、过敏性鼻炎、鼻窦炎的孩子可通过药物治疗。

（2）肥胖孩子应该控制体重。

（3）颌面畸形可通过正畸措施矫正，如使用口腔矫治器。

（4）持续气道正压通气治疗最常用。长期应用可减少因缺氧引起的白天嗜睡、高血压、智力障碍及心脑血管意外等继发病症，显著提高孩子的生活质量。

7 扁桃体腺样体切除后会影响孩子的免疫力吗？

扁桃体切除术后，孩子短期内免疫指标可能发生轻度下降，但这种改变对身体并无多大影响，机体其他的淋巴组织能够对切除的扁桃体及腺样体进行代偿。随着时间的推移，机体免疫指标会趋向正常，孩子术后短期内下降的免疫指标会逐渐回升至术前水平或与正常同龄儿童相当，扁桃体和腺样体切除对孩子的远期免疫功能并无损害。

8 小儿鼾症如何预防？

家长可以通过合理饮食，保持孩子的营养均衡，防止营养过剩导致孩子肥胖。平时需要强身健体，增强孩子免疫力，预防发生各种急、慢性呼吸道疾病，避免炎症引起上呼吸道阻塞。做好这些，孩子发生小儿鼾症的概率就能有所降低。

9 在等待手术的过程中应该注意哪些问题？

（1）提前与孩子沟通好，取得孩子的配合，让孩子知晓术后可能疼痛，减少术后哭闹可减轻伤口疼痛，预防出血。

（2）术前6小时不吃食物，术前2小时不喝水及任何饮料。

（3）注意保暖，防止感冒。

（4）术前做好个人卫生，保持口腔清洁，着干净病员服，长发女孩可将头发扎在头顶或两侧，不要遮挡脸部及颈部，便于医生做术区的准备及术中、术后对孩子缺氧状况的观察。

10 手术及出院后需要注意哪些问题？

（1）合理饮食：术后2小时可适当给予温水或凉水，无特殊不适后可给予冰淇淋、酸奶及温凉无渣的流质饮食，如牛奶、鸡汤、米汤、果汁等；术后24小时至术后2周：以温凉半流质饮食或软食为主，如粥、蒸蛋、豆腐脑、软面条、松软馒头/蛋糕、软饭、馄饨、肉丸子等。

（2）关注体温：出院后1周，孩子仍有反复发热，建议就诊。饮水过少是导致发热的重要原因之一。推荐术后常规饮水量为600~1 000毫升（牛奶等流质饮食量也可计入饮水量），尿液呈深黄色表示饮水不够。

（3）控制疼痛：每个孩子对疼痛耐受不一。轻度疼痛不适，可口服清凉饮品等；若疼痛不愿进食或疼痛难以忍受，可口服对乙酰氨基酚混悬滴剂或布洛芬混悬滴剂止痛。

（4）对呛咳、咳嗽的处理：扁桃体切除术后因咽腔创面形成，孩子不愿吞咽口水，会出现呛咳、清嗓、流口水、睡眠中呛咳等，通常无须特殊处理，鼓励孩子多饮水、进食。术后因下呼吸道感染导致咳嗽，医生会给予药物治疗。

（5）出血的处理：如果只是唾液或鼻涕中带少许血丝，可密切观察，通过饮冰水、吃冰淇淋等孩子易于接受的方法或冷疗达到止血的目的；如果经口吐出或经鼻流出较多的鲜红色血液，应立即通知医生或到急诊科就诊。在送医途中，需坐位直立抱孩子，身体前倾，以防血液呛入气管，鼓励孩子吐出口中分泌物，减少因吞咽血液导致的胃肠道不适以及对失血量误判。为降低出血风险，术后两周内建议暂不参加体育活动、不大声吼叫。

（6）术后打鼾、张口呼吸的处理：术后黏膜肿胀，打鼾及张口呼吸会持续一段时间，甚至比术前更严重，但随着创面愈合及肿胀消失，打鼾会逐步改善。还有，孩子未养成经鼻呼吸的习惯、闭口肌肉群改变，可能会继续张口呼吸，这个需后期矫治。

（7）口鼻异味的处理：术后2周内白膜形成及脱落，口鼻腔会有异味及分泌物，鼓励孩子勤漱口，给予生理海盐水喷鼻。

（8）颈部疼痛的处理：术后两周内常做颈部"米"字运动，可改善颈部疼痛及强直等不适。

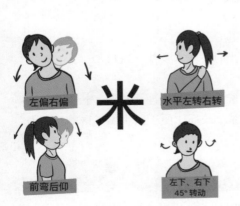

颈部"米"字运动图解

专家温馨提示

1. 对家长的话

（1）孩子睡觉打呼噜不代表睡眠好，应该及时干预，寻找打呼噜的原因。

（2）扁桃体虽然是一个免疫器官，但当它已经"生病"无法工作甚至影响了孩子，应该考虑尽早切除。

（3）科学治病，不随便给孩子用药。

（4）孩子打鼾不代表就是患了小儿鼾症。小儿鼾症是睡眠呼吸暂停综合征，而打鼾不一定会出现睡眠呼吸暂停。打鼾是睡眠时发出鼾声，而睡眠时打鼾只是小儿鼾症的其中一项表现，不能单凭孩子打鼾就诊断为小儿鼾症。到底是不是小儿鼾症应该去医院让专业医生诊断。

2. 对孩子的话

（1）睡觉呼吸不顺畅时要告知家长，让家长陪同到医院进一步检查，积极配合治疗，呼吸会变得顺畅，样貌也会更好看哟。

（2）手术治疗回家后，做好口腔清洁，刷牙时不要触碰到咽喉部位，不要吃硬物，不要用手去扣喉咙，以免引起出血，造成二次疼痛和二次治疗。

知识拓展

扁桃体炎

扁桃体炎为腭扁桃体的非特异性炎症，是咽部扁桃体发生急性或慢性炎症的一种病症。主要原因为溶血性链球菌感染。分为急性扁桃体炎、慢性扁桃体炎。扁桃体可以对抗进入鼻和咽腔里的细菌，使人体不易被感染。小儿免疫力本就较弱，感冒后扁桃体抵抗细菌的能力更弱，会导致口腔、咽部、鼻腔以及外界的细菌侵入扁桃体，发生炎症。严重的会形成化脓性扁桃体炎，久治不愈就会形成慢性扁桃体炎，容易引起肾炎、心脏病、风湿等全身性疾病和鸡胸、漏斗胸。扁桃体炎在急性期表现为发热、头痛、畏寒，幼儿可因高热而出现惊厥、咽痛明显、唾液增多等，严重者可出现张嘴困难。张嘴可见扁桃体红肿，表面有淡黄色或白色的脓点。在慢性期表现为咽部和扁桃体潮红，可见黄色分泌物，咽喉疼痛不明显，偶尔有低热及食欲不佳等症状出现。

（编写：蔡璐瑶　审核：余蓉、冯黎维）

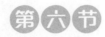

警惕爱"品尝"东西的孩子，莫让消化道异物添"堵"

孩子的好奇心，远远超过大人的想象！看到新奇的东西就喜欢用嘴巴"品尝"一下，可是有些东西不小心"吃下去"了，就会急坏家长！这不，一位妈妈带着孩子火速赶到医院，"医生，小孩手里的玩具一不留神被咽下去了，怎么办呀？"

1 什么是消化道异物？

医学上消化道异物是指被不慎吞入并进入胃、肠道的异物。常常是由于进食时速度过快、走神、突然大笑或哭泣导致鱼刺等异物卡在食管处，或是误食针、刀片、磁铁等异物，造成消化道异物。

2 哪些人是消化道异物的高风险人群?

儿童本性好奇、喜欢探索,安全防范意识较差,因而异物误吞在儿童中尤为常见。研究显示,5岁及以下儿童在消化道异物病例中占比高达75%。

3 常见异物有哪些?

最常见的异物包括玩具部件、硬币、纽扣电池、戒指、别针、发夹、磁珠等小物件。

 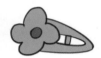

4 吞入非食物性异物有哪些危害?

当吞食异物后,大部分异物将通过孩子的消化道随粪便排出,少数嵌顿、停留在食管、胃、十二指肠肠曲或回盲瓣,需食管镜、胃镜或手术取出,一般不会造成严重的危害。但是若吞食异物特殊或合并严重并发症,可能导致消化道穿孔甚至会造成死亡,例如尖锐的物品、磁铁/珠,还有腐蚀性异物电池等。

5 消化道异物会引发哪些症状?

食管异物的表现

(1)最初表现为哽噎、疼痛,继而流涎、吞咽困难、进食即呕吐,有时可吐出血水。

(2)较大异物压迫气管时可发生咳嗽、哮鸣甚至窒息。尖锐异物穿破食管、刺入邻近器官则可发生食管炎、食管周围炎或脓肿、食管气管瘘、肺炎、胸膜炎、气胸等并发症。

(3)如涉及局部炎症或异物伤及主动脉可致血管溃破而发生大出血。

(4)食管内如发生炎症或其他并发症,则有发热、全身不适等症状。

胃肠道异物的表现

（1）如异物无腐蚀性或未导致消化道梗阻时，约95％无任何症状，多于2～3天后出现于粪便中，但也偶有数周后才排出者。

（2）如异物体积较大，可引起痉挛性腹痛。

（3）如异物带有棱角，如鱼钩，可刺破胃肠黏膜或擦伤肛门，引起出血、肠穿孔。

（4）异食癖小儿可有胃肠道梗阻表现。

6 孩子发生消化道异物该怎么做？

发现或怀疑有消化道异物后，请保持冷静：

（1）即刻起不要给孩子进食任何东西，为可能的异物取出术做好准备。

（2）请不要通过大量进食、喝醋、催吐、导泄排泄物或做其他处理，应前往就近有小儿外科或内镜中心的医院就诊，请注意就医的及时性。

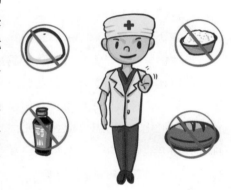

（3）收集和此次就诊有关的资料如孩子体重、吞食异物种类、吞食时间、有无特殊表现等，为医生进一步诊断提供依据。

（4）如果误食异物是磁铁、电池、钉子、回形针、刀片等异物，请第一时间就近医院就诊。

7 异物伴随大便排出的路线是什么？

要了解异物伴随大便排出的路线，首先要了解消化道的生理结构。消化道是一条很长的肌性管道，其中经过的器官包括口腔、咽、食管、胃、小肠（十二指肠、空肠、回肠）及大肠（盲肠、结肠、直肠）等。临床上常把口腔到十二指肠的这一段称上消化道，空肠及以下的部分称下消化道。对于较小的一些异物可以随食物经过食管—胃—十二指肠—小肠—大肠排出体外。

8 因消化道异物就诊的孩子需要做哪些检查？

（1）X线检查：医生会先了解孩子具体吞食了什么物品以及吞食的时间，了解孩子的症状再决定做什么检查。根据情况，通常需要做颈部、胸部或腹部X线检查，可以帮助明确异物在孩子体内的具体位置。

（2）CT检查：X线平片检查阴性后仍高度怀疑有异物被误吞，或需要进一步明确异物位置以及并发症等情况时，则需进行CT检查。

（3）需要手术的孩子需要进一步做血液检查，术前禁食禁饮，给予静脉输液。

9 食入的异物是否需要取出？

主要取决于以下4点：

（1）异物的性质，容易造成身体上内部伤害的异物一般需要立即取出，这些异物包括电池、磁铁、磁珠、尖锐物体、较长物体或含铅物体，吞入磁铁、电池等异物可以导致消化道穿孔，电池最早可在吞入后8小时导致消化道穿孔，对孩子身体造成严重伤害。

（2）异物在消化道中的位置，停留在食管的异物一般需要立即取出。

（3）孩子是否合并其他症状，如呼吸困难、胸部疼痛等。

（4）异物在体内存留的时间。

10 怎样取出异物？

根据异物大小、种类、数量、性质、嵌顿部位及滞留时间不同，处理方式也会不同：

（1）其中80%~90%的消化道异物可自行排出，如硬币等小、圆物品。

（2）10%~20%的消化道异物需要内镜取出，如上消化道异物。

（3）少于1%的消化道异物需要外科手术取出，如肠道（大肠、小肠）异物和通过自然排泄、内镜无法取出的异物。

11 保守治疗有哪些注意事项？

（1）注意观察孩子有无口唇、面色发绀，吞咽困难，呛咳等症状的出现，如若出现，立即通知医生。

（2）观察孩子有无腹痛、便血、腹肌紧张等症状，如若出现应警惕是否发生肠穿孔。

（3）关注排出的大便，用过滤孔小的网袋收集粪便，流水缓慢冲洗，观察异物是否随着大便排出，一般异物排出需要数日。

（4）观察孩子是否有发热、恶心、呕吐、腹痛、便血等不适，如有不适，请立即告知医护人员。

12 术后有哪些注意事项？

（1）体位与活动：护士将常规为孩子安置心电监护及吸氧，请注意勿让孩子拉扯管道。6小时后在医护人员指导下下床活动。

（2）饮食：①如异物为非腐蚀性且顺利取出，未伤及食管、胃肠道，则术后第4小时先予温水少许，若无呕吐，第6小时恢复正常饮食，注意少量多餐，循序渐进。②如异物为腐蚀性物质或吞入后伤及食管、胃肠道，术后暂时不能吃任何食物与喝水，具体恢复进食时间及进食种类请在医护人员指导下进行。

（3）如异物顺利取出，通常第二天孩子就可出院回家，回家后无须特殊护理，注意观察孩子有无便血等不适。注意不要再吞不该吞的东西就好啦！

专家温馨提示

1. 对家长的话

消化道异物重在预防，所以生活中家长要注意以下防护措施：

（1）妥善存放和保管高危物品。

（2）尽量选择一体合成的玩具，避免玩具上的小零件被孩子吞食；孩子应在家长的陪同下把玩易吞食的玩具，同时家长应在结束时清点玩具零件总数，避免将硬币、小磁铁、磁力珠、纽扣电池作为孩子的玩具；需要电池提供电力的玩具应将电池盒用螺丝或胶带进行密封固定。

（3）孩子的衣物应避免带有过多的装饰，以防装饰品不牢固，孩子误食。

（4）纠正孩子将硬币、玩具放在口内玩的习惯，避免养成口含异物的坏习惯。

（5）避免在进食时嬉笑玩耍，进食不要过于匆忙，强调细嚼慢咽，养成良好的进餐习惯。

（6）对有异食癖的孩子，要进行耐心说服教育，家长对孩子要充满爱心、耐心，绝不能打骂孩子，进行必要的心理治疗，要使孩子慢慢改掉不良习惯。

2. 对孩子的话

（1）不要因为好奇心，将非食物物品吞食。

（2）不要因为打赌，吞食磁铁、弹珠等物品。

知识拓展

异食癖

异食癖，又称为食物嗜好障碍，是一种罕见但复杂的饮食行为障碍。主要表现为儿童至少1个月持续性地摄取非食物物质，这些非食物物质可能包括土壤、沙子、洗发露等。长期食用非食物物质可能导致多种健康问题，如胃肠道问题、感染、中毒等。

虽然异食癖可能听起来很奇怪甚至不可思议，但是它其实是一种真实存在的心理障碍，并且可能对健康产生严重影响。引起异食癖的原因尚不完全清楚，但有一些可能的因素被认为与其有关，如压力、贫血、贫困、智力障碍等。此外，缺乏某些营养物质也被认为可能与异食癖有关。有研究表明，异食癖在学习障碍的儿童中发病率为 5%～25%。异食癖常见于儿童、孤独症患者、缺铁或缺锌患者、学习障碍患者。

治疗异食癖的方法通常包括心理治疗和营养补充。心理治疗可以帮助患者识别和解决潜在的心理问题，提供替代性行为，以减少对非食物物质的依赖。此外，根据患者的营养不良情况，医生可能会推荐相应的营养补充计划来改善患者的健康状况。

（编写：姜美玲　审核：杨旸）

第三章　心胸疾病

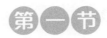

孩子"心"事知多少

　　心脏是人体的"发动机"，如果孩子一出生"发动机"就有问题，出现先天性心脏病（简称先心病），此时家长应该怎么办？多数家长对先心病的概念来源于电视剧或电影中的情节：主角因为先心病从小就不能够像正常的小朋友那样生活，没有快乐无忧的童年，没有肆意奔跑的机会，是医院的常客，甚至最后还和爱人分开，悲惨离世。这让普通人以为先心病是不治之症，对之"闻先色变"。但在现实生活中，如果患先心病的孩子在幼年时接受了科学正规的治疗，是能够和正常儿童一样生长发育的。

1　什么是先天性心脏病？

　　先心病是指儿童在胚胎发育时期由于心脏及大血管的形成出现障碍或发育异常而引起的解剖结构异常所导致的疾病。孩子在妈妈的肚子里时，经历着复杂的发育过程，其心血管系统从一根血流直通的管道，逐渐形成被瓣膜分隔成四个腔的心脏。在这个错综复杂的过程中，某一环节稍有差错，那么整个心血管系统也就会出现畸形。

2　孩子为什么会得先天性心脏病？

　　这是许多先心病孩子家长急于了解的一个问题，也是一些年轻的准爸妈十分关注的焦点问题。先心病发病原因很多，遗传因素仅占8%，92%则为环境因素，如妇女妊娠时感染病毒、服用药物不当、环境污染、射线辐射等都可能使胎儿心脏发育异常。

遗传因素

遗传因素引起先心病的具体机制至今还不清楚，先心病是否会遗传也没有准确的定论，但有研究显示单基因突变和多基因突变与先心病有着密切的关系。

环境因素

胚胎第2~8周是胎儿心脏发育的关键时期，先心病主要在这一时期形成。

（1）若孕妇在此时期患感染性疾病（如风疹、麻疹、感冒、流行性腮腺炎等）或发生宫内感染，那么胎儿患先心病的风险将升高。

（2）在孕期使用大环内酯类、磺胺类等抗生素，也可引起先心病的发生。

（3）在孕期吸烟或吸入二手烟可提高胎儿先心病的发生率，这是因为烟雾中的有害物质可导致基因突变从而导致胎儿发育畸形。

（4）孕妇暴露在含农药、杀虫剂等的环境下，可能会加大胎儿患先心病的概率。

另外，胎儿患先心病的概率也与孕妇的年龄、内分泌或代谢性疾病有关。

③ 先天性心脏病中的"漏洞"常出现在心脏的哪些部位？

正常心脏的左、右心房及心室之间各有一个"隔板"，将动脉血与静脉血区分开来。但如果在"隔板"上出现"漏洞"，那么动静脉血就可通过该"漏洞"相互交通。当"漏洞"出现在心房间的"隔板"上，则被称为房间隔缺损（简称房缺）；当"漏洞"出现在心室间的"隔板"上，则被称为室间隔缺损（简称室缺）。

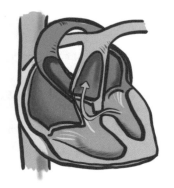

室间隔缺损

4 先天性心脏病有哪些分类?

胚胎在发育过程中受到影响的方式、时间不同,所产生的心血管系统畸形也各有不同。临床上对这些不同的畸形进行了分类,通常分为分流型和梗阻型,分流型又分为左向右分流型(动脉血流向静脉血中)和右向左分流型(静脉血流入动脉血中)。

(1)左向右分流型:代表疾病为室缺、房缺及动脉导管未闭等。由于左、右心直接存在缺损或主动脉与肺动脉之间存在异常通道,压力更高的动脉血会经由异常通道流入到压力较低的静脉血中。但在孩子处于特殊状态下,比如剧烈哭闹时,其右心及肺动脉的压力升高,一旦高于左心,那么血流方向可由静脉血流入动脉血中(右向左分流)。

(2)右向左分流型:代表疾病为法洛四联症、大动脉转位、单心室等,这类孩子病情都较重。该类型通常是心脏结构异常导致静脉血汇入右心后不能够全部进入肺循环,进而氧合后的血量减少,使孩子出现发绀的症状。

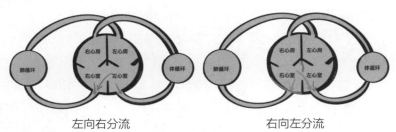

左向右分流   右向左分流

(3)梗阻型:代表性疾病为单纯肺动脉瓣狭窄、主动脉缩窄等。这类孩子的左、右心之间一般没有异常通道,通常也不会出现发绀症状,疾病的轻重与梗阻的严重程度有关。

5 哪些表现提示孩子可能患有先天性心脏病?

不同的心血管系统畸形所表现出来的症状也各有不同,常见的为分流型,按分流方向将孩子分为两大类,一类是左向右分流的孩子,另一类是右向左分流的孩子。

（1）咳嗽：为最常见的症状，由于先心病导致肺血流量增多，支气管长期充血及气道内渗出物增多引起咳嗽。此外还因先心病孩子心脏扩大，机械性压迫支气管，从而产生咳嗽。

（2）呼吸困难：先心病孩子长期肺部充血或左心功能不全时，肺组织不能顺应呼吸运动而扩张、缩小，就会出现呼吸困难。部分病情严重的孩子甚至不能够平卧，只能在坐起后稍缓解。

（3）咯血：咯血即通常所说的咳血，是指呼吸道出血，通过咳嗽排出，可见血丝或血点，严重者可见大量咯血。

（4）水肿：常见于病情较重者。这是由于孩子心力衰竭时，体循环或肺静脉压力增高，产生皮下水肿、腹水或肺水肿。

（5）生长发育迟缓：当先心病孩子存在大量左向右分流时，体循环的供血量或供氧量不足，导致生长发育迟缓，在体重方面尤为明显。

（1）发绀：由动脉系统中经异常通道流入了含氧量较低的静脉血导致，有四分之一以上的静脉血向动脉系统分流即可表现出发绀。

（2）杵状指：右向左分流的孩子由于慢性缺氧，指端血管网扩张，血流量增多，同时伴随软组织增生，逐渐导致手指及足趾增粗。右向左分流的孩子一般在数年后才会表现出该症状。

（3）蹲踞：多见于法洛四联症的孩子，常表现为孩子活动感劳累后喜欢蹲下来休息片刻再站起继续活动。

（4）缺氧发作：在某些严重的右向左分流孩子中可见，多见于3个月以上的幼儿。

6　先天性心脏病对孩子智力有影响吗？

许多先心病孩子的家长关心疾病是否会对孩子的智力发育有影响，一般而言，先心病与智力发育并无直接关系，某些先心病孩子不仅智力正常，甚至比起正常孩子更加聪明。但是若先心病孩子合并有其他的遗传性疾病，比如唐氏综合征，则可表现为智力低下。

7 **先心病孩子如何选择交通工具？可以坐飞机吗？**

病情较轻、症状不明显的先心病孩子可以乘坐飞机、火车、轮船等，但右向左分流型（青紫型）的孩子，如法洛四联症，若平时易发生缺氧发作或充血性心力衰竭，则不建议乘坐飞机、轮船等交通工具。先心病术后康复的孩子对交通工具没有限制。

8 **患先心病的女孩子长大后可以生孩子吗？**

根据已有研究，先心病病人在妊娠后期发生心力衰竭的概率和心脏功能密切相关，目前绝大多数患先心病的孩子因医疗条件提高与早期手术治疗，术后的心脏功能恢复较好，妊娠期间发生危险的概率较低。但对于个别患复杂性先心病的孩子而言，成年后需谨慎怀孕，孕期在产科医生指导下评估心脏功能及是否需要终止妊娠。

专家温馨提示

1. 对家长的话

（1）发绀是先心病常见的症状，但不是所有先心病孩子都会出现发绀表现，也不是出现发绀症状就代表有先心病。

（2）动脉血内含氧不足引起的发绀为中央性发绀，周围血流循环障碍引起的发绀为周围性发绀。

（3）周围性发绀孩子的动脉血氧含量正常，因受冷刺激血管收缩、心功能不全或休克等因素导致血液流经组织速度减慢，对血液内氧气的摄取增加，微血管内还原血红蛋白增多而出现发绀。

（4）部分婴幼儿皮肤白嫩，可在鼻梁附近见到蓝色静脉阴影，此属正常现象，需与发绀症状进行区分。

2. 对孩子的话

（1）手术后你可以和小伙伴一起正常玩耍，但是感觉累时一定要停下来休息。

（2）手术后你和其他小朋友不太一样，胸口有手术的印记，这是你勇敢的证明，不要有心理负担，部分小朋友的印记会随着年龄的增大而消退。

知识拓展

如何找出心脏"漏洞"？心脏彩超来帮忙

寻找心脏"漏洞"的最便捷、最有效的检查手段为心脏彩超，又称心脏彩色多普勒。它能在B型超声（B超）切面的基础上，同时显示脏器及管腔内的血流信息，这也是唯一能动态显示心腔内结构、心脏的搏动和血液流动的检查手段。

如果将心脏想象成一座房子，那么心脏彩超就能够发现房子的门窗、墙壁是否完好，排水管道是否通畅。当心脏门窗或墙壁出现缺损时，比如常见的房缺、室缺、卵圆孔未闭等先心病，可通过心脏彩超轻而易举地发现缺损的部位、大小、形态，从而明确诊断，为手术治疗提供依据。因此，使用心脏彩超能够轻松发现有无"漏洞"，是筛查先心病的首选检查。

（编写：叶燕琳　审核：陈秒、冯黎维）

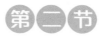

孩子"红得发紫"？警惕"心洞"

家长如经常发现孩子在哭闹时嘴唇、颜面部或全身出现青紫，请高度警惕，孩子心脏可能不太对劲，需要及时就医检查。

【室间隔缺损】

1　室间隔缺损是怎么一回事？

室间隔缺损即是左、右心室之间的隔膜上出现了异常的"洞"，也是小儿各类先天性心血管畸形中最常见的类型。平均每5个先心病孩子中就有1个为室间隔缺损。由于左、右心室水平的压力差异较左、右心房的更大，所以该疾病对孩子的影响一般比房间隔缺损更大。室间隔缺损孩子的症状和缺损的部位与大小有关系，分流量较小的室间隔缺损孩子的症状可不明显，分流量较大的室间隔缺损孩子通常在婴幼儿时期就有明显症状，如反复呼吸道感染、肺炎等。但随着肺动脉压力逐渐升高，左、右心室之间的压力差缩小，分流量也随之减少，此时孩子发生肺部感染的情况也逐渐减少，但孩子的心脏功能却逐渐减弱，心脏增大，会出现活动后气促、发绀等心衰症状。

2 室间隔缺损一定要手术吗？

室间隔缺损手术不受年龄的限制，凡是缺氧症状明显、心脏功能逐渐下降者，应及早手术恢复正常的血流动力学。对于缺损较小、症状不明显的孩子，可暂不行手术，部分室间隔缺损会随着孩子的生长发育而自然闭合。若室间隔缺损在孩子6岁时还未闭合，则应考虑手术治疗。

3 室间隔缺损是如何治疗的？

治疗室间隔缺损的根本是将室间隔上的"洞"给补上，因此通常是把涤纶、牛心包或自体心包等材质的补片缝在"洞"处，将左、右心室间异常的通道堵上。近年来，不少先心病医疗中心开展了室间隔缺损封堵术，具有创伤小、并发症少、术后恢复快等优点，然而该手术方式对缺损的大小、部位有要求。这种微创手术是在X线或超声心动图的引导下进行，通过血管将导管及封堵器送到室间隔缺损边缘，将封堵器释放于缺损处并将"洞"堵住。

4 心脏内的"洞"补好后还会漏吗？

有的家长在孩子术后会有这样一个疑问：心脏上的"洞"补好后还会漏吗？研究表明，补好的"洞"仍存在小缝隙的可能性，即发生残余分流，对"洞"位于肌部的孩子而言，术后残余分流的发生率更高。

那么家长要通过什么现象来观察孩子术后心脏是否再出现"洞"呢？最常见的表现是孩子心跳加快，心脏听诊时再次出现杂音，或是原来本较轻的杂音突然变响了，但最终确诊需要根据心脏超声或心导管检查结果。医生根据分流量来判断是否需要再次手术，一般而言，量小的残余分流不需手术处理，随着"洞"口周围组织的粘连，缺损会逐渐闭合。

【 法洛四联症 】

1　法洛四联症是怎么一回事？

法洛四联症是最常见的青紫型先心病，由4种畸形组成：肺动脉狭窄、室间隔缺损、主动脉骑跨、右心室肥厚。正常情况下，主动脉完全发自左心室，而患法洛四联症的孩子的主动脉有一部分发自左心室，另一部分骑跨在右心室上，随着主动脉的发育，骑跨程度可逐渐加重，随着年龄的增加，右心室肥厚的程度也随之加重。

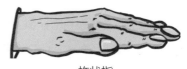

杵状指

患法洛四联症的孩子在出生后最早的表现是发绀，特别是在身体的表浅部位容易观察到，如口唇、甲床、眼球结膜等，发绀症状在孩子哭闹时可表现得更加明显。孩子多有蹲踞症状，在行走、玩耍的时候常常蹲下休息。另外，由于孩子在生长发育过程中缺氧，因此其指（趾）端毛细血管扩张增生，局部软组织和骨组织增生肥大，指（趾）端出现类似鼓槌状膨大，即杵状指（趾）。

怀疑患有法洛四联症的孩子应及时到医院就诊，避免耽误病情，影响诊断和及时治疗。早期诊断和治疗有利于提高孩子手术近期和远期效果。

2　患法洛四联症的孩子出现缺氧发作怎么办？

某些患法洛四联症的孩子在用力吃奶、哭闹时会出现阵发性的呼吸困难，此时孩子皮肤口唇青紫加重，严重者会出现双眼上翻、直视、四肢强直或抽搐及晕厥等大脑缺氧的表现，称为缺氧发作。

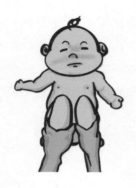
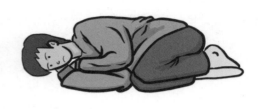

膝胸卧位

出现这种情况时，家长要保持镇定，首先让孩子平卧，解开其衣领纽扣，保持呼吸道通畅，同时将孩子的膝部屈曲、紧贴胸部，若有条件可给孩子吸氧，经过上述处理的孩子大多数分钟内可自行缓解，对于不能缓解的孩子，应赶紧送往就近医院抢救。平时应适当多给孩子饮水，避免剧烈哭闹，保持大便通畅等，减少缺氧发作的诱发因素。

3　法洛四联症怎么治疗？

一旦孩子诊断为法洛四联症即具有手术指征。手术方法主要分为两种：

（1）减状手术：针对肺动脉发育差的孩子需要进行前期的肺动脉扩大手术，对于某些肺动脉发育极差的孩子还需在肺动脉与体循环动脉之间搭桥，以便将动脉血引入肺动脉，其主要目的是为了改善孩子发绀的程度，同时促进肺动脉的发育，做好下一次根治手术的准备。

（2）根治手术：肺动脉发育良好的孩子可进行一次性根治手术，即在手术中同时进行肺动脉瓣狭窄的矫治、室间隔缺损的修补及主动脉骑跨的矫正，孩子在术后基本能够和正常孩子一样生存及生活。

4　法洛四联症手术最佳年龄？

由于不满1岁的婴儿对手术的承受力差，2岁以上的孩子可能会因心脏继发病变的出现影响手术效果，所以目前认为法洛四联症的最佳手术时机为1岁左右。但若孩子有严重的缺氧发作，则对年龄不设限制，应尽快手术。

5 术前需注意哪些方面？

（1）术前居家需要注意避免孩子哭闹、避免刺激（如呛咳、受凉等），以防出现缺氧发作。适量多给孩子饮水，稀释血液，降低其黏稠度。当孩子缺氧发作时，应让孩子蹲下，或将孩子的腿弯起来，增加外周阻力，增加肺灌注量，使缺氧逐渐改善。

（2）入院后准备进行手术治疗，医生可能会给孩子使用利尿剂，因此术前需注意记录孩子的尿量、饮食量等，还应给孩子进食易消化的高营养、高能量的食物（如鸡蛋羹、鱼汤、肉末稀饭等）以保证术前营养。

6 术后需注意哪些方面？

（1）重视孩子呼吸状态的观察。家长一旦发现孩子呼吸急促、呼吸费力，应立即通知医护人员。

（2）喂养需遵照医生的要求，医生会对术后特殊孩子的饮食提出特别要求（如乳糜胸孩子需进食无脂饮食）。一般来说，在喂养时需遵循少量多餐、逐渐恢复术前进食量的原则，避免孩子一次性进食过多出现消化不良。此外，术后孩子的吞咽功能可能受到影响，家长需注意观察孩子进食时有无呛咳，避免误吸，一旦出现此种情况应立即通知医护人员。

（3）大部分孩子术后会进入监护室，与家长短暂分离。术后也可能安置各种管道（如引流管、静脉通路、胃管、尿管等），家长需注意控制孩子的活动，避免管道的脱落。

7 孩子术后要休养多长时间才能正常活动？

若孩子先心病手术矫治彻底且无特殊并发症，手术后2~3天就可下床活动。术后早期下床活动可以刺激肠蠕动、促进胃肠道功能恢复，还可降低肺部感染的发生率，家属应鼓励孩子下床活动，若孩子活动后疼痛、哭闹，可告知医生，遵医嘱使用镇痛药。对于不会走路的孩子，家长可协助其抬抬手、抬抬脚，抱起来拍拍背。若孩子术后心脏功能不全，那么就需要卧床休息2~3周，以减轻心脏的负担，降低心肌耗氧量，等待心脏功能逐渐恢复。

部分孩子接受体外循环下心内直视术，其胸骨在术中被锯开、心肌组织被切开，术后需要3~6个月的修复、愈合过程。因此出院后3~6个月应多加休养，不要剧烈活动，家长需控制孩子的活动量，以孩子不累为主。建议学龄期儿童术后3个月返回学校，不要参加体育课，术后6个月复查，如恢复良好，则可逐渐与其他孩子一起玩耍。

⑧ 法洛四联症术后会复发吗？

如果手术以后还有室间隔缺损、肺动脉狭窄，可能是进行室间隔缺损修补时不完整，肺动脉狭窄、流出道梗阻解除时解除不够彻底，这种情况不属于复发。另外术后出现并发症如残余分流、心律失常、残余梗阻、肺动脉反流等，这些情况也不属于复发。目前法洛四联症手术已经非常成熟，但远期仍然可能出现并发症，有二次手术的可能性。因此法洛四联症术后虽不会复发，但可能出现并发症，家长仍需重视，需定期带孩子来院复查。

专家温馨提示

1.对家长的话

（1）如果发现孩子有先心病的表现一定要去医院进行检查，在医学快速发展的今天，绝大多数先心病都能够得到有效的治疗。

（2）先心病长期预后表现良好，孩子患了先心病固然不幸，但家长不要丧失信心，早期诊断、积极治疗后大多数孩子的病情能够得到有效控制，能够回归正常的生活。

（3）先心病孩子谨慎活动很重要，术前警惕缺氧发作，术后逐步恢复活动，不要操之过急，特别是术后3~6个月。

2.对孩子的话

（1）做手术时和术后前几天你可能见不到爸爸妈妈，但是会有医生叔叔和护士阿姨陪着你，等你病情稳定后，爸爸妈妈就会把你接回病房继续观察；当你恢复好之后，就可以回家啦。

（2）出院后保护好自己的胸口，避免碰撞。

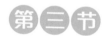

知识拓展

关于先心病经皮导管介入治疗的发展历程

先心病经皮导管（简称心导管）介入治疗起始于20世纪中期。最初是由Porstmann等人报道了心导管介入封堵动脉导管未闭（PDA），此后更多的人开始尝试将介入治疗方法应用于其他类型心内缺损的治疗中。1974年King成功实现了介入治疗房间隔缺损封堵术。1997年Amplatzer博士开发了镍钛合金编织的新一代封堵器并用于临床，使先心病介入治疗的安全性和成功率得到了明显提高。

（编写：叶燕琳　审核：陈秒、冯黎维）

第三节

呼吸系统的"变异者"：先天性肺气道畸形

一个孕妇挺着大肚子焦急地跑到诊断室来："医生，产检医生说胎儿有先天性的肺气道畸形，那还能不能要呢？"

医生："可以要。"

1　什么是先天性肺气道畸形？

先天性肺气道畸形过去也被称为先天性囊性腺瘤样畸形，是一种以终末细支气管过度扩张与增生为主的肺部错构瘤病变。

2 先天性肺气道畸形的原因有哪些？

目前来说没有明确的病因和遗传因素，可能是胎儿的肺在发育的时候细胞之间的信息传递出现了障碍，导致胎儿的肺缺乏正常的肺泡和在肺上形成多囊性的肿块。

3 先天性肺气道畸形的5种分型是哪些，预后怎么样？

简单来说，除0型以外，其他型的预后都较好。

（1）0型：是最少见的类型，预后差。（先天性肺泡发育不良）

（2）Ⅰ型：是最常见的类型，病灶处容易发生感染，10岁以后有恶化的可能，预后良好。［支气管发育不良，常单叶受累（95%）］

（3）Ⅱ型：新生儿期可表现出相应的症状，容易和其他症状一起出现，预后良好。（支气管/细支气管发育不良）

（4）Ⅲ型：需要和叶型肺气肿进行区分，预后良好。（细支气管发育不良）

（5）Ⅳ型：影像学检查与胸膜肺母细胞相似，预后良好。（肺周边远侧肺泡发育不良）

4 家长如何早期识别先天性肺气道畸形症状？

先天性肺气道畸形的表现比较多样。出生前主要为孕检超声提示，如果家长看到检查报告上写的胎儿肺囊肿样病变或巨大肺的受累就一定要引起重视了，更严重的在胎儿期即可能出现肺水肿，这个时候一定要咨询小儿外科专科医生。

在新生儿期时，大多数孩子出生后无症状，部分孩子可出现呼吸窘迫、发绀甚至呼吸衰竭，家长一定要多注意观察。

如果没有通过手术解除病

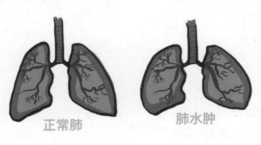

正常肺　　　　　肺水肿

咳嗽　　　休克　　　呼吸困难

先天性肺气道畸形常见症状

灶，等到了儿童时期，还可表现为咳嗽、反复发作的肺炎甚至呼吸困难，少部分孩子还可表现为自发性气胸；若先天性肺气道畸形的孩子出现气胸，应高度警惕恶性病变的可能。

5 医生怎么诊断先天性肺气道畸形？

产前诊断首选超声，在孕18～22周可被发现，敏感度达94%，特异度达95.3%。

如需进一步检查和治疗，可选择胎儿MRI。产后建议在3～6个月内至少行一次胸部影像学的检查，如增强CT。

6 先天性肺气道畸形的治疗原则是什么？

对于已经出现症状的孩子，最有效的治疗手段是手术，对于无症状的孩子是否需要手术仍存在一定的异议，但是手术可消除以后发生感染、病变以及恶化的风险。

7 怎样进行手术时机的选择？

对于已经出现症状的孩子，在条件允许的情况下应尽快手术。对于还没有出现症状的孩子，目前对于其最佳手术时间的选择还存在一定的争议，具体医生会根据孩子的情况决策，多建议选择在3个月到1岁之间进行手术。

8 手术方式有哪些？

目前手术有机器人、胸腔镜以及开胸3种方式，机器人及胸腔镜手术，具有创伤小、住院时间短的优点，术后恢复更快，伤口也很小，且目前被越来越多的患儿及家长接受。具体术式目前有肺叶切除、全肺切除以及肺叶楔形切除、肺段切除，根据孩子的情况及医疗水平来决定。

肺叶切除术

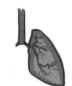

全肺切除术

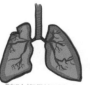

肺叶楔形切除术

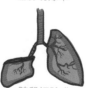

肺段切除术

9 先天性肺气道畸形手术后有哪些并发症呢?

先天性肺气道畸形手术是一种精细的手术,术后主要并发症有出血、气胸、胸腔积液、肺部感染等。并发症重在预防。

10 术前注意事项有哪些?

(1)加强营养,尽量选择易消化、高能量、高蛋白、高维生素饮食,提高孩子对手术的耐受力。

(2)预防感冒。

(3)学龄期的孩子,家长可适当告知其入院后要做什么,减少其恐惧感,提高其配合度。

11 术后注意事项有哪些?

(1)皮肤护理:注意伤口周围皮肤有无捻发感,范围有无扩大,是否影响孩子呼吸。

(2)管道护理:部分孩子术后留有胸腔闭式引流管,需防止管道的牵拉、折叠或脱落,胸腔闭式引流瓶的高度以低于伤口平面60~100厘米为宜。如发生以下情况须通知医护人员:渗液浸湿伤口敷料或敷料污染;管道中有大量血性液体流出;管道脱落应立即捏闭伤口周围皮肤后再及时通知医护人员。如为引流瓶连接口处管道脱落,应及时反折近端管道,以防气体进入胸腔,并及时通知医护人员。

(3)呼吸道管理:注意孩子口唇、面色、甲床有无发绀,呼吸是否急促;鼓励孩子咳嗽咳痰,适当拍背,如果孩子痰多且黏稠,不易咳出,应及时告知医护人员,适时吸痰;注意预防感冒。

专家温馨提示

1.对家长的话

(1)如果在产检时发现胎儿有先天性肺气道畸形,一定要咨询专科医生后再做决定，谨慎参考其他途径来源的信息。

（2）产检时发现胎儿有先天性肺气道畸形，出生后不一定会有，要及时监测与复查。

（3）先天性肺气道畸形是一种良性疾病。大部分孩子根据医生建议在合适的时候接受手术治疗，术后肺功能恢复可达到正常儿童水平。总的来说预后较好。

2.对孩子的话

（1）平时一定要注意保护自己，注意不要感冒。

（2）一定要在医护人员的指导下，做好呼吸功能的训练，可以帮助你恢复得更快。

知识拓展

胸腔镜手术诊治儿童胸膜腔疾病

胸腔镜手术是将胸腔镜经肋间插入胸膜腔，对胸腔内的病变在直视下进行活检或治疗。瑞典内科教授Jacobaeus于1910年首次将胸腔镜手术应用于患胸膜炎的孩子，对其进行了诊断性检查，这相当于"诊断性胸腔镜"的开始。美国Rodgers于1976年将胸腔镜手术用于小儿胸外科疾病的诊疗。我国胸外科医生于1992年开始应用该项技术。近年来，随着现代科学技术的发展，胸腔镜技术也进一步发展。儿科医生也逐渐将胸腔镜手术用于更多难治或原因不明的胸膜病变，以进行检查和治疗。目前许多学者认为，胸腔镜手术不仅创伤小，而且对儿童有效、可行、安全性好，胸腔镜手术在儿童胸膜腔疾病的检查和治疗中具有较高价值。

（编写：刘甜　审核：杨旸）

第四节

孩子胸廓"凹"与"凸"，既伤"面子"又伤"心"

小朋友如果告诉家长："我的胸部长得和其他同学不一样。"那可不是孩子有攀比心理。胸廓外观凹陷或凸起，可能会影响孩子的心肺功能，甚至会让部分孩子产生一些自卑心理。

1 什么是先天性胸廓畸形？

先天性胸廓畸形是指肋骨或脊柱发育异常导致胸骨出现突出或凹陷畸形。主要以漏斗胸和鸡胸最为常见，可单独出现，也可伴随其他综合征。

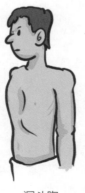
漏斗胸

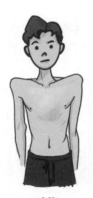
鸡胸

2 什么是漏斗胸？

漏斗胸是最常见的胸廓畸形，以前胸壁凹陷为特征，表现为第4~8肋软骨连同胸骨向脊柱方向凹陷而形成漏斗状畸形，分对称型与不对称型两种。

3 什么是鸡胸？

鸡胸是前胸壁第二种常见的胸廓畸形，较漏斗胸少见，以胸骨向前隆起为特征，形如鸡的胸脯，故称之为鸡胸。其发病率男性大于女性。

4 漏斗胸有什么临床表现？

（1）凹陷程度较轻的孩子，多无心肺功能损害症状，主要呈现两肩前倾、后背弓状、前胸下陷和腹部膨隆。

（2）凹陷程度较重的孩子，因心肺受到凹陷胸壁压迫，可出现活动后心悸、气喘、心前区疼痛、肺活量减少、反复呼吸系统感染等。

（3）继发畸形：一般小年龄的漏斗胸孩子常为对称性，而随着年龄增长，非对称性的比例增加，并可出现胸骨的旋转，部分还并发或继发脊柱侧弯等其他继发畸形。

（4）心理问题：常见有抑郁、过度害羞、缺乏自信，甚至自杀倾向等，相关研究显示，因胸壁畸形导致的心理问题是大龄孩子就诊的首要原因。

5 鸡胸有什么临床表现？

（1）一般除胸壁凸出外，多数孩子并无其他表现，鸡胸一般对心肺功能影响相对较小，仅严重者可产生心肺功能受损的表现，如限制性呼吸障碍，反复呼吸道感染等。

（2）心理问题，胸廓畸形严重的孩子可能会出现自卑、焦虑、抑郁等。

6 需要做什么检查呢？

胸廓畸形的孩子一般通过视诊就能看出来，医生会通过一些辅助检查比如CT、心脏超声、心电图、肺功能检查等来确定其严重程度和有无并发症，以进行综合评估。

7 漏斗胸的治疗目的及手术时机的选择是什么？

漏斗胸的治疗目的是纠正畸形外观，改善心肺功能及心理问题。漏斗胸的治疗应根据凹陷程度及对外观的具体情况选择非手术或手术治疗。

（1）对于婴幼儿至学龄前胸壁顺应性好者，可根据医生建议在一定时间内进行保守治疗，负压吸盘技术可作为选择之一。

（2）对于已出现心肺压迫、已出现心理问题、处于青春前期和青春期或保守治疗效果不好的孩子最有效的治疗手段是手术治疗。目前国内对于漏斗胸的手术方式多采用Nuss微创矫正术。手术治疗的年龄应个体化。一般建议手术年龄在3~16岁；对心肺功能受严重影响的孩子，建议手术年龄可以适当提前，但一般不早于3岁。

（3）若是在青春期前发现的漏斗胸，可在一定时间内进行观察及监测。

8 鸡胸的治疗目的及手术时机的选择是什么？

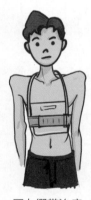

压力绷带治疗

鸡胸治疗的主要目的是纠正畸形外观，改善心理问题。鸡胸的治疗也是根据孩子的具体情况选择非手术或手术治疗。

（1）对于婴幼儿至学龄前儿童，胸壁顺应性好的孩子，可选择压力绷带治疗以改善畸形。

（2）对于中/重度畸形，胸壁弹性不好，支具治疗无效或有其他合并症的孩子，最有效的治疗手段是手术治疗。目前关于手术治疗的最佳年龄，意见还尚不统一。一般在胸廓发育即钙磷代谢相对稳定的10岁以后；有胸廓畸形特别严重者或心理影响严重者则需要考虑提前手术。

9 胸廓畸形术后有哪些并发症呢？

胸廓畸形术后主要并发症有胸腔积液、钢板移位、肺部感染等，重在预防。

10 术前注意事项有哪些？

（1）加强营养，提高孩子对手术的耐受力。

（2）预防感冒，感冒会增加孩子麻醉及手术的风险，可能导致手术暂停，所以一定要注意家里的通风换气，给孩子合理增减衣物。

（3）家长在家就应做好孩子的思想工作，减少其入院后的恐惧感，提高配合度。

（4）特殊护理：呼吸训练，有效的呼吸功能训练可降低术后相关并发症的发生率，所以一定要在医护人员的指导下监督孩子做好相关的练习。

11 术后注意事项有哪些？

（1）配合医护人员，按术后注意事项和出院医嘱正确护理。

（2）督促孩子注意休息与活动，行走时抬头挺胸，睡觉时平卧，前4周不要去做弯腰、翻滚等动作，8周内不要去搬重物，12周内不要去做对抗性的运动（比如踢足球、打篮球等）。

专家温馨提示

1.对家长的话

（1）目前没有足够的证据显示发现胸廓畸形一定要做手术，需要根据孩子的具体情况及需求来决定，不管做不做手术，一定要关注孩子的心理健康。

（2）如做手术，术后需定期复查与随访，了解钢板位置的情况，钢板一般会在孩子胸壁足以支撑胸骨后取出，时间在术后2~3年。

2.对孩子的话

（1）如果发现胸部凹陷或凸出，及时与家长沟通。

（2）如果要做手术，一定要在医护人员的指导下做好呼吸功能的训练。

（3）做完手术回学校后，一定要按要求注意休息与活动。

（4）不要有心理负担，与家长和医护人员配合，有效治疗，一定会变好看哦。

（5）回家后不要挑食，好好吃东西，加强营养，增强体质。

知识拓展

Nuss微创矫正术

目前国内对于漏斗胸手术方式多采用Nuss微创矫正术。Nuss微创矫正术在手术前需根据孩子胸廓的大小、形态选择适宜的钢板，手术切口选择在对应水平的两侧腋前后线间。手术过程借助胸腔镜，在镜下分离心包前的间隙、胸骨下段凹陷的后方，穿出扩展钳连接钢板，拉过胸骨后方，支架到合适的位置后弓背向上翻转180°。Nuss微创矫正术具有创伤小、操作简便、恢复快、术后并发症少的优点，安置的钢板一般在术后2~3年取出。

（编写：刘甜　审核：杨旸）

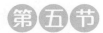

孩子吐奶，警惕上帝为孩子关上的"窗"

孩子出生后亲朋好友纷纷来瞧，当家人正沉浸在喜得贵子的喜悦时，却发现孩子喉咙有响声，嘴巴不断吐沫，口鼻有大量泡沫样分泌物，此外，孩子奶也吃不了，一吃就吐，这时，家长开始慌了……

1 什么是先天性食管闭锁和气管食管瘘？

先天性食管闭锁在新生儿期的发病率较低，但在双胞胎中发病率略高。先天性食管闭锁是新生儿期严重的先天性解剖畸形之一，是胚胎发育

3～6周在食管发育过程的空泡期发生障碍引起的严重消化道发育畸形，主要特征是食管发育不连续，伴或不伴气管食管瘘。气管食管瘘是一种常见的先天性呼吸道异常，活产胎儿的发病率较低。简单来说就是食管先天中断，畸形的食管与相邻的气管之间可能存在1个或多个相通的瘘。

2　先天性食管闭锁的分型有哪些？

先天性食管闭锁通常与气管食管瘘同时存在，仅少数不伴有瘘，临床上采用Gross五型分类法。

（1）Ⅰ型：食管上下端均闭锁，食管与气管间无瘘管，约占6%。

（2）Ⅱ型：食管上端与气管之间形成瘘管，下端闭锁，约占2%。

（3）Ⅲ型（最常见）：食管上端闭锁，下端与气管相通形成瘘管，约占85%，对于食管两端盲端间距离大于2 cm为Ⅲa型，距离小于2 cm为Ⅲb型。

（4）Ⅳ型：食管上下端均与气管相通形成瘘管，约占1%。

（5）Ⅴ型：食管腔通畅，无闭锁，仅有气管食管瘘，形成H型瘘管，约占6%。

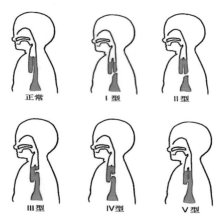

食管闭锁Gross分型

3　气管、食管位置关系是怎样的？

气管和食管位于颈部的正中间，一前一后，特别接近，且拥有共同的门户，但功能却是完全不同的。食管是消化系统的重要器官，而气管是呼吸系统的器官。在位置上食管在气管的后面，通过会厌软骨将食管和气管分离。

4　先天性食管闭锁的孩子有哪些表现？

先天性食管闭锁一般以早产未成熟的孩子多见。主要表现有：

（1）出生后就出现唾液增多，由于食管闭锁，不断从口腔外溢，频繁口吐白沫。

（2）进食后呕吐。

（3）进食乳汁后，乳汁吸入食管闭锁的盲袋中，反流入气管，引起呼吸道的梗阻，会出现剧烈呛咳、发绀，甚至发生窒息。

（4）食管闭锁伴有气管食管瘘的孩子，大量的空气从瘘管进入到胃内，引起腹胀。

（5）出生后前几天会有胎便的排出，之后仅有肠分泌液的排出。

（6）由于多数孩子食管存在盲端，上端盲端容量仅有几毫升，多余的唾液反复流入气管，易引起吸入性肺炎，出现发热、气促、呼吸困难等症状，还可出现肺不张。

5 怎样诊断先天性食管闭锁？

先天性食管闭锁的诊断包括产前诊断和产后诊断。

（1）产前诊断：主要根据产前超声提示羊水过多、上颈部盲袋征进行医学诊断。

（2）产后诊断：根据频繁口吐白沫、进食后即呕吐、剧烈呛咳、发绀等症状，再加上超声、食管造影、MRI、支气管镜等相关辅助检查结果进行诊断。

6 怎样治疗先天性食管闭锁？

由于先天性食管闭锁的孩子不能进食，这将引起孩子脱水、消瘦，如不及时治疗，孩子数日内可死于严重脱水和营养不良，所以先天性食管闭锁是一种致死性疾病，除手术治疗别无选择；一旦确诊后应尽早手术，一般在出生后24~72小时行手术治疗为宜。

7 术前注意事项有哪些？

（1）医生会嘱咐禁食、禁饮，给予安置胃管、静脉营养支持等治疗。

（2）预防误吸，保持呼吸道通畅，及时清理呼吸道、口腔分泌物，必要时吸痰，观察孩子有无呕吐、呛咳、呼吸困难、发绀等表现。

（3）孩子应取高斜坡侧卧位休息，有利于改善孩子呼吸，降低误吸的发生率。

（4）定期协助孩子翻身拍背，促进孩子的肺扩张。

（5）加强孩子保暖。

8 术后注意事项有哪些？

术后孩子可经口喂奶时，要注意控制喂奶总量，要做到循序渐进，逐渐缓慢加量，注意饮食卫生，预防孩子误吸、腹泻。

9 先天性食管闭锁主要并发症有哪些？

肺炎及肺不张

由气道分泌物未及时咳出或孩子误吸唾液导致，常表现为呛咳、高热、呼吸困难、呼吸窘迫。

预防方法：

（1）为孩子取高斜坡侧卧位，减少胃液经气管食管瘘反流入肺的机会。

（2）遵医嘱合理使用抗生素进行抗感染治疗。

（3）术后加强孩子呼吸道的管理，正确进行翻身、拍背。

吻合口瘘

由吻合口张力过大，食管吻合口端血液循环差导致，就是手术缝合的地方没长好，有个漏口。常表现为孩子精神差、发热、呼吸困难、伤口周围皮肤红肿，可见唾液从伤口流出。

专家温馨提示

1.对家长的话

（1）孕妇一定要定期进行产检。

（2）发现孩子有频繁口吐白沫、进食后即呕吐、剧烈呛咳等表现，一定要及时就医。

2.对孩子的话

希望你长大后关注自己的进食情况，若有不想吃东西、反复呕吐、声嘶、咳嗽、喘息、腹痛、反酸、胃灼热、胸痛等不适症状出现，一定要及时和家人沟通。

知识拓展

正确拍背手法

　　正确的拍背手法：拍背是通过胸壁震动气道，使附着在肺、支气管内的分泌物脱落，通过咳嗽将分泌物排出体外的方法；拍背的手应该微微蜷起，形成中空状，利用腕关节的力量快速有节奏叩击背部，拍背时应发出"啪、啪"的响声，这样的拍背才能有效；拍的时候，由下至上，由外向内，由于婴幼儿的背部窄小，拍打重点应在两肩部位，注意不要拍到孩子的脊柱；拍背力量应均匀，力度适中，左右两侧轮流拍，每次3~5分钟，但对体质虚弱的孩子应视情况而定；在拍背的过程中要注意拍背的力度（孩子感到舒适，没有哭闹）；边拍背边观察孩子的面色、呼吸、口鼻的分泌物等情况。

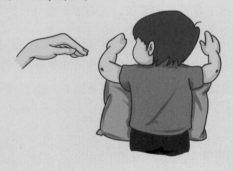

（编写：姜美玲　审核：杨旸）

第六节
高处"飞娃"，小心肺挫伤

小孩子天性活泼好动，往往一个不留神，意外就发生了。这不，一位妈妈抱着孩子急匆匆跑进医院："医生医生，小孩独自在高处玩耍，一不小心从高处坠落，啼哭不止、剧烈咳嗽、呼吸不畅，现在怎么办呀……"

1 什么是肺挫伤？

肺挫伤顾名思义就是肺因受"挫"导致肺实质损伤，肺挫伤通常来自于胸部迅猛而钝性的创伤，多为闭合性损伤，如车祸、高处坠落、肢体搏斗等，常合并多根、多处肋骨骨折（或连枷胸）及其他合并伤，重症孩子还可合并血胸、气胸、急性呼吸窘迫综合征、休克、全身炎症反应综合征等一系列急性并发症。

2 肺挫伤有什么临床表现？

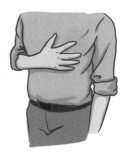

（1）轻型肺挫伤主要表现为：胸痛、胸闷、气促、咳嗽和血痰，听诊有散在啰音。

（2）重型肺挫伤除了轻型肺挫伤的症状外，可有明显呼吸困难、发绀、咯血、血性泡沫痰、心动过速和血压下降等。

3 如何诊断肺挫伤？

（1）X线检查：是诊断肺挫伤简单有效的方法。

（2）CT检查：是临床评估肺挫伤严重程度的重要影像学检查方法。

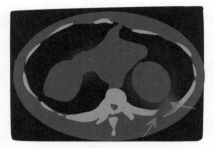

肺挫伤CT表现（蓝色箭头处示肺挫伤，红色箭头处示肋骨骨折）

4 肺挫伤如何治疗？

大部分肺挫伤若及时治疗，预后良好。不是所有肺挫伤均需手术，只有部分合并血胸或气胸者需要手术治疗。

非手术治疗

（1）体位与活动：卧床休息，根据肺挫伤及疼痛程度选择合理体位，尽量抬高头胸部，减轻孩子呼吸困难症状，避免剧烈活动。

（2）充分供氧、纠正低氧血症：有效供氧是胸部创伤孩子治疗的关键措施，根据孩子有无呼吸困难、发绀程度调节吸氧方式、流量及浓度。

（3）保持气道通畅：出现咳嗽、咳痰，及时清理分泌物。

（4）维持循环稳定：持续监测血压、脉搏、呼吸及每小时尿量变化；合并休克者，在纠正血容量不足的同时，积极使用血管活性药物维持血压。

（5）营养支持：在病情允许的情况下，鼓励孩子进食高能量、高蛋白、高维生素饮食。

（6）合理镇痛：根据孩子疼痛程度合理使用镇痛药，减少疼痛带来的不适，增加舒适度。

手术治疗

胸腔闭式引流术，即将引流管一端放入胸腔内，而另一端接入比其位置更低的水封瓶内，目的是通过胸腔闭式管引流胸腔内积液、积血、积气，解除肺压迫，维持胸腔内负压，促进肺复张。

5 术前注意事项有哪些？

避免孩子感冒。

6 术后注意事项有哪些？

（1）病情的观察与护理：持续心电监护及吸氧，持续氧饱和度监测；

观察孩子呼吸状态，有无发绀、呼吸急促等缺氧症状；保持伤口敷料清洁干燥，观察并记录伤口渗出液的颜色、性质、量，注意观察伤口周围有无皮下气肿。

（2）饮食与营养：未合并消化系统损伤的孩子术后4~6小时即可进食，鼓励其进食高能量、高蛋白、高维生素饮食，进食量不足者，及时予静脉营养支持。

（3）体位与活动：为保证有利的呼吸和有效的引流，麻醉清醒后予斜坡卧位或半卧位，适当更换体位；根据孩子肺挫伤及其他合并损伤恢复情况确定下床活动时间。

7 如何护理好胸腔闭式引流管？

（1）保证引流管固定在位，如有滑脱，立即告知医护人员。

（2）保持引流管通畅，孩子卧床休息时，避免管道受压、折叠；孩子下床活动时，保证水封瓶低于伤口平面。

（3）保持伤口敷料处清洁、干燥，发现敷料污染时，立即告知医护人员更换。

（4）观察水封瓶有无气体溢出（即有无气泡溢出），如无请及时告知医护人员。

专家温馨提示

1.对家长的话

（1）儿童肺挫伤多源于高坠伤、车祸等意外伤害，预防是关键，家长的细心照护和合理的安全引导是防止肺挫伤发生的最有效措施。

（2）由于肺挫伤病情复杂多变，其治疗和恢复需要一个较长的过程，治疗过程中可能需要反复穿刺留置针、查血等，需要家长充分理解并耐心配合医护人员的治疗。

2.对孩子的话

（1）请保护好自己，远离危险的地方，不做危险的事，如爬树、翻越高处的围栏、在公路上奔跑打闹等。

（2）治疗期间，你也许不能像平常一样自由地奔跑、跳跃，但你可以有更多时间看你喜欢的书籍、画你心中美好的人和事物。

（3）当你心情不好的时候，你可以哭泣，可以向父母、医护人员倾诉，但千万不要抓扯你身上的任意一个管道，因为那样只会加剧你的疼痛，延迟你出院回家的时间。

知识拓展

呼吸功能训练

1.什么是呼吸功能训练？

呼吸功能训练是指通过指导孩子学会呼吸控制并运用有效呼吸模式，增强呼吸肌功能，改善肺通气，减轻呼吸困难，提高肺功能的训练方式。

2.为什么要进行呼吸功能训练？

胸部外伤、手术麻醉、长期卧床等因素会导致孩子呼吸功能减退，影响孩子的气道廓清能力，引起呼吸和吞咽功能失调，加重吞咽功能障碍，增加肺部感染风险。

3.临床上常用的呼吸训练方法有哪些？

（1）腹式呼吸训练：根据孩子耐受情况选择卧位、半坐卧位或坐位，让孩子双手分别放于胸部和腹部，经鼻腔缓慢深吸气3～5秒，到达最大肺活量后屏气1秒，然后经口缓慢呼气3～5秒，用力呼气末再屏气1秒，呼吸过程中用手感受，吸气时腹部膨隆、呼气时腹部下陷，胸部尽量保持不动。

（2）缩唇呼吸训练：指导孩子用鼻深吸气2～3秒，然后缩拢口唇呈口哨状，经口缓慢呼气4～6秒，呼气末做一个"扑"的口形，将气吐出，吸气和呼气时间比为1：2。

（3）吹气练习：指导孩子练习吹纸条和气球，统一准备长15厘米、宽2厘米的纸条悬挂在孩子口鼻前10～15厘米处，嘱孩子深吸气后吹动纸条使纸条向后飘荡，掌握方法后逐渐延长吹气时间，1次吹气使纸条能够维持在飘荡的位置4～6秒。孩子能熟练完成吹纸条训练后可加用吹气球法，即人工阻力呼吸训练。

（4）有效咳嗽、咳痰训练：指导孩子深吸气后紧闭声门1秒，然后迅速经口吐气、咳嗽，同时发"P"音。

（5）呼吸训练器训练法：不同呼吸训练器方法不一，根据其说明书练习。

以上呼吸功能训练均以孩子不感到疲劳为宜。单项训练完成5个循环为1组，1组完成后，平静呼吸8～10秒后再进行下一组练习；上述循环往复的训练每次应持续20分钟左右，每天训练2~3次。

（编写：李长琴　审核：杨旸）

第七节

胸闷、胸痛不能"挺"，小心气胸找上门

一位家长急匆匆跑来诊断室问："医生医生，我的孩子上完体育课后感到胸部憋闷、有压迫感，呼吸时胸部疼痛，不敢大口呼吸，是什么原因呀？"医生安慰着家长说道："你先不要着急，先检查一下是不是气胸。"

1 什么是气胸？

任何原因使胸膜破损，空气进入胸膜腔内，就称为气胸。

2 什么是胸膜腔？

胸膜腔由脏胸膜与壁胸膜构成，是不含空气的密闭的潜在性腔隙，左右各一且互不相通，内有少量浆液起润滑作用，压力维持在-10～-8厘米水柱（-0.98～-0.78千帕），腔内负压可以牵引肺随着胸廓运动而扩张，防止肺萎陷，对维持正常呼吸非常重要。同时，胸膜腔还可以作用于壁薄而扩张性大的腔静脉和胸导管。当空气进入胸膜腔，破坏胸膜腔的负压环境，使两层胸膜彼此分开，肺将因其自身回缩力而塌陷，通气功能受损，腔静脉和胸导管扩张受限，影响静脉血和淋巴液回流。

3 气胸的病因有哪些？

部分家长会好奇：有坚固的肋骨保护，空气如何能进入胸膜腔呢？其实，气胸的病因有很多，根据发生的原因可按如下分类。

自发性气胸

（1）原发性：通常发生于高大、瘦弱者，自身无明显的基础肺病，自发性肺泡破裂。

（2）继发性：常继发于呼吸系统疾病，如肺大疱、支气管哮喘、慢性阻塞性肺疾病（简称慢阻肺）等。

（3）感染：产气微生物感染，如金黄色葡萄球菌、结核分枝杆菌、真菌等。

（4）肿瘤：如肺癌、肺转移瘤、淋巴瘤等。

外伤性气胸

穿透性外伤、钝性外伤等。

医源性气胸

中心静脉置管、臂丛神经阻滞、胸腔穿刺等术后并发症。

除了基本病因，诱因的作用也不可忽视，如持重物、屏气、用力咳嗽、剧烈体力活动等。还有研究发现，外界大气压变化以及高频响亮的音乐也可能诱发气胸。

4　气胸的其他分类方法？

气胸按与外界空气的关系又可分为以下几种。

（1）闭合性气胸：胸膜裂口较小，随着肺萎缩后瘘口封闭，不再有空气漏入胸膜腔，胸内压接近或超过大气压，孩子无症状或呼吸困难。

（2）开放性气胸：胸膜裂口持续开放，气体随呼吸自由进出胸膜腔，胸内压在大气压上下波动，明显呼吸困难。

（3）张力性气胸：胸膜裂口呈单向活瓣，气体只进不出，胸内压迅速

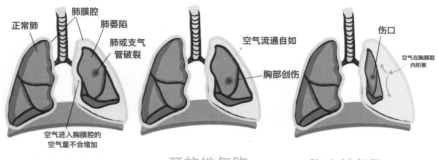

正常肺　　肺膜腔　　肺萎陷　　肺或支气管破裂　　空气流通自如　　伤口　　空气在胸膜腔内积累　　胸部创伤　　空气进入胸膜腔的空气量不会增加

闭合性气胸　　开放性气胸　　张力性气胸

升高呈正压，孩子极度呼吸困难。

5 气胸的临床表现有哪些?

气胸的临床表现与肺压缩体积百分比多成正比。

（1）胸膜腔内积气量少，肺压缩体积较小（＜10%）：孩子可能并无自觉症状，也因此容易漏诊。

（2）肺压缩体积达到一定程度（≥10%）：典型症状为突感一侧（或双侧）胸痛，这种胸痛常为针刺样或刀割样，持续时间很短暂，继而有气促、憋气、刺激性咳嗽的表现，但痰少，严重者可出现呼吸困难，甚至急性呼吸衰竭。

6 有哪些检查方法?

（1）胸部X线检查：是最简单、最重要的辅助检查。

（2）CT检查：可以明确肺、气管病变的位置、大小、范围，可以用于预测孩子自发性气胸复发的风险，以便提前进行手术干预。

7 气胸的治疗原则是什么?

以抢救生命为首要原则，对于开放性气胸，首先需要快速封闭气体进出通道，张力性气胸需紧急行胸腔穿刺减压，使萎陷的肺复张，其次是防止复发。

具体包括：卧床休息、吸氧、胸腔穿刺抽吸或胸腔闭式引流以及手术治疗。其中吸氧是最基础的一项，研究发现吸氧可以促进自发性气胸患肺的复张，有利于胸腔气体的吸收。

（1）小量气胸（肺萎缩＜30%），且无呼吸困难症状，可选择吸氧保守治疗，积极排除原发疾病。

（2）中量及大量气胸（肺萎缩≥30%），胸腔穿刺抽吸、胸腔闭式引流以及外科手术治疗。

（3）外科手术的目的是闭锁胸膜腔、防止复发，包括电视机辅助胸腔镜手术及开胸手术。手术指征包括：持续漏气5～7天且肺无法复张；双侧气胸；复发性气胸；自发性血胸；胸部CT显示肺尖或边缘部位存在明确肺大疱。

8 术后常见并发症有哪些？

见表1-3-1。

表1-3-1 术后常见并发症

并发症	临床表现
出血	胸腔闭式引流管持续有新鲜血液流出；血压下降、心率增快
肺部感染	发热、咳脓痰
肺不张	胸闷、气促、咳嗽、咳痰、心率增快、血氧饱和度下降
肺漏气	胸腔闭式引流长时间有气体逸出
支气管胸膜瘘	发热、胸闷，持续刺激性咳嗽、咳脓痰

专家温馨提示

1.对家长的话

（1）原发性自发性气胸复发率高，且与机体营养状况存在相关性，在积极排除基础疾病（如马凡综合征等）的同时，注意给孩子补充营养。

（2）定期随访。气胸痊愈的一个月内，孩子不宜参加剧烈体育运动。

2.对孩子的话

（1）如有不适，积极向家长、老师及周围的人求助，及时就诊。

（2）在医护人员及家长帮助下适当活动，正确进行肺功能锻炼。

知识拓展

脓胸的知识拓展

脓胸，它是指病原体侵入胸膜腔，产生脓性渗出液，积聚于胸膜腔内，又称化脓性胸膜炎，冬春季易发，婴幼儿最多见。除了发生胸腔开放性损伤后致病菌经伤口侵入胸膜腔，还有其他病因：肺内感染灶转移而来；全身性感染所致，如脓毒血症、败血症等；邻近脏器或组织的感染蔓延所致等。致病菌以金黄色葡萄球菌、肺炎双球菌多见，病情发展较快，病情多凶险，需要及时诊断、正确治疗。脓胸的临床表现：①高热，常呈弛张热，婴儿可呈稽留热。②呼吸道症状，呼吸急促、胸痛、咳嗽、咳脓痰，甚至呼吸困难、发绀等。③其他表现，中毒症状明显，面色苍白、全身无力、食欲减退、脉速；慢性脓胸还可导致营养不良、下肢水肿等。

（编写：李长琴　审核：杨旸）

第四章　腹部疾病

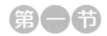

第一节

关注孩子腹部疾病，认识急腹症

> 　　孩子总喊肚子痛？要不要去医院就诊呢？部分家长的传统观念认为是"吃坏了肚子"，不用去医院。然而有一类会引发腹痛的疾病如不及时处理，可能会危及其生命，这类疾病就是——急腹症。

1　什么是急腹症？常见儿童急腹症有哪些？

　　急腹症是一种常见的腹部急症，多需急诊手术处理，典型的症状为急性腹痛，发病到就诊的时间常常少于一周，具有起病急、发展快、病情凶险等特点，如不及时处理可能会危及孩子生命。急腹症的病因多样，常与以下因素有关：

　　（1）急性阑尾炎、胆石症、小肠梗阻、输尿管结石、胃炎、消化性溃疡穿孔、急性胰腺炎、憩室炎等。

　　（2）近年来因血管性疾病导致的急腹症增多。如腹主动脉瘤、肠系膜动脉缺血、主动脉夹层破裂等。

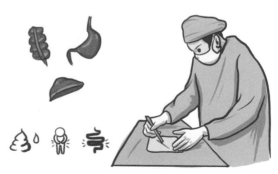

2 **急腹症有哪些症状呢？家长能发现孩子的异常吗？**

（1）腹痛是急腹症最常见的症状之一，且出现时间较早，早期以阵发性腹痛为主，晚期主要表现为持续进行性加重的腹痛，和（或）伴随一系列的局部与全身感染中毒症状。

（2）伴随症状及特殊体征。急腹症常有消化系统的症状，大部分有恶心、呕吐、反射痛、发热、出汗、腹泻等伴发症状出现。

家长可以观察孩子腹痛时与平时的表现有没有不同。比如说平时吃饭吃好几碗，结果因腹痛导致精神差，吃不下，还又吐又拉，肚子也硬邦邦的，一摸肚子孩子哭得更厉害了，或者根本不让家长摸肚子，如果出现这些情况，那么孩子可能是患上急腹症了，应及时就医。

3 **急腹症常规需行哪些检查？**

到医院后，医生会根据孩子的血、尿、粪、肝肾功、血尿淀粉酶、血清电解质等常规检查及CT、B超、X线、直肠指检、腹腔穿刺等特殊检查进一步确诊，并对症处理。

4 **急腹症怎么治疗？**

一旦确诊急腹症，医生会根据孩子的病情对症治疗。孩子症状不明显或较轻微时可选择保守治疗。因患急腹症的孩子常伴有脱水、电解质紊乱、恶心、呕吐、发热等体征，因此以补液、抗感染、纠正水电解质紊乱等对症处理为主。保守治疗期间需严密监测孩子病情变化，如腹痛加重或出现其他需要紧急手术的症状，医生也会建议手术治疗。

5 **孩子急腹症需在什么科室就诊？**

首先鉴别腹痛的性质是急性还是慢性。如果出现暴发性腹痛且持续6小时以上不缓解，就应考虑外科急腹症的可能。因其发病急、病情变化快，在病因未明的前提下应首选外科诊治，在排除外科疾病后再到内科行保守治疗。

6　急腹症主要选择什么手术方式治疗？

根据孩子病情选择不同的手术方式。常见的有腹腔镜和开腹手术两种术式。目的是对症治疗，挽救生命。而手术方式的选择则需根据孩子的具体情况来定。

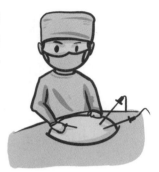

腹腔镜手术

7　术前注意事项有哪些？

（1）由于孩子在年龄和表达上的差异，有时对腹痛只能用哭闹来表达。孩子哭闹时，家长要注意与平时哭闹作区别，更要观察是否有恶心、呕吐、腹胀及排便异常等情况发生。

（2）入院后禁食禁饮，取头高足低侧卧位休息，防止误吸。如孩子出现嘴唇发紫、呼吸不畅、呕吐等症状，应立即把其头偏向一侧，拍背并立即通知医护人员。

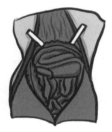

开腹手术

8　术后注意事项有哪些？

（1）饮食：术后短期内仍需保持禁食禁饮，且具体进食时间由医生评估后决定。原则上在肛门排气、排便后即可恢复进食，开始进食后家长应该先从饮水开始，循序渐进，先流质饮食后慢慢恢复正常饮食。

（2）卧位：麻醉清醒后需半卧位，以利于引流，对于术后依据病情安置的胃管、导尿管、腹腔引流管等，家长注意防止管道牵拉、扭曲、折叠。下床活动时，引流袋不得高于引流口平面，并准确翔实记录引流量。

（3）活动：麻醉清醒后的两小时可在床上翻身，轻症术后6小时即可下地活动，重症孩子应先在床上活动，待病情稳定后，在医护人员指导下活动。

专家温馨提示

1.对家长的话

（1）家长平时应关注孩子，若孩子说肚子痛，最安全的方法就是就医，以免延误病情。

（2）家长切记不可因为心疼孩子或者不想让孩子小小年纪就"开刀"而拒绝检查或者拒绝手术，一切以保证孩子安全为主。

2.对孩子的话

（1）小朋友要大胆地向家长说出自己不舒服的地方，就算说不清楚也没关系，可以向家长指一下不舒服的地方。

（2）小朋友平时要避免暴饮暴食，少食辛辣刺激食物，避免吞食磁力珠、硬币等异物，食用鱼、蛙等要细嚼慢咽。

知识拓展

单孔腹腔镜技术在急腹症中的运用

传统腹腔镜手术的切口为多孔，一般选择脐下缘、剑突下、右锁骨中线肋下缘、右腋前线肋下缘等4个手术小切口。脐下缘切口用于建立气腹，剑突下切口为主操作孔，可置入分离钳、电钩、施夹器等，其余切口用于置入手术器械。1992年，Pelosi改革了传统多孔腹腔镜技术，成功实施了只做单一切口的单孔腹腔镜阑尾切除术，开创了单孔腹腔镜技术的新篇章。Navarra等于1997年成功实施单孔腹腔镜胆囊切除术。

目前临床多采用经脐单孔腹腔镜手术。由于脐部是胚胎时期的自然腔道，术后具有创伤小、疼痛轻、恢复快、瘢痕小、美容效果卓越等优点。目前单孔腹腔镜技术已成功应用于阑尾、胆囊、胃、脾、直肠切除术，腹股沟疝修补等手术领域，已成为腹腔镜技术发展的一个重要方向。

（编写：胡馨予　审核：梁园园）

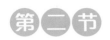

"得了急性阑尾炎不可怕"，是真的吗？

> 有些家长对急性阑尾炎比较轻视，甚至对其不屑一顾，殊不知，急性阑尾炎处理不佳也有可能危及生命。

1　急性阑尾炎是什么？有哪些原因可以导致？

急性阑尾炎是小儿外科最常见的急腹症之一，也是小儿外科特别容易误诊和漏诊的疾病，所以请家长不要忽视儿童急性阑尾炎（占小儿外科急性腹痛的20%～30%）。那么什么是阑尾炎呢？按字面理解为：阑尾出现发炎症状，且多数阑尾炎需要手术治疗，少数可采取消炎、抗感染等保守治疗。

引起急性阑尾炎的原因是多方面的，简言之，与阑尾腔的梗阻、细菌等病原体的过度繁殖、消化道功能失调等相关。通俗来说，就是孩子自身的阑尾管子细，容易堵塞诱发阑尾炎，感冒发烧、饮食不当、暴饮暴食、运动不规律等都会诱发阑尾炎。

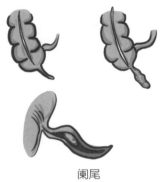

阑尾

2　急性阑尾炎的分型有哪些？

根据急性阑尾炎的临床过程和病理解剖变化可分为以下类型。

（1）急性单纯性阑尾炎：属于轻型阑尾炎或处于病变早期，阑尾明显肿胀。

（2）急性化脓性阑尾：阑尾炎明显肿胀，阑尾腔积脓，浆膜附有纤维素或脓苔。

（3）急性坏疽性及穿孔性阑尾炎：是一种重型阑尾炎，阑尾壁发生坏死，阑尾呈暗红色或黑色，常常导致穿孔，引起弥漫性腹膜炎，腹部体征明显，疼痛剧烈。

（4）阑尾周围脓肿：阑尾出现炎性肿块或阑尾周围脓肿。

3 急性阑尾炎有哪些表现？家长能不能早期识别？

儿童急性阑尾炎的临床表现有别于成人，其突出的特点是早期容易与其他疾病混淆，再加之孩子不能准确诉说，常造成漏诊或误诊。

（1）疼痛：急性阑尾炎的典型表现为转移性右下腹疼痛，多始发于上腹部，并逐渐向脐周靠近，疼痛位置不固定。

（2）胃肠道症状：早期可出现轻度厌食、恶心、呕吐等，且呕吐多为反射性，程度较轻。晚期并发腹膜炎时可出现持续性呕吐、腹胀及排便、排气减少。部分孩子也可出现腹泻，易被误诊为胃肠炎或者肠系膜淋巴结炎。

（3）全身症状：全身症状可表现为心率增快、体温升高、反应迟钝、烦躁不安等急性症状。若不及时处理，可能并发腹膜炎或穿孔，引起感染，会危及孩子生命。

由于孩子不能准确描述自己的症状，尤其是新生儿和婴幼儿无法表达，家长又该怎么观察呢？新生儿阑尾炎罕见，常表现为精神反应差、哭闹、发热、拒食、呕吐，这些表现都不典型，家长基本上无法自行判断，通常临床因急性弥漫性腹膜炎接诊。新生儿阑尾炎有较高的死亡率，为新生儿外科的急重症，因此家长在发现孩子有上述症状时一定要及时就医。

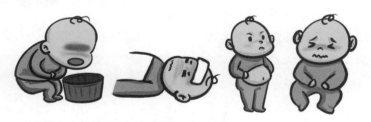

4 急性阑尾炎需做哪些检查？

就诊时家长一定要详细、准确地向医生提供病史，并配合医生对孩子查体，对小儿的查体需要经验，因此会反复多次对比来提高诊断的准确性。当查体、问诊结束后且高度怀疑阑尾炎时，医生会根据实验室检查、B超、CT、MRI、腹腔镜检查等的结果确诊。

5　急性阑尾炎怎么治疗？

急性阑尾炎主要有保守治疗和手术治疗两种方式。但多数急性阑尾炎应早期手术治疗。

（1）保守治疗：适用于病程超过72小时、症状不明显及周围脓肿已形成等，可使用抗生素和补液治疗。

（2）手术治疗：无法行保守治疗且症状较为严重者需采取手术治疗。目前儿童阑尾炎手术方式有开腹阑尾切除和腹腔镜阑尾切除两种，其相似之处在于目的都为根除病灶，控制感染，但适应证有所不同，故具体的手术方式需根据病情进行选择。

6　急性阑尾炎的并发症有哪些？

（1）术后出血：常见腹壁切口出血或血肿，由于止血不彻底，腹腔内出血多为阑尾系膜血管处理不当或结扎线脱落出血，需再次手术止血。预防措施包括术中止血彻底，结扎血管可靠。

（2）切口感染：切口局部红肿及少量渗液，有压痛或波动，术后体温不退或又上升。应早期拆除部分缝线，敞开引流。术前预防性应用抗生素使手术时血液及组织内药物有效浓度达一定水平，有利于预防切口感染。

（3）腹腔内残余脓肿：是阑尾穿孔及腹膜炎者的严重并发症，常发生在盆腔、膈下及肠间或肝下区，以盆腔、肠间隙、肝下脓肿较为多见，膈下脓肿较少。

（4）阑尾残株炎：阑尾残端保留过长（＞1cm），术后可发生阑尾残株炎，症状类似于阑尾炎，需要再次手术切除。

（5）阑尾残株瘘：为阑尾残端结扎线脱落或回盲部水肿脆弱、残端包埋处黏膜破损导致，症状类似于阑尾周围脓肿。

7 术前注意事项有哪些？

（1）观察孩子体征及腹痛情况，如出现体温升高、呼吸增快、腹痛难忍等，须及时告知医护人员处理。

（2）禁食禁饮。

（3）积极配合各项检查及治疗。

（4）有条件的家长可用清洁剂（香皂、沐浴液均可）清洗手术部位皮肤，全身沐浴效果更佳。

（5）缓解疼痛，可协助孩子半卧位休息，缓解疼痛，转移孩子注意力。

（6）心理支持，家长应鼓励孩子积极治疗，给孩子信心。

8 术后注意事项有哪些？

（1）体位：全麻术后清醒可取半卧位。

（2）饮食：肠蠕动恢复前禁食、禁饮，禁食期间请每日记录孩子大小便次数及量。具体进食时间，以医生评估之后给出的要求为准。原则上肛门排气、排便后即可恢复进食，进食期间请注意少量多餐、循序渐进，注意勿进食过多甜食及牛奶、生食，以免引起腹胀、腹泻。

（3）活动：术后麻醉反应消失后即可下床活动。术后的早期下床活动对促进肠蠕动恢复、减少肠粘连和肠梗阻发生概率以及日后恢复相当重要。

（4）排便：因炎症刺激肠道及盆腔，部分孩子术后可出现大便稀溏、量少、次数多等现象，为常见表现，可通过抗炎治疗及饮食调节，家长可予孩子口服益生菌以促进肠道功能早日恢复。

（5）伤口护理：保持伤口敷料清洁干燥，如发现伤口有较多渗血、渗液，请告知医护人员。

（6）管道护理：阑尾炎术后若安置胃管及其他引流管等，要保持管道通畅，避免打折，平时也要关注引流管里面的引流液正常与否，若突然变多或颜色改变，要及时通知医护人员。

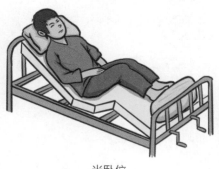

半卧位

（7）伤口换药：换药时间及次数由医生根据伤口情况决定。常规术后2周左右拆线，腹腔镜孩子如无特殊通常无须拆线，常规术后7天直接揭除敷料即可。拆线前请务必注意保持伤口敷料清洁，接触孩子前后洗手。拆线后，如伤口愈合，局部无红肿、流脓，待拆线孔愈合后即可洗澡，大概需1～2天。如切口出现不明原因红肿、流脓请随时就诊。

专家温馨提示

1.对家长的话

注重孩子身体不适的主诉，注意饮食卫生，避免进食生、冷、硬、油腻的食物，避免腹部受凉，防止发生胃肠功能紊乱。如孩子出现呕吐、腹胀、腹痛、发热等不适症状，随时就诊。

2.对孩子的话

（1）小朋友日常应该多注意卫生，勤洗手。

（2）多吃水果、蔬菜，加强体育运动，增强体质，出现不适要多与家长沟通。

（3）术后一月避免剧烈运动，如打篮球等。

知识拓展

认识"微创"腹腔镜阑尾切除术

自1987年腹腔镜被发明并应用于胆囊切除以来，腹腔镜的用途不断得到开发，适应证不断增加。目前，不少地区已广泛开展腹腔镜阑尾切除术，一般用于单纯性阑尾炎、择期性阑尾炎，对阑尾炎诊断不肯定者选用腹腔镜不仅可用于治疗，还可帮助诊断。但对于曾行下腹部手术、局部有粘连者并不适用。行腹腔镜阑尾切除术的病人除了创伤和疼痛较少之外，炎性的阑尾可自套管中取出，完全不接触伤口，使伤口感染的机会降到最低，缩短术后恢复时间，病人更乐于接受。

（编写：胡馨予　审核：梁园园）

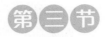

关注孩子"肠子打结"，警惕肠套叠

> 家长经常教育孩子说："吃了饭，不要跑跳，要不然肠子要打结。"那么"肠子打结"到底是什么病呢？答案就是——肠套叠。

1 什么是肠套叠？有哪些原因可以导致？

肠套叠是指部分肠管及其肠系膜套入邻近肠腔内造成的肠梗阻，发病率仅次于阑尾炎，是婴幼儿时期常见的急腹症之一。

目前肠套叠病因及发病机制不明确，主要分为原发性肠套叠与继发性肠套叠。

（1）原发性肠套叠常见于婴幼儿，病毒感染是目前公认的最主要致病因素，其他则与回盲部局部解剖特点、孩子年龄、体重以及家长喂养方式等有一定关系。

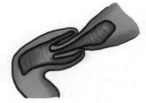

肠套叠

（2）继发性肠套叠主要因肠管器质性病变引起，如梅克尔憩室、肠息肉、血管瘤、阑尾内翻、腹部手术等。

2 几岁的孩子容易得肠套叠呢？

60%的孩子在1岁以内发病，80%的孩子在2岁以内发病，但新生儿罕见，男孩发病率高于女孩，是女孩发病率的2~8倍，多见于健康肥胖儿。

3 出现哪些症状可以考虑肠套叠？

家长应注意，孩子出现表1-4-1中腹痛、呕吐、黑便或其他全身症状中的任意一种，都应该引起重视，及时就医。

表1-4-1　肠套叠临床表现及特点

临床表现	特点
腹痛	阵发性肠绞痛，哭闹不安，安抚无效，常屈膝卧位，面色苍白，出汗，拒食，持续数分钟缓解，缓解后可安静或入睡，间歇10~20分钟可又反复发作。
呕吐	早期为反射性呕吐，部分可含胆汁，晚期为梗阻性呕吐，可伴随粪便样液体。
血便	果酱样黏液血便是最典型的症状，或做直肠指检时发现血便。
腹部包块	大多数孩子在右上腹部可触及腊肠样肿块，表面光滑，略有弹性，稍可移动。
全身情况	孩子在早期一般状况尚好，体温正常，无全身中毒症状。随病程延长，病情加重，并发肠坏死或腹膜炎时，全身情况恶化，常有严重脱水、高热、嗜睡、昏迷及休克等中毒症状。

4　到医院后医生如何确定孩子是否发生了肠套叠？

医生会根据孩子具体的临床表现，再行体格检查及超声、X线、CT等多项检查，根据检查结果综合判定。

5　肠套叠怎么治疗？

肠套叠的治疗分为非手术治疗及手术治疗。急性肠套叠是急症，把"肠子复位"是紧急的治疗措施，不管采取哪种方式，一旦确诊需尽快治疗。

非手术治疗

（1）空气灌肠：采用的是全自动灌肠机，该方法操作简单，相对安全，多数可在非住院条件下完成，早期复位率较高。在进行空气灌肠时，不可避免会造成患者暴露于X线辐射下。

（2）水压灌肠：超声下水压灌肠的优势非常明显，有研究指出水压灌肠复位成功率高，同时无辐射性，B超可全程、实时、动态观察肠套叠的各部分。

手术治疗

适用于灌肠无法复位的失败病例或病程在48小时以上，伴高热、脱水等中毒症状，腹胀明显，套叠部位已达结肠远端或直肠，伴随腹膜炎体征、穿孔等。

6 术前注意事项有哪些?

（1）术前禁食禁饮，因疾病原因需对孩子进行合理补液以纠正孩子脱水、电解质紊乱情况，家长应积极配合医护人员治疗。

（2）给予孩子安慰，孩子因疼痛、恐惧、对医院环境感到陌生等因素，易表现出哭闹、烦躁等不良情绪。家长应在此时给予更多的耐心和信心，鼓励孩子，可以通过看动画片、玩游戏等方式减轻孩子的疼痛和恐惧。

7 术后注意事项有哪些?

（1）术后根据孩子情况可能会留置胃管、导尿管等管道，家长应注意不要牵拉、折叠管道，孩子哭闹时，应避免管道滑脱。

（2）准确记录孩子的24小时出入量，有异常情况及时告知医护人员。

（3）关注孩子排气、排便时间。术后常规根据孩子排气、排便时间判断其肠道功能是否恢复，以此作为恢复饮食的重要依据。

（4）术后应尽早下床活动。

专家温馨提示

1.对家长的话

（1）注意规律饮食，进食易消化、刺激性小的食物，少量多餐，警惕肠套叠发生，如怀疑孩子出现肠套叠，应暂缓其辅食添加。

（2）观察孩子有无呕吐、腹痛、便血等症状，避免再次发生肠套叠，必要时及时就诊。

2.对孩子的话

（1）养成良好生活习惯，饭后勿进行跑跳等剧烈运动。
（2）合理饮食，勿暴饮暴食。

知识拓展

空气灌肠复位术的操作方法

空气灌肠是采用肠套叠复位器和西门子数字胃肠机进行治疗，孩子行仰卧位，经肛门插入Foley氏双腔气囊导管，长度约为5厘米。一人将孩子上身固定，一人将孩子臀部用双手夹紧，避免导管滑落，将导管与复位器连接，确保连接无误后打开电源，首先用注射器注射气体20毫升，待球囊扩张后通过X线或B超观察孩子腹腔，排除腹膜炎症征象（包括肠穿孔、肠坏死等），确定肠套叠诊断，之后在X线或B超监测下进行复位。根据套叠的长度和时间长短对充气压力进行调节，从最小压力开始，逐渐加压至14.0千帕，当达到某一压力值时持续约20秒，之后减压，重复进行多次，同时不断增加压力，直至整复成功。

（编写：胡馨予 审核：梁园园）

第四节

避免"暴饮暴食"，远离急性胰腺炎

小明考试得了第一名，妈妈奖励小明50元零花钱，他转头便买了炸鸡、薯条、汉堡、可乐，一顿狂吃，结果晚上回家肚子痛，连妈妈做的饭都吃不下了。医生说小明的肚子痛可能是急性胰腺炎引起的。

1 什么是急性胰腺炎？有哪些原因可以导致？

急性胰腺炎是指胰腺内的胰酶被异常激活，对胰腺自身及周围脏器产生消化作用而引起的炎症性疾病，是一种常见的急腹症。简单来说就是"胰腺自己消化自己"。

急性胰腺炎的病因繁多，其中最常见的原因是胆石症（国内多见）和饮酒（国外多见），多由暴饮暴食诱发，因此又叫"节日病"。引起成人胰腺炎的原因大多数可在儿童急性胰腺炎中见到，仅是发生频率存在差异，如：感染（病毒、支原体等）、缺血（血管畸形等）、损伤（创伤、车祸等）、梗阻（胆道蛔虫、胆胰合流异常等）、药物（使用激素、免疫抑制剂等）等。

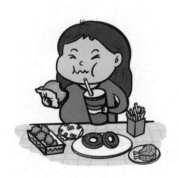

2 急性胰腺炎的分型有哪些？

临床上常根据疾病不同症型将胰腺炎分为轻症与重症两种。

（1）轻症胰腺炎：以胰腺水肿为主，多数可自限，预后好，一般对症治疗1~2周即可恢复。

（2）重症胰腺炎：以胰腺出血坏死为主，死亡率高达50%，常伴有严重的并发症。一旦怀疑患得了胰腺炎，须立即就医，以免延误病情。

③ 出现哪些症状需要考虑急性胰腺炎？

如发现孩子有以下表现，家长切忌忽视，需及时就诊。

（1）腹痛：常于吃饱后突然发作，疼痛剧烈，但多数孩子对疼痛不能准确描述，常表现为剧烈哭闹，屈膝抱腹。

（2）腹胀：常与腹痛同时存在，孩子的肚子呈现鼓胀状态。

（3）恶心、呕吐：发作早且呕吐次数多，呕吐后腹痛不缓解。

（4）发热：早期多伴中度发热，约38℃，当胰腺坏死伴感染时，表现为持续高热寒战等。

综上，当孩子出现进食后的剧烈腹痛、腹胀、恶心、呕吐，且呕吐后不缓解，伴发热等症状，须立即就医，避免延误诊治。

④ 到医院后医生如何确定孩子是否得了急性胰腺炎？

确诊胰腺炎除了依靠相应症状和体征外，也需借助相关辅助检查，包括血液检查、B超、上腹部CT检查、血糖测定、MRI及MRCP等。医生依据孩子具体临床表现、体格检查及各项检查结果综合判断。

⑤ 急性胰腺炎怎么治疗？

确诊急性胰腺炎后需及时治疗。根据急性胰腺炎的分型、分期和病因选择恰当的治疗方法。非手术治疗：目的是减少胰液分泌，防止感染及多器官功能障碍的发生。包括禁食、补液、防治休克、镇痛、解痉，抑制胰腺分泌、营养支持，抗生素治疗，中药治疗。简言之，非手术治疗主要通过药物作用使胰腺暂停"工作"，恢复其功能。手术治疗：主要目的是取出结石、解除梗阻、通畅引流等，最常采用胰腺和胰周坏死组织清除加引流术。

⑥ 术前注意事项有哪些？

（1）减缓疼痛，家长可协助孩子采取屈膝侧卧位，将孩子膝盖弯曲靠近胸部以缓解疼痛，按摩背部，可增加舒适感，亦可通过游戏、听轻音乐等方式转移注意力以缓解疼痛。若疼痛剧烈时，及时告知医护人员对症处理。

（2）孩子需禁食并安置胃管，注意管道固定，勿牵拉及折叠。

（3）安置胃管期间，注意孩子的口腔卫生，关注孩子口腔内有无白斑、口气等。

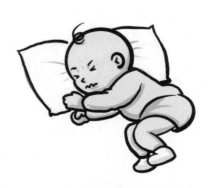

（4）如孩子发热时，应行物理降温，如冷敷、温水擦浴等，若持续高热应及时告知医护人员行药物干预。

7 术后注意事项有哪些？

（1）孩子麻醉未清醒时取平卧位，头偏向一侧，以免呕吐物、分泌物被误吸，导致窒息或并发吸入性肺炎。清醒后改为半卧位，利于呼吸和引流。

（2）术后孩子可能会安置胃管、导尿管等管道，需妥善固定管道，勿折叠管道，标识明确，告知家属及孩子勿牵扯、拽拉管道等，如发生管道脱出需及时告知医护人员。

（3）家长不应忽视术后孩子的疼痛，对于疼痛应告知医护人员，及时干预，以减轻孩子疼痛。

专家温馨提示

1.对家长的话

（1）孩子出院后，注意合理饮食，勿暴饮暴食，应少食多餐。可先喂养流质饮食，如米粥、米糊等，再是软食，如面条、馒头等。忌辛辣油腻、刺激性强及其他生冷食物。

（2）避免孩子过度劳累，但可行适当训练，以孩子自觉舒适为主，保持心情舒畅。

2.对孩子的话

（1）日常合理饮食，饮食上应清淡易消化，不能贪吃煎炸、油腻及刺激性食物，特别是油炸食物等脂肪含量高的食物，忌大吃大喝、暴饮暴食。

（2）如果身体不舒服，应该立即告知家长。

知识拓展

认识ERCP

经内镜逆行胰胆管造影（ERCP）是目前微创治疗胆胰疾病的主要手段之一，其将内镜经口插入十二指肠降部，经十二指肠乳头导入专用器械进入胆管或者胰管内，在X线透视下注射造影剂进行造影、导入子内镜或超声探头观察、进行脱落细胞、组织收集等操作，完成对胆、胰疾病的诊断，并在诊断基础之上实施相应介入治疗的技术总称。此外，对乳头病变还可活检帮助诊断。对于一些胆管疾病如胆管结石、胆管狭窄，在内镜下可以进行相应治疗。这项技术于1968年由McCune等首次报道，标志着诊断ERCP技术的诞生。1974年日本学者Kawai及德国Classen教授等相继报道了内镜下十二指肠乳头括约肌切开术用于治疗胆总管结石，标志着治疗性ERCP的开端。这项技术在20世纪80年代末传入我国并在国内少数大医院开展，经过几十年的不断发展，并且随着科技的进步、内镜操作技术的提高和器械设备的更新，目前ERCP技术已从一种诊断性技术发展为胆管、胰腺疾病微创治疗的重要技术，被誉为"20世纪微创外科的典范"。

（编写：胡馨予　审核：梁园园）

第五节
关注孩子排便情况，警惕肠梗阻

小明吃得多，但是不排便，每天喊肚子痛，妈妈很担心。小明到底是怎么了？可能是肠梗阻了。

1 什么是肠梗阻？

肠梗阻是指肠内容物由于各种原因不能正常通过肠道，是临床常见急腹症之一。肠梗阻不但可以引起肠管本身形态和功能的改变，亦可导致全身性的生理功能紊乱，临床表现复杂多变。

2 有哪些原因可以导致？肠梗阻的分型有哪些？

按肠梗阻发生的基本原因可大致分为以下3类：

（1）机械性肠梗阻：最常见，其常见病因包括肠管内结石、粪块、寄生虫、异物堵塞、肠扭转、粘连引起肠管扭曲、嵌顿疝、肠套叠、先天性肠道闭锁等。

（2）动力型肠梗阻：常见于急性弥漫性腹膜炎、低钾血症、细菌感染、某些腹部手术后。

（3）血运性肠梗阻：由于肠系膜血栓形成、栓塞或血管受压使肠管血运障碍。

肠梗阻的分型按肠壁有无血运障碍，可分为单纯性肠梗阻、绞窄性肠梗阻；其他类型肠梗阻还可分为高位、低位肠梗阻；完全性、不完全性肠梗阻；急性、慢性肠梗阻等。

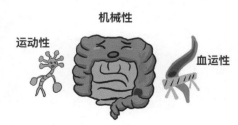

3　出现哪些症状可以考虑肠梗阻？家长怎么才能发现孩子异常？

肠梗阻主要有以下症状和体征。家长可以通过对比孩子平时表现发现异常。

（1）腹痛：机械性肠梗阻常为阵发性绞痛，而麻痹性肠梗阻表现为持续性胀痛。

（2）呕吐：高位肠梗阻呕吐较早且频繁，呕吐物多为胃及十二指肠内容物等，低位肠梗阻呕吐较晚，可出现粪汁样呕吐物。

（3）腹胀：一般出现较晚，腹部呈现鼓胀状态。

（4）肛门停止排便、排气：孩子连续几天不排气、排便，家长应引起重视。

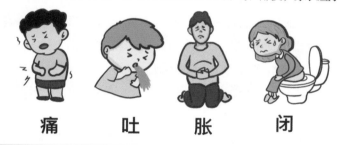

痛　　吐　　胀　　闭

4　到医院后医生如何确定孩子是否有肠梗阻？

医生会根据孩子的症状、体征、查血的各项实验室检查指标以及X线、CT、B超等影像学检查结果来确诊。

5　肠梗阻怎么治疗？

根据病情，肠梗阻的治疗主要分为非手术治疗与手术治疗。

非手术治疗

（1）禁食禁饮，胃肠减压。明确诊断后立即进行胃肠减压，以减轻腹胀。

（2）平衡水、电解质。根据梗阻部位、时间及血液检查结果及时补充水、电解质。

（3）中药和物理治疗。

手术治疗

根据病情可选择肠粘连松解术、肠段切除术、肠造瘘术、肠短路吻合术等。

6 术前注意事项有哪些？

（1）鼓励孩子下床活动或在床上勤翻身。术前如安置管道，应注意管道的有效固定和保持管道的通畅性。

（2）关注孩子腹部体征，肚子有无变硬或增大，有无腹痛腹胀，以及肠蠕动恢复情况，如发现异常，及时告知医护人员。

（3）准确记录孩子的出入量，包括尿量、呕吐量等。

7 术后注意事项有哪些？

（1）观察伤口有无渗血、渗液，保持伤口敷料清洁干燥。

（2）待孩子恢复肠蠕动、胃管拔除后，可先进食流质饮食，逐步过渡到半流质饮食到普食。遵循由少到多原则，忌暴饮暴食，忌生冷、油炸及刺激性食物。

（3）鼓励孩子早期下床活动，促进肠功能恢复，防止肠粘连，重症孩子也可在床上做翻身运动，待病情稳定后及早下床活动。

（4）注意不能牵拉、折叠各管道。

专家温馨提示

1.对家长的话

（1）家长应关注孩子排便情况，若存在便秘，可通过调整饮食、腹部按摩及下床活动等方式促进孩子排便。

（2）出现恶心、呕吐、腹胀、腹痛等不适，应及时就诊。

2.对孩子的话

（1）保持卫生，养成良好的卫生习惯。

（2）少食辛辣刺激食物，避免暴饮暴食及饭后剧烈运动。

（3）有任何身体不适，应该及时告诉家长。

知识拓展

术后尽早下床活动，避免粘连性肠梗阻

粘连性肠梗阻是由多种因素导致的腹腔内肠粘连，致使孩子肠道内容物无法顺利通行，伴随肠道的内容物滞留，使肠壁水肿以及肠管扩张，加剧梗阻症状，继而产生排气、排便停止并发生腹痛症状。若不及时给予治疗，会使孩子机体体液及电解质丢失，甚至产生休克、抽搐、不同程度疼痛。术后当孩子生命体征平稳后，可适度采取半卧位，在医护人员指导下进行简单翻身与四肢活动，促进肠道的蠕动。术后的第1天鼓励孩子下床进行简单锻炼，床边站立并扶床行走，每天3~4次，术后的第2天指导孩子逐渐增加下床锻炼的时间与锻炼量。

（编写：胡馨予　审核：梁园园）

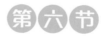

爱"躲猫猫"的包块，是等还是治？

部分家长在给小朋友换尿不湿时会突然发现孩子腹股沟区出现一个包块，哭闹的时候凸出来，平静后又消失，又或者一侧阴囊比另一侧大。此时不必太惊慌，也不能不重视，不要用一些不科学的"土方法"解决，而应该及时就医，因为这有可能就是疝或者鞘膜积液。

1 什么是疝/鞘膜积液？

疝是人体内组织或器官通过先天或后天形成的薄弱点、缺损或孔隙进

入另一部位所形成，发生疝的部位不一，其中发生率最高在腹部，表现为站立、行走、剧烈哭闹及咳嗽等情况时出现包块，平卧后可自行回复。腹外疝是小儿外科常见疾病，结合小儿生长发育特点，腹股沟疝发病率较高，为0.8%～4.4%，男女比例为15∶1，其中以斜疝占比最大。

鞘膜积液是睾丸在下降过程中腹膜鞘状突闭合异常及液膜分泌异常所形成，表现为阴囊内有囊性肿块，表面光滑，一般无疼痛。

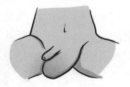
腹股沟疝

鞘膜积液

2 两者有什么区别，该如何区分？

首先，疝可通过手法复位或体位改变而自行还纳，鞘膜积液则不能。

其次，采用透光实验可进行简单区分，疝的内容物多为组织或器官，因此用光线照射时不透光，而鞘膜积液在光线照射后可透光。

最后，如发生嵌顿性疝，需行急诊手术治疗，而鞘膜积液一般无需急诊手术。

3 为什么会得这个病？

主要与孩子生长发育息息相关。正常发育时，在孩子出生前后鞘状突逐渐萎缩闭合，此过程在部分孩子身上可能延迟至出生后6个月。据相关研究，婴儿出生时其鞘状突未闭者发生率约为90%，且出生一年后仍有约57%未闭合，又因孩子经常哭闹、用力排便以致腹压增加，因此形成腹股沟疝。

4 二者需手术治疗吗？

"既然疝可以通过手法复位或者自行还纳，是不是就不需要手术了？孩子这么小，他能承受手术吗？"建议确诊后行手术治疗，以免疝内容物发生嵌顿、绞窄等情况，部分鞘膜积液可随着孩子成长自行吸收，但需要动态观察其阴囊肿胀情况。

5 手术的方式是什么?

目前手术方式主要有两种,分别是开放手术与腹腔镜手术,与传统开放手术相比,腹腔镜手术具有创伤小、术后康复快、复发率低、切口美观等优点,更易于被孩子及家长接受,我国腹腔镜在20世纪90年代已应用于小儿腹股沟疝的治疗,已取得良好成效。因此,在临床应用中,如无腹腔镜手术禁忌证,则首选腹腔镜手术。

6 术前注意事项有哪些?

(1)在饮食上以清淡饮食为主,多吃蔬菜、水果等富含膳食纤维的食物,促进肠蠕动,防止便秘。

(2)防止感冒,避免剧烈咳嗽及哭闹,导致腹压增大而引起疝囊突出。

(3)保持手术部位及周围皮肤的清洁干燥,特别是肚脐和会阴部。

(4)在心理上安慰孩子,安抚孩子情绪,可以采取游戏及视频等方式降低孩子紧张感。

7 术后注意事项有哪些?

(1)伤口:保持伤口敷料清洁干燥,避免被大小便浸湿,如发生污染须及时告知医护人员进行更换,避免伤口感染。

(2)疼痛:本病疼痛强度常常较低,可采取播放音乐及视频分散孩子注意力等方式止痛。

(3)饮食:需进食富含蛋白质及膳食纤维饮食,如奶制品、蔬菜等,以防便秘,如孩子发生排便困难,可协助其使用开塞露,切勿用力排便。

(4)运动:术后一月内应尽量避免剧烈活动、哭闹等增加腹压的行为。

(5)心理:鼓励家长与孩子多沟通,增强孩子内心的安全感。

8 手术后还会复发吗?

不排除术后复发的可能,但随着手术技术的不断改进,术后复发率较前已明显降低。因此需养成良好的生活习惯,避免疝的复发。

9　什么是嵌顿疝?

　　嵌顿疝是疝内容物掉入疝囊后由于外环狭窄,不能自行复位,继而发生血液循环障碍。如嵌顿时间在12小时内可尝试手法复位,等待24～48小时消肿后再行手术治疗。如果不能确定时间或时间已超过12小时,并且手法复位失败,则需要立即进行手术治疗。嵌顿疝的发生占全部疝病例的1/6,在婴幼儿嵌顿疝中,由于精索血管长时间受压,其睾丸坏死发生率为10%～15%,故发生嵌顿疝需立即就医。当疝内容物为卵巢时,严重者可发生卵巢绞窄、扭转,导致其成年后发生不孕症,也需立即采取手术治疗。

专家温馨提示

1.对家长的话

　　(1)由于疝在婴幼儿时期发生率较高,因此需观察孩子腹股沟部或阴囊处是否存在时隐时现的肿块。

　　(2)保证孩子营养均衡,及时添加辅食,保持大便通畅,避免因便秘导致腹压增高。

　　(3)增强体质,提高机体抵抗力,预防感冒,避免剧烈咳嗽。

　　(4)男孩患疝较多,但女孩也会发生,且女孩疝内容物多为卵巢等生殖器官。

　　(5)减少孩子长时间的剧烈运动,婴幼儿过度哭闹也易诱发疝。

　　(6)养成良好的生活习惯,积极治疗咳嗽、便秘等。

　　(7)定期复查,如有腹胀、呕吐等应及时就医。

2.对孩子的话

　　(1)如果发生了疝/鞘膜积液,不要害怕或害羞而不告诉家长,配合治疗就可以解决问题。

　　(2)多食蔬菜、水果,预防便秘,防止疝复发。

知识拓展

疝内容物一般是什么呢?

小儿腹股沟疝的内容物多是小肠,但盲肠、阑尾等也可作为内容物进入疝囊。女性还有可能是卵巢、输卵管或子宫圆韧带等。

（编写：庞秋月 审核：梁园园）

第七节

警惕"呕吐、腹胀"表象下的危机

孩子喂奶后出现溢奶是很常见的现象,但是如果呕吐情况越来越严重,肚子越来越胀,体重不增反降,需要家长引起重视。

1 什么是幽门梗阻?

要了解什么是幽门梗阻,首先需知晓"幽门"是什么,胃有出入两口,入口称为贲门,是胃与食管相连的部分;出口称为幽门,是胃与十二指肠相连的部分。小儿幽门梗阻为小儿外科常见病,其中多数为先天性幽

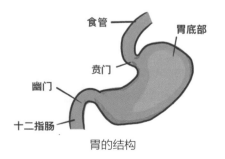

胃的结构

门发育畸形，是因幽门环肌肥厚、增生使得幽门管腔狭窄而引起，临床上称为先天性肥厚性幽门狭窄。主要临床表现为食物不能被正常消化，继而出现呕吐、腹胀、体重下降等一系列症状。

2 孩子这么小，怎么会得这种病呢？

目前，关于幽门梗阻的病因尚无定论，有观点认为本病主要与遗传相关，呈现家族聚集性发病特征，父亲患病，其子发病率约为5%，其女为2.5%；母亲患病，其子患病率为20%，其女为7%。其次也有观点认为其与神经发育异常和胃肠激素紊乱有关。

3 如何判断孩子是溢奶还是幽门梗阻？

部分家长心存疑虑："究竟我的孩子是发生溢奶还是幽门梗阻呢？怎么区分这两者的不同呢？"这二者的区别主要在于是生理性的还是病理性的，以及是否能够自主缓解等。

（1）溢奶：是正常的生理现象，这是由于胃的解剖位置决定的。只要喂奶方式无误，速度勿过快过急，且喂完后轻拍后背把胃里多余空气排出，是可以减少甚至避免溢奶出现的。

（2）幽门梗阻：主要临床表现为进行性加重的呕吐，且轻拍背部也无法缓解，在症状持续数天后伴体重下降、尿量减少、精神萎靡等全身症状。

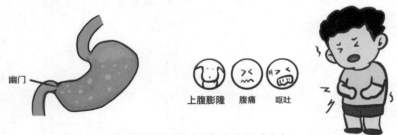

幽门

上腹膨隆　腹痛　呕吐

幽门梗阻示意图（左）及症状（右）

4 幽门梗阻严重吗？能治愈吗？

目前随着手术技术不断改进及术后均衡营养的开展，疾病治疗的近、远期效果均取得良好改善，孩子生长发育可如正常同龄儿童。但随着病情的发展，不排除后期出现代谢性碱中毒等威胁孩子生命安全的情况。

5　还需要做些什么检查来确诊吗？

确诊幽门梗阻可依据相关临床症状及相应辅助检查结果，如孩子出现进行性加重的呕吐，且呕吐物多为奶汁或奶块且不含胆汁，在上腹部可见明显胃蠕动波并触及到橄榄样肿块等可初步诊断。进一步确诊还需行超声检查，若超声检查依然诊断不明确，可行X线钡餐检查。

6　幽门梗阻一定要做手术治疗吗？

诊断明确后，首选手术治疗。与传统开腹手术相比，目前主要采取腹腔镜手术，因其具备创伤小、出血量少且并发症发生率低等优势，更易被孩子及家长所接受，但具体的手术方式是腹腔镜还是开腹是需要医生根据孩子的自身情况及病情综合考虑的。

既然是做手术，就有可能出现术后并发症，术后可能会出现复发、呕吐、黏膜穿孔、术后伤口感染及裂开等并发症。

7　术前注意事项是什么？

（1）完善检查：主要包括血常规及生化检查等。

（2）皮肤管理：需保持术野皮肤部位清洁干燥。

（3）营养管理：合理喂养、少食多餐。必要时禁食禁饮，给予静脉营养支持。

（4）呼吸道管理：呕吐严重时，安置胃管以引流出胃内容物，抬高床头，防止呕吐物误吸。

8　术后注意事项有哪些？

（1）手术部位：观察伤口敷料是否清洁干燥，伤口处有无渗血、渗液。

（2）症状和体征：术后常规安置胃管，在此基础上，需关注孩子是否继续腹胀及呕吐等。

（3）营养管理：遵循少量多次准则，在孩子无呕吐后可先进食流质饮食（如配方奶、牛奶等），其次需根据孩子病情进食少渣饮食或普食等。

（4）病情观察：如孩子术后出现频繁呕吐，须立即告知医护人员，及时处理。

9　做了手术回家后有哪些注意事项？

部分家长心存忧虑："孩子在出院后，我该如何喂养呢？"

（1）合理正常喂养，但对婴幼儿需选择正确喂奶姿势，尽量以竖抱为主，并轻叩孩子背部帮助其排空胃内空气，防止出现误吸或溢奶等现象。如出现恶心、腹胀和呛奶等现象，应及时复诊。

（2）病情观察，观察孩子伤口有无红肿、渗液，根据出院指导按时换药，复查伤口情况。如体温异常升高要及时就医。

专家温馨提示

1.对家长的话

（1）掌握正确的喂养方式，识别疾病严重性，及时就医。孩子若存在消瘦或呕吐症状时，应该引起家长的重视，避免因侥幸心理而耽误了孩子的治疗。

（2）行手术治疗是必要的，要建立信心，与医护人员共同努力战胜疾病。

（3）术后应保证孩子营养，定期门诊复查。

2.对孩子的话

幽门梗阻可以通过手术治疗达到较好的效果，所以即便生病了也不要有负担。

知识拓展

幽门梗阻两种手术方式的利与弊

幽门环肌切开术是目前治疗先天性肥厚性幽门狭窄的首选手术方式。在1991年之前，这个手术都是通过开腹的方式完成的，但在1991年美国学者Alain等首次报道了腹腔镜下幽门环肌切开术治疗先天性肥厚性幽门狭窄取得成功以来，该术式逐渐被推广应用，得到了快速的发展和广泛的应用。传统开腹手术创伤较大、预后缓慢、延长了住院时间，而腹腔镜手术具备恢复快、术后进食早等优势。据相关研究，开腹幽门环肌切开术术后发生黏膜穿孔并发症的概率明显高于腹腔镜幽门环肌切开术，但腹腔镜下幽门环肌切开术环肌不完全切开率则明显高于开腹幽门环肌切开术。所以两种术式各有利弊，需根据具体情况具体选择。

（编写：庞秋月　审核：梁园园）

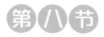

孩子变成"小黄人"，警惕胆道闭锁

俗话说"十个孩子九个黄"，新生孩子如果黄疸持续不退，或者黄疸消退后过一段时间又变黄了，而且伴随着大小便颜色的改变，孩子还出现腹胀等变化，家长不要想当然地认为是新生儿生理性黄疸，而不管它，还需要警惕是否是胆道闭锁。

1 什么是胆道闭锁？

胆道闭锁是新生儿期发生阻塞性黄疸的主要病因之一，由于胆汁不能流入肠腔，继而进入血液循环，因此孩子皮肤及巩膜黄染持续加重，以排灰白或陶土色大便及深黄色小便为主，最终导致胆汁淤积性肝硬化及腹水，严重时肝衰竭，该病是目前诊治困难、预后较差的疾病种类之一，该病的发病率为 1 : 8 000~15 000，男女比为 1 : 1.56。

2 为什么会得胆道闭锁？

胆道闭锁病因目前尚不明确，目前主要观点认为是在怀孕初期及胎儿快要出生时胎儿胆道系统受多种因素影响所致，比较公认的是由病毒（巨细胞病毒、轮状病毒）所激发，造成机体细胞免疫紊乱，随之引起胆道上皮一系列病理改变，因此胆道闭锁的成因复杂且没有定论。

3 什么样的症状提示胆道闭锁？

胆道闭锁是一种病理性的黄疸，新生儿大多出现的是生理性黄疸，而生理性黄疸和病理性黄疸主要区别在于以下几点。

（1）病理性黄疸最显著的特征是黄疸在出生后持续不退，而生理性黄疸常出现在出生后 2~3 天，4~5 天最严重，足月儿一般在 7~10 天消退，早产儿一般 2~4 周消退，且多数为轻度，但胆道闭锁的孩子黄疸会持续进行性加重。

（2）病理性黄疸相较于生理性黄疸出现时间较迟，且伴随黄疸消退期，而后又出现全身皮肤及巩膜黄染。而生理性黄疸消退后不再出现皮肤黄染。

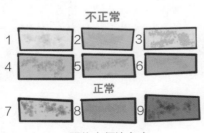

婴儿大便比色卡

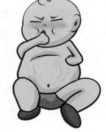

胆道闭锁体征：腹壁静脉显露

（3）通过对比大便比色卡得知，多数小孩大便会呈现中1、2、3的样子，且小便呈深黄色或浓茶色。

（4）胆道闭锁的孩子会逐渐出现腹胀、腹部膨隆、肝脏肿大、腹壁静脉显露等异常体征。

4 胆道闭锁的分型有哪些？

目前胆道闭锁主要按照胆管受累范围分3型。

（1）Ⅰ型是胆总管闭锁，由于肝管未闭锁，胆总管部分或全部缺失，此型占比较小，约10%，治疗以Roux-Y吻合术为主，预后较好。

（2）Ⅱ型为肝管闭锁，病变部位可存在肝管、胆囊及胆总管。

（3）Ⅲ型为肝门部闭锁，此型肝门部虽闭锁，但多数肝内胆管生长发育，而肝外胆道结构几乎不存在，呈闭锁状态。

综上，Ⅱ型和Ⅲ型相对复杂，治疗需根据具体病情具体医治。

5 如何确诊胆道闭锁？

主要依靠相关检查帮助诊断，如血液检查、B超检查等，具体见表1-4-2，不同检查结果指标具备一定特异性，例如血液检查结果中孩子直接胆红素升高，另外彩超检查也可协助诊断胆道闭锁，且还可测定肝脏硬度，帮助判断肝脏纤维化严重程度，但最终确诊需行术中胆管造影及胆道探查等。

表1-4-2 胆道闭锁常见检查

项目	胆道闭锁
肝大小及质地	肝大明显，质硬
血胆红素动态观察	持续升高，幅度大，以直接胆红素升高为主
十二指肠液中胆红素	阴性
血清甲胎蛋白测定	阴性，偶为阳性
放射性核素扫描	24小时肠道无放射性物质
B超检查	胆总管呈条索状，胆囊不显影

6 胆道闭锁怎样治疗及预后如何？

手术是胆道闭锁的唯一治疗方式，最常见术式是Roux-Y吻合手术，此手术在孩子两个月内进行效果最佳，此手术目的主要是延缓孩子肝脏功能的进一步恶化，但手术时月龄、黄疸消退情况、有无胆管炎、肝纤维化程度、胆道闭锁分型及病毒感染等因素皆会影响术后效果，部分病例手术效果一般，如发生不可逆转的肝功能损害时，肝移植是唯一有效的治疗手段。

7 确诊了胆道闭锁，术前注意事项有哪些？

由于胆道闭锁是新生儿疾病，孩子手术时月龄较小，需注意以下几点：

（1）观察孩子精神状况，警惕肝性昏迷的发生。

（2）观察孩子有无腹胀，如发生腹水，需准确记录24小时出入量。

（3）观察每次大小便颜色的变化。

（4）加强营养，防止低蛋白血症发生。少量多餐，避免因单次喂养过多引起呕吐。

（5）保持皮肤清洁干燥，如孩子出现瘙痒，需修剪指甲，防止抓伤皮肤。

8 术后注意事项有哪些？

（1）观察孩子有无痰鸣音，若有需及时告知医生，可予孩子拍背，帮助孩子咳嗽咳痰。

（2）观察孩子腹部体征，如腹胀有无缓解，肛门有无排气排便，大小便颜色变化等。

（3）密切关注孩子体温，有无出现体温升高等情况，预防术后感染。

（4）观察孩子伤口敷料是否有渗液，如有请及时告知医护人员进行处理。

9 出院后的注意事项有哪些？

（1）营养管理：合理喂养，出院后孩子喂养很重要，进食母乳的孩子继续母乳喂养，适龄时合理添加辅食。

（2）运动管理：由于术后孩子免疫力较低，不宜进行过多户外活动，注意通风，尽量避免去人多、环境密闭的地方，以防感染。

（3）用药管理：根据医嘱合理使用药物，如抗生素、保肝药等，密切关注药物不良反应，安排好喂药时间和次序，避免胆管炎发生。

（4）病情监测：记录孩子体温、大小便及皮肤巩膜的情况，若有皮肤及巩膜继续出现黄染、大小便颜色变浅、反复高热、进食后呕吐、腹胀、精神差等异常情况，应及时就诊。

（5）定期的门诊随访很重要。除观察手术效果外，还可避免错过最佳肝移植窗口期。

10 什么情况还需做肝移植？

胆道闭锁Roux-Y吻合术后黄疸依旧不消退，或黄疸虽消退但肝硬化持续发展致反复消化道出血、顽固性腹水，胆道闭锁术后反复胆管炎无法控制，胆道闭锁术后生长发育滞后等均需积极做肝移植手术。

专家温馨提示

1.对家长的话

（1）发现孩子有黄疸，且进行性加重，伴腹胀及大小便异常等，及时就诊。

（2）一旦确诊，须积极配合行手术治疗，以保证孩子术后生存质量。

（3）积极学习本病相关知识，做好延续性疾病管理。

（4）观察记录孩子生命体征，如体温出现异常升高，需及时就医。

（5）做好心理建设，本病需长期治疗，对多数家庭可能造成相应经济以及心理负担，家长需做好相应准备。

（6）定期随访。

2.对孩子的话

（1）积极配合治疗，身体出现哪里不舒服要及时告知家长。

（2）心理负担无须过重，治疗后依旧能够健康快乐成长。

知识拓展

肝炎性黄疸与母乳性黄疸的区别

　　若小儿出现黄疸，并不全是胆道闭锁或新生儿生理性黄疸，需甄别新生儿肝炎性黄疸及母乳性黄疸，新生儿肝炎性黄疸于出生后数天至数周出现，持续时间长，但程度较轻，药物治疗可有好转；而肝炎的发病中男婴较女婴多；粪便为黄色软便。母乳性黄疸一般在出生后4~7天明显加重，2~3周后逐渐减轻，但黄疸相关指标普遍未出现异常情况，目前为止，其发病机制尚不明确，只能通过排除的方法最后进行确诊。

（编写：岳红　审核：梁园园）

第九节

关注小儿肝脏，做个"肝净"的孩子

　　在门诊经常听到家长这样提问："什么？医生，小朋友还会得肝病啊，会不会传染啊，怎么都没听说过呢？为什么我的孩子这么黄呢？"现在我们就来正确认识一下小儿肝脏疾病。

1 肝病是什么？

　　在我国，小儿肝病同呼吸道疾病一样常见，临床表现除黄疸外，无其他明显异常体征，因此往往难以被察觉，但其严重性却不容小觑，轻者仅表现为肝功能轻度异常，重者可发生肝衰竭。但小儿肝脏再生能力较强且具备双重供血系统，故危重症病例较少。

2 为什么会患上肝病呢？

关于小儿肝病的成因，目前尚无统一定论，相关研究认为其与病毒感染、遗传及药物等因素相关。

（1）病毒感染：嗜肝病毒是引起小儿肝病的主要原因，其可导致甲型、乙型及丙型病毒性肝炎等，随疾病进展可逐渐发展成肝硬化。

（2）遗传因素：先天遗传缺陷导致体内部分酶缺失，因此造成各种代谢性疾病，可累及肝脏。

（3）药物因素：由于小儿特殊的解剖生理结构，其肝脏、肾脏等尚未完全发育良好，因此部分药物可对其肝脏产生危害。

3 小儿肝病有什么表现呢？

小儿肝脏功能强大，且其体积相对较大，只有当疾病达一定严重程度，才表现出相应临床症状，具体表现如下：

（1）部分轻症孩子无典型临床症状，仅在体检过程中发现转氨酶高或肝脏体积增大。

（2）病情严重的婴幼儿表现为拒食、腹胀、吐奶、腹泻、营养不良、发育差、体重增长较慢等。

（3）儿童可通过语言表述具体不适症状，如腹部不适、腹痛、食欲下降、厌油腻等。

（4）感染性肝病可伴随发热，但并非特异性表现。

4 小儿肝病有哪些分类呢？

根据病因不同，可将其分为不同类型：

（1）感染性肝病：除常见的甲型、乙型等肝炎，部分病毒、细菌等也可引起，如EB病毒、CMV病毒、梅毒等。

（2）遗传代谢性肝病：病因包括糖原累积、酶缺乏等，需经相关检查确诊。

（3）解剖结构异常：肝胆解剖结构异常所致。

（4）中毒性肝病：由部分食物、药物使用不当所致。

（5）未明确病因的肝病。

5　小儿肝病应如何治疗呢？

治疗方案主要分为一般性治疗与对症治疗。

一般性治疗

（1）运动管理：在疾病代偿期及病情允许情况下，嘱咐孩子少量活动。但在肝功能受损及疾病失代偿期或并发感染等情况下，保证孩子卧床休息。

（2）饮食管理：在饮食上以高能量、高蛋白、低脂肪为主，但肝功能明显受损时需严格限制蛋白质摄入，如伴有腹水则需限制钠盐，避免进食粗糙、坚硬的食物。

（3）抗感染：如并发感染，可合理使用抗生素抗感染。

对症治疗

（1）病毒性肝炎：如慢性乙型肝炎，可选核苷类药物进行抗病毒治疗，丙型肝炎可直接使用抗病毒药物治疗。

（2）肝硬化：先针对病因治疗，再针对并发症进行治疗，如腹水、肝性脑病等。

（3）其他治疗：人工肝、肝细胞移植、肝移植和基因治疗等逐渐受到关注。

①目前人工肝已成为严重黄疸孩子的一种重要治疗手段。

②肝细胞移植适用于急、慢性肝功能衰竭和遗传性肝脏疾病。而原位肝移植是终末期肝病孩子的最佳治疗选择。

③基因治疗近年来取得一定成效，但其潜在副作用尚不明确，安全性仍待研究。

6　小儿肝病存在什么危害呢？

肝脏是人体非常重要的器官之一，如肝功能受损，后续将引发一系列病变，主要有以下表现。

（1）黄疸：由于肝细胞无法将已结合的胆红素排出细胞外，肝内、外胆道将阻塞，从而形成高胆红素血症，继而肝细胞发生变性、坏死及凋亡，使得正常肝细胞继续减少，又因肝细胞肿胀压迫毛细胆管等导致肝细胞性黄疸。

（2）出血：肝脏具备重要的凝血功能，部分内源性凝血因子及外源性凝血因子皆需肝脏参与合成，如肝细胞受损，将导致机体凝血功能下降，因此诱发出血倾向。

（3）营养障碍：血浆中的众多蛋白质需由肝细胞参与完成，因此肝功受损时，其蛋白质合成障碍，从而出现低蛋白血症，继而造成孩子营养不良，导致生长发育受限。

（4）肝衰竭：常见急性重症性肝炎，起病急，病情发展迅速且严重，黄疸迅速加深，肝脏明显缩小，并伴腹胀、肝臭及急性肾衰竭等表现。

（5）肝硬化：如孩子肝病类型主要以病毒性肝炎、寄生虫性肝病及自身免疫性肝病为主，此类肝病临床表现不明显，部分孩子晚期出现生长发育障碍、门静脉高压、腹水及皮肤病变等，如有肝病家族史，需定期体检。

（6）癌变。

专家温馨提示

1.对家长的话

（1）营养管理：规律生活、讲究营养搭配、增强免疫力、勤洗手，适用于各类疾病的预防。

（2）运动管理：加强锻炼和预防保健，在感染高峰季节注射疫苗，定期体检，谨记预防大于治疗。

（3）随访复查：大部分小儿肝病预后较好，儿童肝脏代谢功能较强大，大部分孩子为一过性肝病，基本上能够痊愈，如有病情变化，一定要及时门诊随访及复查。

（4）心理护理：最后想告诉家长们的是，小儿肝病不容忽视，需要家长们耐心仔细地观察，早发现早治疗，配合医生选择合适的治疗方案。查找病因,针对性治疗。

2.对孩子的话

孩子不要担心,有信心很重要,要坚持积极配合治疗。

知识拓展

儿童肝移植

1963年,Starzl教授进行了世界上第一台肝移植手术,治疗对象为1例3岁的患胆道闭锁的孩子,自此拉开了人类肝移植的序幕。中国在1996年成功实施首例儿童肝移植手术,2012年以前每年儿童肝移植例数不超过50例,但至2020年每年肝移植例数已增加至1178例,中国成为全世界儿童肝移植年开展例数最多的国家。儿童肝移植的适应证包括五大类:胆汁淤积性疾病、遗传代谢性疾病、急性肝功能衰竭、肝脏肿瘤及其他疾病。我国肝移植供体80%以上来自活体供肝。随着肝移植技术发展及免疫抑制药物的更新,2006年美国报道儿童肝移植五年生存率已达到90%,我国2021年发布的报告中儿童肝移植术后五年生存率已达到83.6%。

(编写:邓娜　审核:梁园园)

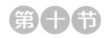

小儿地中海贫血的"代价"

在临床工作中，医护人员常被部分家长这样提问："老师，我的孩子怎么看起来肚皮好大，眼睛也浮肿，脸色看起白白的，还感觉有点黄呢？"那么，这样的面容是因为什么呢？

1 什么是地中海贫血？

地中海贫血又称海洋性贫血或珠蛋白生成障碍性贫血，是由于 α 或 β 珠蛋白基因的突变导致的珠蛋白链生成异常而产生的一种常见染色体疾病，根据受影响的珠蛋白链类型分为 α 地中海贫血和 β 地中海贫血两大类。本病具有遗传性特征，呈现家族聚集性及地区特性，好发于我国广东、广西、四川等地。

2 地中海贫血由于什么原因引起呢？

本病主要由珠蛋白基因的缺失或点突变所致，是合成血红蛋白的珠蛋白链减少或缺失导致血红蛋白结构异常，这种含有异常血红蛋白的红细胞变性降低，寿命缩短，可以提前被人体的肝、脾等破坏，导致贫血甚至发育异常。

3 贫血就是缺铁吗？

在部分家长的传统认知里，将贫血等同于缺铁，此想法显然存在偏颇，贫血不能简单等同于缺铁。贫血从病因上分类，常分为三大类：

（1）缺铁性贫血：红细胞和血红蛋白生成不足，简单来说就是人体造血原材料不足而导致的贫血，比如铁缺乏引起的缺铁性贫血，维生素B$_{12}$、叶酸缺乏导致的巨幼细胞贫血等。

（2）溶血性贫血：由血液中的红细胞由于内在或外在的原因破损而减少所引起的贫血，比如地中海贫血、葡萄糖–6–磷酸脱氢酶（G6PD）缺乏症等。

（3）失血性贫血：即血液流失过多而导致的贫血。

4 **地中海贫血好发人群有哪些呢？有些什么症状呢？**

多发于婴幼儿及儿童。地中海贫血的典型症状有：

（1）孩子出生3~6个月即开始出现慢性进行性溶血，并伴随发育迟缓、面色苍白、肝脾肿大等症状，常伴有轻度黄疸。

（2）由于骨髓代偿性增生导致骨骼变大、髓腔增宽，一岁后颅骨改变明显，表现为头颅变大、额部隆起、颧高、鼻梁塌陷、两眼距增宽，形成地中海贫血特征性容貌。

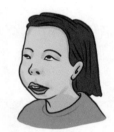

地中海贫血特征性容貌

5 **地中海贫血严重吗？**

根据孩子贫血轻重的程度，地中海贫血可分为以下3型，严重程度各异。

重型

出生数日即出现贫血、肝脾肿大且呈现进行性加重，黄疸，并伴有发育不良等。

（1）特殊表现：头大、眼距增宽、马鞍鼻、前额突出、两颊突出。

（2）典型表现：臀状头、长骨可骨折。骨骼改变是骨髓造血功能亢进、骨髓腔变宽、皮质变薄所致。

（3）少数孩子在肋骨及脊椎之间存在胸腔肿块，亦可见胆石症、下肢溃疡。

（4）常见并发症：有急性心包炎、继发性脾功能亢进、继发性血色病。

中间型

轻度至中度贫血，孩子大多可存活至成年。

轻型

轻度贫血或可无症状，一般在调查家族史时发现。

6　关于地中海贫血的治疗有哪些？

轻型地中海贫血无需特殊治疗。中间型和重型地中海贫血应采取下列一种或数种方法治疗。其中输血和铁螯合剂治疗是目前的重要治疗方法之一。

（1）一般治疗：注意休息和营养，积极预防感染。适当补充叶酸和维生素B。

（2）输血：少量输血仅适用于中型α和β地中海贫血，对于重型β地中海贫血应从早期开始给予中、高量输血，以使孩子生长发育接近正常和防止骨骼病变。

（3）铁螯合剂：使用去铁胺，即可增加铁从尿液和粪便排出，但不能阻止胃肠道对铁的吸收。

（4）脾切除：脾切除对血红蛋白H病和中型β地中海贫血的疗效较好，对重型β地中海贫血效果差。脾切除可致免疫功能减弱，应在5～6岁以后施行并严格掌握适应证。

（5）造血干细胞移植：造血干细胞移植是目前能根治重型β地中海贫血的唯一方法，如有HLA相配的造血干细胞供者，应作为治疗重型β地中海贫血的首选方法。

（6）基因活化治疗：应用化学药物可增加γ基因表达或减少α基因表达，以改善β地中海贫血的症状，已用于临床的药物有羟基脲、5-氮杂胞苷（5～AZC）、阿糖胞苷、马利兰、异烟肼等。

7　地中海贫血常见并发症有什么呢？

由于该病主要表现为贫血及发育不良等，在此基础上，可能增加机体其他脏器功能紊乱的风险，从而出现相应并发症，主要包括：

（1）并发含铁血黄素沉着时，过多的铁沉着于心肌和其他脏器，如肝、胰腺、脑垂体等，继而可引起该脏器损害，其中最严重的后果为心力衰竭，是孩子死亡的重要原因之一。

（2）长期高胆红素血症可并发胆石症和肝功能损害。

（3）合并呼吸道感染或服用氧化性药物、抗疟药物等可诱发急性溶血而加重贫血，甚至发生溶血危象。

8 诊断地中海贫血需做哪些检查？

（1）血红蛋白电泳：该检查是诊断地中海贫血的重要方法，患地中海贫血的胎儿血红蛋白水平显著增高，一般为30%~90%。

（2）骨髓细胞学检查：并非诊断重型β地中海贫血的主要标准，但有助于排除白血病、单纯红细胞性再生障碍性贫血等疾病。

（3）珠蛋白异常基因筛查：采用限制性内切酶图谱分析方法、聚合酶链式反应及寡核苷酸探针杂交法等进行基因分析，可进一步做出基因诊断。

9 发生地中海贫血如何做好饮食管理？

在饮食管理上，以减轻孩子症状为主，合理、均衡地分配各种营养物质。控制总能量，均衡搭配营养，合理分配餐次，注意补充足量的蛋白质和微量元素。同时多吃富含优质蛋白质的食物，如蛋类、乳类、鱼类、瘦肉类、虾及豆类等。

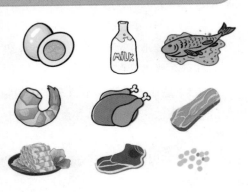

10 为什么地中海贫血会引起脾大？

地中海贫血导致有缺陷的异常红细胞生成，而脾脏的功能是吞噬、破坏异常的红细胞，当大量异常的红细胞进入脾脏无法代谢时脾脏功能亢进，则出现脾脏增大的临床表现。

11 出现脾大该怎么治疗呢？

出现脾大以后，首先应积极治疗引起脾大的原发疾病。必要时行外科手术切除。

专家温馨提示

1.对家长的话

（1）尽量选择舒适的棉质衣物，使用软质牙刷，勿用力揉搓皮肤，以免皮肤出现破损。

（2）地中海贫血为慢性疾病，病程长、反复发作。通常伴长期治疗，需要家长及孩子做好心理建设。

（3）可通过多途径学习本病相关知识，积极预防。

2.对孩子的话

（1）避免剧烈运动及玩尖锐玩具，以免受伤出血。

（2）勿用手挖鼻孔，防止鼻出血，如发现鼻出血须立即告知家长，及时就诊。

知识拓展

脾切除术后注意事项

（1）脾切除术后24小时内注意观察有无出血情况，如有持续出血，应及时告知护士或医生，警惕由结扎血管线或凝切血管焦痂脱落引起的术后出血。

（2）由于脾切除术后容易发生血小板水平异常升高，具有内脏血栓形成的高危倾向，如术后有腹痛和发热应及时告知护士或医生。必要时遵医嘱使用抗凝药物。

（3）使用抗凝药物应注意遵医嘱按时监测凝血指标，定期复诊，按照医嘱服药，不可自行调节服药剂量，建议记录每次复诊的凝血指标和服药剂量，方便医生调整服药方案。最好每天在相对固定时间段服药，如早餐后或晚餐后，如有漏服，下一次无须加倍剂量服用。用药期间需要严密监测有无出血的发生，比如牙龈、口腔黏膜、尿道、消化道出血等。在接受拔牙、胃镜等其他手术或有创检查前，请告知医生正在服用抗凝药物。

（编写：邓娜 审核：梁园园）

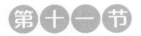

孩子反复便秘，小心是先天性巨结肠

> 如果孩子老是拉大便费力或者不能自行拉出大便，那可不一定是大便干燥，便秘的原因有很多，有些是跟饮食习惯及食物种类有关，有些可能是因为先天性的疾病，比如先天性巨结肠。

1 什么是先天性巨结肠呢？

先天性巨结肠又称无神经节细胞症，是病变肠管缺乏促进肠蠕动的神经节细胞而引起的一种消化道发育畸形，是以便秘为主要症状的一种疾病。每2 000～5 000个孩子中就有约1个孩子患先天性巨结肠，其男女发病率比例约为4∶1。

2 孩子怎么就得了先天性巨结肠了呢？

据相关研究，目前部分学者认为先天性巨结肠与母亲怀孕早期遭受病毒感染、遗传因素或其他环境因素如代谢紊乱、中毒等，以及肠道运动神经元发育障碍有关。

3 家长如何判断孩子拉大便不正常呢？

（1）正常情况下，多数新生儿24小时内就会排出墨绿色黏稠样状的胎便，当新生儿出生2～3天都还没有排胎便时，家长须保持警惕。

（2）孩子出生即排胎便，但排便费力且量少，大便恶臭，甚至需要开塞露或采取灌肠等措施辅助排便，且孩子食欲较差伴腹胀。

（3）腹胀伴呕吐，且呕吐物含黄色水样液。

无论小孩出现以上哪种情况，都请及时到小儿外科专科就诊，以排除先天性巨结肠的可能。

4　先天性巨结肠这个病严重吗？

先天性巨结肠根据其病变范围、部位等，可大体分为5型：

（1）普通型：约占75%，病变范围可自肛门向上达乙状结肠。

（2）短段型：占10%，病变范围仅限于直肠远端。

（3）长段型：占10%，病变范围自肛门向上达降结肠以上。

（4）全结肠型：占5%。

（5）全结肠及回肠以上病变型：此型罕见。

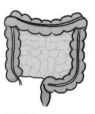 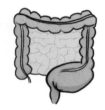

正常小肠及结肠　　　病变巨结肠

通常病变位置越高、长度越长说明其越严重，当然具体的严重程度还是要结合孩子的一般情况来看，比如说孩子有没有合并肠梗阻、小肠结肠炎、早产或者有没有合并其他心肺畸形等问题。

5　需要通过哪些检查才能确定孩子是不是得了先天性巨结肠呢？

首先，判断先天性巨结肠可以从症状开始，比如刚生下来的新生儿2～3天都没有排胎便，或者是排便不全，腹部鼓胀，且伴随呕吐、大便恶臭。这类孩子就要高度怀疑先天性巨结肠。

孩子怀疑先天性巨结肠时，通常需要完成以下检查：

（1）肛门直肠测压：该检查是目前公认的安全简便且诊断准确率高的方法之一，有经验的医生进行该检查诊断的准确率在儿童中可高达95%，新生儿中诊断准确率的差异性较大，为60%～85%。

（2）X光钡餐造影：该检查可以比较直观地判断是否存在病变与病变累及部位。

（3）直肠黏膜活检：如果上述两项检查任意一项符合先天性巨结肠诊断，那就需要行直肠黏膜活检术来进行确诊。因婴幼儿不配合，该项检查需要在全麻下手术室环境中进行，医生会从怀疑病变的肠管上取一点黏膜组织下来，再通过病理切片查看有没有神经节细胞，从而诊断是不是先天性巨结肠。当病理切片仍存在不确定性时，通常会加做免疫组化来进一步确诊。

6 先天性巨结肠必须手术治疗吗？

一般情况下，除部分短段型及超短段型，其余类型常规需手术治疗，随着医学技术的不断发展，腹腔镜微创手术在患先天性巨结肠的孩子中广泛开展，其具备创伤小、恢复快等特点，但能不能通过腹腔镜手术需要医生根据孩子自身情况综合判断。不能立即手术者，可定时用开塞露予孩子塞肛或每天予孩子行先天性巨结肠灌肠等措施辅助排便，等孩子状况符合手术指征时，再行手术治疗。

7 先天性巨结肠为何需要行多次手术治疗？

部分孩子肠管条件不好、病变位置高、病变肠管长度长，或孩子一般情况较差，医生将会先在孩子腹部开口，把肠管从腹壁处拖出，形成临时肛门，也就是所谓的肠造瘘术，暂时承担起排便功能，等孩子身体好一点或肠管水肿、炎症消退后，再根据孩子自身情况行肠造瘘还纳术或先天性巨结肠根治术。

8 做了先天性巨结肠根治术的孩子如何护理呢？

首先，行先天性巨结肠根治术的孩子早期可能会出现大便次数增多、大便不成形等情况，可以遵医嘱行温盐水坐浴，合理使用紫草油、造口粉等，及时清理大小便，保持会阴部清洁干燥。

其次，对患先天性巨结肠的孩子需要注意饮食卫生及合理喂养，避免不合理添加辅食或进食过多，或进食难以消化的食物。

再次，密切观察孩子病情，若孩子术后出现大便颜色呈灰白色、恶臭及孩子腹痛腹胀、恶心呕吐等情况，请及时就医。

定期复查，让孩子在医护人员指导下正确扩肛，养成规律的排便习惯。

9 先天性巨结肠常见并发症有哪些？

各种并发症大多发生在前2个月内，以后则比较少见或程度较轻。先天性巨结肠并发症可以有肠梗阻、肠穿孔、腹膜炎、小肠结肠炎及全身抵抗力下降、易感染等。尤其是小肠结肠炎，是一种十分严重的并发症，患先天性巨结肠的孩子死亡原因中小肠结肠炎约占60%，其不但可发生在术前，也可发生在结肠造口术后，甚至发生于巨结肠根治术后。

小肠结肠炎的临床表现为腹胀、腹泻、粪汁带有气体且奇臭，孩子发热>38℃，X线检查腹部直立位平片提示小肠与结肠扩张，可伴有液平面。如作钡灌肠则可见结肠段黏膜粗糙，有锯齿状表现，甚至见到溃疡。

专家温馨提示

1.对家长的话

（1）若家长需要自行在家给孩子行先天性巨结肠灌肠，不要怕，相信自己，好好掌握孩子自身特点，了解狭窄部位，会跟医护人员做的一样好。

（2）若需在家给孩子行肠造口护理，也不要怕，好的家庭护理可以减少并发症发生率，为了孩子，我们一起努力。

（3）术后在医护人员的指导下给予孩子逐渐恢复性饮食，饮食宜以少渣、易消化、富含蛋白质和维生素的食物为主。每顿饭后应观察孩子是否有消化道不适症状。

2.对孩子的话

孩子，若你已行结肠造口术，不要自卑、不要难过，你只是暂时生病了，为了能早日顺利还纳，请你一定记得好好护理自己。

知识拓展

肠神经系统

肠神经系统（ENS）是周围神经系统的最大组成部分，与中枢神经系统的组件和功能极为相似。肠神经系统是由肠神经元和神经胶质细胞组成的网络体，它起源于神经嵴干细胞。神经嵴干细胞在多种细胞因子及信号分子的参与下，经历增殖、迁移及分化过程，形成各种类型的肠道细胞。这些细胞分别表达不同的神经递质和神经肽，共同调控肠道的功能。外在和内在因素的变化，例如个体的生长因子、激素或维生素缺乏症，以及发育过程中存在的细胞毒性，都可能影响个体的神经元亚型或整个肠神经系统。肠道细胞分泌的神经递质和神经肽是肠道屏障功能的关键调节剂，也是肠道稳态的调节剂。

（编写：李宇　审核：梁园园）

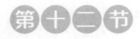

肚皮上的"玫瑰花"需要细心地呵护

"医生，孩子这么小就要做肠造口吗？做了肠造口怎么去护理呢？"很多家长都有这样的疑问，接下来一一为您解答。

1 什么是肠造口呢？

肠造口并非特指某一类疾病，而是因治疗的需要，将肠管的一端或两端拉出到体表，在相应的体表部位进行造口，以用于排泄粪便，突出体表的肠端就好像一朵"玫瑰花"。由于造口周围没有括约肌，孩子无法控制排泄，因此需要造口袋收集排泄物，为人们俗称的"人工肛门"或"挂粪袋"。

2 为什么要给孩子做肠造口手术呢？

为孩子做肠造口手术也是一种迫不得已的选择。孩子手术耐受性较差，因此对于各种原因导致的临床低位性肠梗阻，在孩子病情复杂、一般情况较差、不能耐受根治性手术，或者受技术条件限制无法做根治手术时，原则上都可以先行肠造口手术，从而以快速减轻腹胀，排除肠道内毒素物质，以防肠壁坏死，为进一步治疗创造机会，因此对孩子来说，肠造口是缓解病情的有效措施。

3 儿童肠造口的特点有哪些呢？

儿童肠造口不同于成人，其特点主要在于：

（1）短暂性，一般在肠造口术后3~6月可行造口还纳术。

（2）并发症多，且发生率高。

（3）多样化，由于疾病的多样性，造口部位选择不一。

4 肠造口手术的适应证都有哪些呢？

肠造口手术一般应用于治疗种原因导致的临床低位性肠梗阻，如肛门闭锁、先天性巨结肠、坏死性小肠炎、肠闭锁、胎粪性腹膜炎、肠穿孔等疾病。

5 肠造口有哪些类型呢？

根据造口部位主要分为小肠造口和结肠造口。

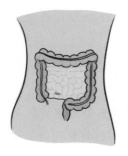

回肠造口

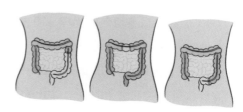

结肠造口

（1）小肠造口：包括十二指肠造口、空肠造口及回肠造口，最常见的是回肠造口。

（2）结肠造口：包括降结肠造口、升结肠造口、横结肠造口及乙状结肠造口。

6 肠造口主要的并发症有哪些？

造口出血、造口周围皮肤病（常见的有刺激性皮炎、过敏性皮炎、毛囊炎及念珠菌感染）、电解质紊乱、造口回缩、肠脱垂以及切口旁疝等。

7 如何更换造口袋？

准备用物：造口袋及附件产品、测量尺、剪刀、护理垫、温水、小毛巾等。

操作流程：

（1）洗净双手，协助孩子保持平卧位。

（2）在孩子身下垫护理垫。

（3）轻轻地由上向下撕脱已用的造瘘袋和可塑贴环。

（4）用温水清洗造口及周围皮肤，去除残留防漏膏并观察周围皮肤及造口情况，局部喷洒造口粉。

（5）将小块的棉球放于肠造口上，以免大便突然流出污染造口周围皮肤。

（6）用测量尺测量造口的大小和形状，并标记于新造口袋上，修剪出合适的造口袋。

（7）将防漏膏均匀地涂抹于造口周围皮肤上，以画圆的形式使其围绕造口一圈，或直接使用可塑贴环。

（8）去除造口上覆盖的棉球，撕去造口袋上的贴膜，按照造口位置由下而上粘贴造口袋，夹好便袋夹。

（9）便袋夹的使用方法及注意事项：①将更换好的造口袋从下往上卷，需要放排泄物时往下打开。②正确锁住便袋夹。③打开便袋夹放出排泄物，如有排泄物不易放出，可将湿纸巾放进造瘘袋，并用长棉签协助清理造瘘袋内的粪便。

"医生，好复杂呀，我怕记不住，还有没有简单点的方法，我怕回家后不会换咋办哟？"

"不要着急，那再教你一个九字诀——揭、擦、量、剪、粉、护、防、贴、封，这下你该清楚了吧。"

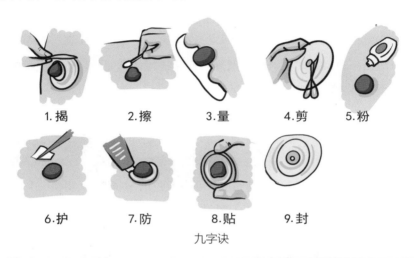

1.揭　　2.擦　　3.量　　4.剪　　5.粉

6.护　　7.防　　8.贴　　9.封

九字诀

8 小儿造口袋频繁渗漏怎么办？

造口袋频繁渗漏是令家长最苦恼的事情，多数家长的处理方法是频繁更换造口袋，但这是常见的处理误区。部分家长认为渗漏是由孩子自身原因所致，并没有寻找其护理操作的相关原因，因此渗漏未能得到良好解决。

（1）小儿造口袋渗漏的常见原因：①造口位置靠近腹股沟及腋中线、造口回缩、造口旁伤口瘢痕愈合、腹泻、造口周围皮肤破溃等。②孩子活动量大、好奇心重。

渗漏发生后需及时寻找原因并作针对性处理，必要时应携带孩子到医院寻求专业人员的帮助。

（2）常见解决方案有：①正确护理操作。②更换底盘柔软、顺应性较好的造口袋。③使用底盘稍大的造口袋，改进造口袋的剪裁方法，特别是活动部位。④使用相应的造口护理附属产品，如防漏膏、可塑贴环等。⑤做好造口袋的隐藏等。⑥避免造口粉过多使用。

9 怎样使造口袋底盘粘得牢、贴得久？

首先，使用造口袋前，应将造口周围皮肤清洗干净并彻底擦干。

其次，在粘贴造口袋时，保证粘贴平整不起皱。

最后，配合使用防漏膏或可塑贴环，外出活动时需加戴外固定。

10 造口袋底盘应如何裁剪？

每次更换造口袋时要对造口及周围皮肤进行认真评估。造口底盘的开口裁剪不宜过大，一般比造口大2~3毫米，同时应注意外圈应顺应孩子的体型进行裁剪。

11 多久更换造口袋，什么时间更换造口袋最适宜？

（1）造口袋在没有粪便外渗情况下可持续使用，一般3~5天更换一次。

（2）当排泄物达造口袋1/3~1/2时须排空。

（3）底盘周围出现有粪便残留、渗漏、异味、底盘破损等异样，或孩子自觉不适（瘙痒或哭闹），应立即更换造口袋，避免出现粪水性皮炎等。

（4）更换造口袋时间最好选取在哺乳前或饭前，避免进食后哭闹引起呕吐误吸。

12 造口出血怎么办？

家长如发现造口出血，首先应判断出血部位（造口表面出血或是造口内部出血），其次根据出血部位差异，采取对应的处理措施。

（1）造口表面出血：避免继续刺激造口，用干净棉签清除造口周围粪便，待出血停止后再行操作。注意下次清洗时，动作轻柔。

（2）造口内部出血：如发现血液从造口内部流出，或伴随疼痛等异常需及时就诊。

13 孩子衣着方面应注意什么呢？

在衣物选择上应当以柔软、舒适为原则，尽量选择纯棉衣服。可选择穿连体衣，继而避免衣服压迫造口，又可减少因孩子运动、抓挠而引起造口袋脱落。避免穿紧身衣，以免压迫、摩擦造口，影响血液循环。

14 孩子洗澡时应注意什么?

洗澡时可佩戴相应造口用品，洗完澡及时更换新的造口用品。也可取下造口用品为孩子洗澡。婴儿沐浴推荐使用浴床。此外，中性肥皂或浴液对肠造口刺激较小，流入造口概率较低，可酌情选择。同时也需要注意观察孩子造口周围皮肤有无红肿、破溃等异常情况，如发现需及时就医。

15 孩子饮食方面注意些什么?

少量多餐，平衡饮食，多吃新鲜水果及蔬菜。少吃产气和刺激性食物，如洋葱、红薯、芹菜、蒜、豆类等。

16 孩子活动方面应注意什么?

孩子在学翻身、爬行及走路时，出现造口袋渗漏的概率较大，做好安全防护，避免对造瘘口猛烈撞击。

专家温馨提示

1.对家长的话

（1）做好造口的日常护理，保持造口周围皮肤的清洁干燥，及时更换造口袋，防止感染。

（2）遇到孩子有以下情况立即就诊：①精神不好，嗜睡，哭闹不止，痛苦面容。②腹痛、腹胀、多次呕吐。③尿量减少。④体温≥38.5℃。⑤造口无排泄物或严重腹泻。⑥造口周围皮肤发红、疼痛、破损。⑦肠管及排泄物颜色异常。⑧肠管脱出。⑨造口旁伤口、排泄物气味异常。

2.对孩子的话

（1）孩子无须对肚子上的造口袋感到害羞，积极配合治疗，多数后期可还纳。

（2）如感到任何不适，立即告诉家长，随同家长至医院就诊。

知识拓展

造口还纳后造口产品都没用了？

造口还纳是每个肠造口孩子非常期盼的手术，行肠造口还纳术后，孩子及家长如释重负，可能认为皮肤保护粉、皮肤保护膜、造口袋等剩余造口护理用品不再需要，部分家长选择将其赠送给同病房其他肠造口孩子或直接丢弃，其实这些产品还可以有其他用处。

虽然造口袋术后往往不再需要，但皮肤保护粉、皮肤保护膜还有其用武之地。造口还纳术后，部分孩子会出现暂时肛门排便次数增多的情况，部分可达一天排十几次甚至几十次。对于此类孩子，肛周皮肤护理不可忽视，需频繁、及时清理粪便，稍有不慎，粪便刺激肛周皮肤，即可导致皮肤红肿、破损，因此在排便次数增多时，需做好肛周皮肤护理。而剩余的皮肤保护粉可消除肛周皮肤发红、瘙痒等症状，促进皮炎及浅表皮损愈合；皮肤保护膜可保护肛周皮肤，阻隔粪便对肛周皮肤的刺激。皮肤保护粉、皮肤保护膜在肛周皮肤的使用方法同造口护理。

（编写：田怡　审核：梁园园）

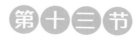

第十三节
孩子"小屁屁"的那些问题

【屁股上的"红豆豆"】

孩子屁股上有个红色"小豆豆",是上火还是尿不湿捂着了?红色"小豆豆"可能是肛周脓肿哦!

1 什么是肛周脓肿?

肛周脓肿是由肛门隐窝腺体堵塞,引流不畅,引起细菌增殖,使脓液在皮下组织、肛门内外括约肌或其他部位聚集所导致的,主要表现为肛门皮肤周围红肿,可伴随孩子排便哭闹等异常情况,好发于1~2个月大的孩子。

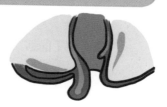

肛周脓肿

2 为什么会得肛周脓肿?

由于小儿肛周皮肤及直肠黏膜薄弱,而肛门腺体发达,局部免疫功能尚不成熟,因此黏膜屏障不完善,加上其长期使用尿不湿,大小便浸渍容易损伤肛门隐窝和肛管皮肤,从而形成肛周脓肿。

3 如何判定有肛周脓肿?

初始表现为肛周红肿、硬结,触摸病变部位和排便时孩子会哭闹。后期脓肿中央变软,

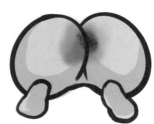

肛周脓肿症状

颜色暗红，出现波动，破溃后伴脓汁排出。部分孩子伴随腹泻。因该病发现较为困难，易致就诊时间延误，应及时治疗。

4 肛周脓肿的治疗方案是什么？

小儿肛周脓肿与成人不一，小儿肛周脓肿多可自愈，但如果脓肿继发增大，没有自愈的倾向，且伴随着其他症状如发热等，则需要手术治疗，主要治疗方式是手术切开引流。

专家温馨提示

1.对家长的话

（1）孩子在手术治疗后可用2.5%的温盐水（即2 kg温开水加50 g的食用盐的比例）坐浴。

（2）保持孩子肛周清洁，在日常生活中应勤换尿不湿，维持肛周皮肤清洁干燥，预防便秘，增强体质，防止肛周脓肿的复发。

2.对孩子的话

孩子如果觉得"屁屁"不舒服，要及时告诉家长。

知识拓展

雄激素对孩子"屁屁"发育的影响

由于婴儿体内雄激素水平存在一过性升高，高雄激素水平使得隐窝腺分泌旺盛，腺体增大，而雄激素水平下降后，部分隐窝腺开始萎缩，甚至消失，这样肛瘘的内口（隐窝腺）则自然愈合，据统计约有67%的婴幼儿肛周脓肿不会出现肛瘘，而17.3%的婴幼儿肛瘘可以自愈。

【孩子拉"臭臭"没正常"出路"】

很多新手爸妈还沉浸在迎接新生命的喜悦当中，却被医生告知新生孩子患有一种"肛门闭锁"的疾病，这不由得就让新手爸妈慌了神，产检一路"绿灯"，为何在生产后却告知有问题了？那就需要了解一下什么是肛门闭锁。

1 什么是肛门闭锁？

肛门闭锁又称锁肛、无肛门症、先天性肛门畸形症。该病为常见的先天性消化道畸形，主要临床特征是小儿出生后没有胎粪的排出，并伴腹胀、腹痛、呕吐等表现，医生常在为新生儿查体后发现其会阴中央呈平坦状，无法看到正常的肛门开口。

2 为什么会得肛门闭锁？

肛门闭锁通常是由正常胚胎发育过程中出现障碍所导致，但引起肛门直肠发育障碍的原因尚不完全清楚，据相关研究，基因表达异常是其致病的关键因素，如孕妇在怀孕期间受到病毒感染，也易导致胎儿消化道畸形。

3 肛门闭锁的分型有哪些？

由于肛门闭锁其直肠盲端位置的高低不同，且可能合并有不同类型的瘘管，故本病的病理类型复杂。

按解剖形态分型

（1）直肠闭锁：肛门或肛管直肠交界处狭窄，即肛门外观正常，但肛门和直肠下段有先天性闭锁。此类型较为少见，约占5%。

（2）低位肛门闭锁：肛门膜状闭锁，会阴部有瘘管，占10%~15%。

（3）中位肛门闭锁：会阴部无肛门和瘘管，直肠盲端与会阴部皮肤尚有一定的距离，此类型较为多见。

（4）高位肛门闭锁：会阴无肛门无瘘管，常常合并直肠膀胱瘘或前列腺瘘，此类型较少见。

"二组/八型"分类法

（1）高位畸形，主要是尾肠退化紊乱，需在新生儿期紧急手术治疗。

第一型：肛门直肠高位闭锁。

第二型：直肠闭锁，肛门和肛管正常。

第三型：肛门闭锁，直肠膀胱瘘或直肠尿道瘘。

第四型：肛门闭锁，直肠阴道上部瘘或直肠子宫瘘。

（2）低位畸形，主要是原始肛膜吸收紊乱造成，一般经会阴部手术可矫正。

第一型：肛门直肠低位闭锁，半数以上孩子有会阴小瘘管。

第二型：肛门膜状闭锁。

第三型：肛门狭窄或肛门直肠交界处狭窄。

第四型：肛门闭锁，直肠阴道瘘或直肠舟状窝瘘。

4 如何诊断肛门闭锁？

诊断肛门闭锁需做好以下判断：

首先，肉眼观察是否可看到正常肛门开口。

其次，孩子在出生后24小时没有胎便排出或仅有少量胎便从尿道等异位处挤出，合并瘘管或瘘管较大的孩子可见细条样大便排出。

5 肛门闭锁需做什么检查？

肛门闭锁可通过会阴部体格检查发现异常。但选择手术方式及评估预后，必须综合分析直肠盲端位置、直肠盲端与邻近泌尿生殖器官是否存在异常瘘管以及瘘管位置，因此需做辅助检查协助诊断：

（1）倒立位X线检查：可通过测量盆腔气体阴影与肛门隐窝处标记间的距离确定直肠盲端的位置。

（2）B超检查：可通过正常盆底软组织和胎粪之间回声的差异来判断

直肠盲端的位置。

（3）MRI检查：可以很好地区分肠腔气体、粪便、直肠肠壁、周围肌肉及软组织，其准确性明显优于腹部平片及会阴部超声。

6 肛门闭锁如何治疗？

一旦确诊肛门闭锁，首选手术治疗。

经会阴行肛门成形术

适用于低位肛门直肠畸形且不伴尿道瘘、阴道瘘、膀胱瘘等高位瘘管的孩子。

此术式主要切除直肠盲端及瘘管神经节细胞较少的组织以预防术后便秘，尽可能保留直肠、瘘管内括约肌的功能，防止术后大便失禁。

矢状位肛门直肠成形术

此为中、高位肛门直肠畸形治疗的经典术式。但此种术式过程较烦琐，前后需行三期手术：

（1）先做结肠造瘘，需在孩子腹部做一造口，辅助孩子临时排便。

（2）再做肛门成形术，在正常肛门开口处做一肛门。

（3）最后做造瘘口关闭，将肠道与人工肛门进行衔接，此后孩子就通过这个肛门排便。

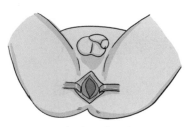

肛门直肠成形术

这种术式治疗周期长，对家属及孩子的配合度要求较高，但无论选取何种术式，需完善孩子术后延续性护理，做好扩肛，利于孩子生活质量的改善。

7 术前有哪些注意事项？

（1）观察孩子生命体征及精神状态和反应，有无体温异常、哭声小、小便量少等现象。

（2）保持孩子呼吸道通畅，避免误吸。

（3）加强保暖，运用新生儿暖箱保暖，避免引起新生儿硬肿症。

（4）针对会阴部没有瘘口的无肛孩子，医护人员会安置胃管，不能进食，要注意的是避免呕吐引起的误吸。针对会阴部有瘘口的孩子，根据医生指示按需喂养，要注意勤换尿不湿，及时清理会阴部大小便，保持会阴部的清洁干燥。

（5）观察孩子的腹胀程度，如有呕吐，记录呕吐次数，呕吐物的颜色、性质、量。

（6）遵医嘱合理补液，预防脱水及电解质紊乱。

8 术后有哪些注意事项？

对刚刚手术完的孩子需要注意的是：

（1）注意观察孩子的生命体征。

（2）保持呼吸道通畅，防止术后呼吸道分泌过多引起误吸。

（3）加强保暖，术后继续暖箱保暖。

（4）观察孩子的腹胀有无缓解，肛门有无排气、排便。

（5）遵医嘱合理地喂养，逐渐增加进食量，防止术后腹胀等。

（6）肛门成形的孩子应该侧卧位或俯卧位休息，充分暴露肛门。

（7）运用红外线烤灯照射伤口时，应防烫伤。勿自行调节烤灯距离及能量。

专家温馨提示

1.对家长的话

（1）肛门闭锁是一种先天性的疾病，若孩子被确诊为肛门闭锁，可能将面临长期的治疗过程，需要做好一定的心理准备。

（2）积极配合手术治疗，术后进行规范随访。

（3）孩子出现排便功能障碍时，常规进行肛门功能评估，积极采取针对性的排便适应性训练。

（4）如孩子出现一定心理社会问题，需对其进行必要的心理干预和治疗。

（5）肠造瘘孩子的造瘘袋应定期更换。

2.对孩子的话

（1）术后保持肛周清洁很重要，要注意个人卫生哦。

（2）坚持功能锻炼，养成好的排便习惯，以后也能像正常孩子一样。

知识拓展

如何预防术后并发症?

（1）肛门失禁：术后较为常见，多见于高位无肛孩子，表现为孩子无法自主控制排便，家长需做好及时清理，保持肛周皮肤清洁干燥，如发生皮肤泛红，及时使用护臀霜或紫草油等，避免皮肤溃烂，在后期恢复的过程中可采取饮食调节、排便训练等保守治疗来改善。

（2）肛门狭窄：家长需在医生的指导下对孩子进行扩肛，医生会根据孩子具体情况进行指导，一般术后2周开始，持续3~6个月或更长时间，否则会因括约肌纤维化而产生狭窄。

（3）瘘管复发、黏膜脱垂及便秘：若出现这些情况，及时带孩子到医院就诊。

如果孩子做了造瘘，家长要学会自己更换造瘘袋并保持造口周围的皮肤完好，做好造口护理，定期到门诊复查，医生会根据孩子的情况选择合适的时间行造口还纳。

（编写：岳红　审核：梁园园）

第五章　泌尿生殖系统疾病

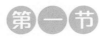

第一节

关于包皮，家长最想知道的

孩子的包皮问题，一直是很多家长心里最紧张的事，有些家长一进诊断室，就对医生发出了连环提问："医生，看看我们孩子有没有包皮呢？""医生，那你再看看我们孩子有没有包茎和包皮过长呢？""医生，那你说这个包皮到底有没有用呢？我们孩子该不该切呢？""医生，那这个包茎或包皮会不会影响'小鸡鸡'的发育和他长大以后的功能呢？"问得医生一愣，马上清清嗓子开始讲课……

1　什么是包皮？

阴茎的皮肤向前延续包绕阴茎头的双层部分称为包皮，分内外板，阴茎头腹侧正中有一小的皮肤皱襞，称为包皮系带。所以，包皮是每一个男孩都有的生理结构。

2　什么是包茎？

在婴幼儿期，由于包皮相对较长和包皮与龟头间存在生理性粘连的缘故，包皮会包绕阴茎头使龟头及尿道外口不能自然显露，就形成大家所说的包茎或包皮长的现象；但是，请听重点：随着男孩年龄的增长，阴茎和包皮逐渐发育，包皮口会逐渐松弛、包皮也慢慢向后退缩，至青春期或成年期，大多数男性的龟头可自然露出。所以，对大多数儿童来讲，无论包茎还是包皮长，只是一种暂时的生理现象，会随着成长而自然改善！

③ 包皮有什么用？

包皮作为千万年来人类进化的结果，被认为可能在这些方面有一些好处。

（1）保护功能，如同眼睑保护眼睛一样，包皮则保护阴茎头。

（2）免疫功能：身体所有器官的开口部位都是身体免疫预防的第一道防线。

（3）性功能：包皮含有大量特异性的精细感觉神经末梢；它能分泌天然的润滑液。

④ 包皮会不会影响"小鸡鸡"的发育和功能？

男性外生殖器的发育是雄激素依赖性的，到目前为止，还没有足够的证据显示包茎或包皮长会影响阴茎的发育；大量的临床研究也显示，包皮环切手术不能明显改善成年男性的性功能。

⑤ 什么是包皮垢？

部分家长会因为下图中这样的情况而担心孩子那里是不是长了包块（肿瘤）而就诊。其实，这个叫包皮垢，它是由脱落的上皮细胞积聚在包皮下形成，特别是存在包皮粘连和尚未完全退缩的包皮中。这些所谓的白色肿块通常位于冠状沟周围，如无特殊不适可暂不处理。

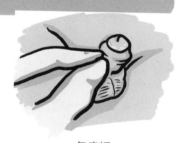

包皮垢

⑥ 什么是包皮粘连？

也常常会有家长因发现孩子包皮与龟头之间有部分粘连不能完全下翻而到医院就诊。其实，这也是一种自然的生理现象。粘连是龟头和包皮之间融合层的胚胎残留，在儿童中尤其是婴幼儿很常见，但在男孩的不断发育过程中，随着包皮的回缩和间歇性勃起过程，这些粘连最终也逐渐吸收而分离开；绝大多数男孩到了十几岁的时候，粘连就完全消失了。

7 为什么孩子尿尿时会鼓包？

在尚存在包茎的儿童中，可能在排尿开始时会出现包皮腔的囊状膨大，随着尿液的顺利排出，膨大的包皮囊会自然缩小如初，这种现象称为排尿气球样变。这可能与相对较小的包皮口有关，除了少数可能引起感染和排尿梗阻，这大多数是一个完全良性的过程，这种气球样变也会随着包皮的回缩和时间的推移而消退。

8 包皮翻起来卡住了咋办？

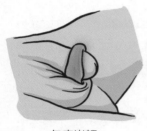

包皮嵌顿

这叫包皮嵌顿，是指包皮上翻后未及时回位引起的包皮肿胀，这是一种临床急症，常伴有局部疼痛和肿胀，需要得到及时处理。绝大多数情况下可以通过手法复位，严重的病例可能需要行背侧切开缝合手术。虽然包皮嵌顿理论上可能会损害龟头的血液供应，但这是罕见的；另外，包皮嵌顿并不意味着小孩最终就一定需要包皮环切术。

9 什么是包皮龟头炎？

包皮龟头炎可能发生在局部卫生条件较差的情况下，严重时甚至可以导致炎性尿道狭窄的发生；治疗通常包括局部清洁或抗菌药膏的应用，对合并有尿路感染或全身症状的孩子可能需要使用抗生素；反复发作的包皮龟头炎可导致局部瘢痕形成，并最终导致病理性包茎。

10 如何鉴别生理性包茎和病理性包茎？

区分生理和病理包茎是重要的，因为前者可以选择保守的观察随访，而后者可能需要医疗的干预，在儿科或泌尿科就诊儿童中见到的大多数包茎都是生理性包茎。家长或社区医生可通过病史和查体加以鉴别。

（1）生理性包茎：轻柔上翻包皮，可见相对狭窄的包皮口阻碍龟头外露，但包皮口处没有明显瘢痕，继续稍用力，包皮内面的皮肤可向外翻出。

（2）病理性包茎：上翻包皮时，可见狭窄包皮口的皮肤苍白增厚，局部瘢痕形成，弹性变差，包皮内面的皮肤不能向外翻出，部分孩子还有可能合并尿道口的狭窄。

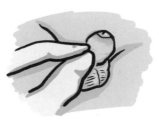

病理性包茎

11 包皮环切术的适应证、禁忌证和主要并发症有哪些?

（1）从医学角度讲，作为一种治疗手段，包皮环切术的适应证主要包括：①病理性包茎（包皮口的环形瘢痕）。②包皮口过紧导致的勃起疼痛。③反复发作的包皮龟头炎以及因包茎而导致的复发性尿路感染。

（2）如果存在以下情况，尽量不要盲目选择包皮环切术，如：①全身性疾病（如出血性疾病、晚期肿瘤性疾病等）。②伴发有其他阴茎畸形（如尿道下裂、隐匿阴茎以及阴茎下曲等）。

（3）当然，包皮环切术也可能引起一些相关的并发症，如：①早期的疼痛、出血、水肿和感染可能。②后期的尿道口狭窄、复发包茎（束缚阴茎）、皮桥形成及瘢痕疙瘩等。

专家温馨提示

1.对家长的话

（1）没有症状的包茎或包皮长不是一种疾病，而是一种生理状态。

（2）要用发育和成长的眼光看待"小鸡鸡"的问题，多数暂时的生理现象会随着年龄的增长而逐渐自然改善。

（3）没有足够的证据显示，包茎或包皮长会影响阴茎的发育，因为男性外生殖器的发育是雄激素依赖性的，而不是依赖于包皮。

（4）没有所谓的包皮手术绝对最佳年龄。关键看孩子有没有医疗上的适应证，如果有，任何年龄阶段都可以做；如果没有，仅从预防的角度选择，就要结合小孩的卫生习惯、家庭文化观念、自我意识及手术配合程度来综合评估，可选择在学龄前、青春期前或成年之前完成手术。

（5）从伦理的角度，要尊重小孩的权利与选择，要与其有充分的沟通与交流。

（6）如确需医疗上的帮助，请咨询专科医生，谨慎参考其他途径来源的信息。

2.对孩子的话

（1）在父母的帮助和指导下，逐渐学会做好"小鸡鸡"的清洁卫生。

（2）你有权利保护自己的"小鸡鸡"，并做出自己的选择。

知识拓展

包皮环切术的历史

4000多年前埃及墓穴内关于包皮环切术的浮雕，是已知的最古老的包皮环切术记载；犹太人的割礼（包皮环切术）仪式，也有上千年的历史，并一直延续到了今天；在一些非洲部落也实行割礼。犹太人和美国人施行包皮环切术概率较高，而在欧洲、中南美洲和东亚地区概率相对较低。

（编写：黄文姣　审核：马学）

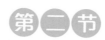

关注孩子"小鸡鸡"的外观和排尿情况

> 小明是个男孩子，从出生下来就被发现"小鸡鸡"的外观和尿道的开口有异于其他男孩子，家长带着孩子急忙来到医院，专家说孩子这种情况属于尿道下裂，需要择期手术。
>
> "尿道下裂？什么病？没听说过"
>
> 别急，听专家仔细给你聊一下……

1 什么是尿道下裂？

先来看看照片，第一张是男童尿道下裂的外观，第二张是男童尿道下裂术后外观，两者一对比，就能比较直观地发现尿道下裂的3个解剖特点。

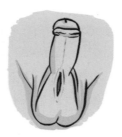

男童尿道下裂的外观

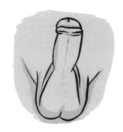

男童尿道下裂术后外观

（1）异位尿道口：正常"小鸡鸡"的尿道开口位于龟头正位，而尿道下裂的"小鸡鸡"的开口可异位于从正常尿道口近端至会阴部尿道的任何部位。

（2）阴茎下弯：正常"小鸡鸡"是直的，而尿道下裂的"小鸡鸡"是向腹侧弯曲的，阴茎下弯是尿道下裂伴随的严重问题，既影响外观也影响功能。国外相关数据显示，合并明显阴茎下弯者约占尿道下裂者的35%，国内就诊孩子以中、重度尿道下裂居多，阴茎下弯比例较高，下弯程度也较重。

（3）包皮的异常分布：正常"小鸡鸡"的包皮分布是均匀的，而尿道下裂的"小鸡鸡"的阴茎头腹侧包皮因未能在中线融合，所以包皮系带缺如，背侧包皮像头巾一样堆积在"小鸡鸡"的背侧。

男孩出生后，如果家长发现其"小鸡鸡"有上述3点异常，那就可能是尿道下裂，须及时到小儿泌尿外科专科门诊就诊排查。

2 所有的尿道下裂是否都一样呢？

在临床上，专科医生常根据尿道下裂阴茎下弯矫正后尿道开口的位置，将其按Barcat分型分为远侧型、中间型和近端侧型三大类，尿道开口位置越低，尿道下裂相对越严重，矫治难度越大。

虽大部分尿道下裂的孩子为单纯性的尿道下裂，但对于小部分的特殊孩子，尿道下裂可能是性发育异常的其中一个表现，或者存在外阴外观像尿道下裂的疾病。

因此，尽管多数尿道下裂的孩子家长可以通过居家自行检查"小鸡鸡"外观进行初步判断，但当近端型尿道下裂合并隐睾、小阴茎或家族内有性发育异常（DSD）孩子时，需尽早将孩子送至医院就诊，以免造成误诊，错过了最佳的治疗时机。

3 尿道下裂的主要病因有哪些呢？

目前，尿道下裂的病因和发病机制尚无明确定论，主流观点认为遗传因素、环境因素和内分泌因素等多方面共同作用导致了尿道下裂发生。所以，目前暂无明确方法可有效预防尿道下裂的发生。但已有调查显示：母亲孕前、孕期应用促孕或保胎激素对胎儿生殖发育可能有影响；低体重儿和早产儿及素食者孕妇的孩子发生尿道下裂的概率略大。越来越多的研究也表明，尿道下裂与环境内分泌干扰物（EEDs）有关。EEDs总体可分为农药、工业化合物和激素三大类，其可通过食品、水、空气等进入机体，毒性持久且协同效应强，危害潜伏期长、范围广，直接威胁人类的健康。对于上述因素，应尽可能避免。

4　尿道下裂的最佳治疗方案是什么？

手术是尿道下裂唯一有效的治疗方案。

具体手术方式的选择，需综合考虑孩子、家长及术者等多方面因素，如孩子的年龄、阴茎发育情况、尿道缺损情况、阴茎皮肤分布情况等，孩子、家长的最主要治疗需求、护理条件、经济条件等，术者的技术、经验、对于术式的偏好等。

以四川大学华西医院为例，该院对绝大部分尿道下裂采用Ⅰ期手术治疗方案，常选择的手术方式包括：保留尿道板的尿道板纵切卷管法（Snodgrass或TIP法）、加盖岛状皮瓣法（Onlay Island Flap法）、尿道口基底血管皮瓣法（Mathieu或flip-flap法）等，需切断尿道板的横裁包皮岛状皮瓣管状尿道成形术（Duckett法）、Koyanagi术及改良Koyanagi-Huang式式、纵行带蒂皮瓣管状尿道成形术等。对于少部分重建材料极其缺乏的长段尿道缺损的孩子或尿道下裂术后残损阴茎的孩子，亦会选择尿道下裂的分期手术方案，以期获得更为让人接受的阴茎外观和最终疗效。

虽手术方式的选择不一致，但最终治疗目标是一致的，均应达到目前公认的治愈标准：

（1）阴茎下弯完全矫正。

（2）尿道口正位于阴茎头。

（3）阴茎外观满意，孩子可与正常男孩一样站立排尿，成年以后能够进行正常性生活。

5　尿道下裂什么时候手术合适呢？

只要保证麻醉安全，阴茎局部条件好，即可早期手术。国外首次手术年龄一般在6~18个月，由于孩子3岁内阴茎增长幅度很小，且早期治疗可减轻孩子心理负担，故建议手术在3岁内完成。如孩子年龄过大，特别是青春期后阴茎明显发育，由于修复尿道的阴茎皮肤相对少，手术操作困难，局部易发生感染，术后并发症会较青春期前治疗明显增加。

6　尿道下裂手术后有哪些专科并发症呢？

尿道下裂手术是复杂精细的重建手术，其并发症的发生与尿道下裂类型和选择的术式有关，术后主要专科并发症包括：尿道瘘、尿道狭窄、尿道憩室样扩张、阴茎残余下弯或继发弯曲、尿道口退缩（龟头裂开）等。

注意：

（1）尿道下裂并发症不可完全避免。

（2）尿道下裂并发症可以被治愈。

7 居家护理有哪些注意事项？

（1）术前需要保持会阴部清洁干燥，注意"小鸡鸡"清洁卫生。

（2）术后：①注意卫生及管道妥善固定，防折叠、脱落、牵拉。②孩子适量多饮水，避免外伤。③按医嘱对孩子予以2.5%温盐水坐浴，注意伤口的清洁和消毒。④医生拔除导尿管后，一定要关注孩子的排尿情况，多比较并录制排尿视频，若出现排尿费力、尿线变细等情况，需警惕尿道狭窄的发生，建议带孩子及时于专科医院就诊。⑤按计划定期长期随诊，直至青春期后，随诊时携带好相关文书资料非常重要。

专家温馨提示

1.对家长的话

（1）尿道下裂是一种先天性疾病，需要住院手术治疗。

（2）尿道下裂手术后疼痛感较强，请配合医护人员有效评估处置孩子的疼痛，推荐术后留置镇痛泵并正确使用镇痛泵。

（3）术后需要留置导尿管，非计划拔管有可能会对新建尿道产生一定的影响，虽有不适，但务必配合医务人员有效留置。

（4）出院后遵医嘱对孩子予以2.5%温盐水坐浴，出现排尿困难、尿线变细、排尿费力等情况及时就医。

2.对孩子的话

（1）不要有心理负担，与家长和医护人员配合，有效治疗，"小鸡鸡"会变漂亮的。

（2）出院后保护好自己的"小鸡鸡"，避免外伤，做好清洁卫生。

知识拓展

警惕"小鸡鸡"的意外伤害

男孩子的"小鸡鸡"常见伤害有：狗咬伤、鼠咬伤、人咬伤、蛇咬伤、昆虫咬伤；铁丝、树杈刮伤；机器皮带绞伤；裤子拉链夹伤、骑跨伤等。医生建议：

（1）尽可能不穿开裆裤。

（2）不要在野外的草丛随地大小便。

（3）睡觉时不要裸露"小鸡鸡"。

（4）不要在不安全的环境如野生动物园暴露"小鸡鸡"，不在野外更换尿不湿。

（5）低年龄儿童不穿有拉链的裤子。

（6）教育儿童不要在危险的环境玩耍，不要爬树、翻越铁丝网。

（7）教育儿童文明游戏，有矛盾找老师解决，避免打架。

（编写：舒凡珂　审核：曾莉、黄文姣）

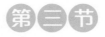

消失的"蛋蛋"去哪儿了?

"医生,你看,我的孩子怎么一哭闹就摸不到'蛋蛋',是不是不正常?"

"医生,如果'蛋蛋'一直都没有降下来,对孩子以后有没有什么不好的影响呢?"

"医生,我孙儿现在只有10个月大,儿保医生说孩子的'蛋蛋'好像没有掉下来,要治疗,请问,怎么治疗才是最好的呢?孩子那么小就要手术,简直太可怜了,可不可以大一点再来手术呢?"

"停停停……"家长的心情我们都了解,先来听听专家关于"蛋蛋"怎么说吧!

1 什么是隐睾?

家长说的孩子"蛋蛋"不知道去哪儿了在医学上叫隐睾。隐睾是常见的小儿泌尿生殖系统疾病之一,是由睾丸未能按正常发育过程自腰部腹膜后下降至正常阴囊位置所致。它并非是一种发病机制下的单一病程,而是一组由多种病因造成的临床异常的总和。

2 为什么蛋蛋一紧张就会跑?

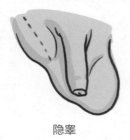

隐睾

在青春期前,孩子哭闹时的确常摸不到"蛋蛋",这种情况大多是正常的,不用太担心,因为,哭闹时提睾肌会收缩,睾丸也会随之上升。但若孩子在洗澡、熟睡等提睾肌松弛情况下均不能在阴囊内摸到"蛋蛋",则考虑异常的可能性较大,建议及时到医院专科门诊就诊,以免延误病情。

3　人类的"蛋蛋"为什么需要在阴囊内呢？

阴囊是"蛋蛋"（睾丸）生长发育的"房间"，"蛋蛋"是人体中比较喜欢凉快的器官。而阴囊这个"房间"正好比较特殊，它可以通过自身的收缩和舒张调节其内的温度，故阴囊内的温度比腹腔温度低2℃左右。因此，阴囊这个"空调房"便是"蛋蛋"生长发育的最佳场所。

4　隐睾是如何造成的呢？

目前，隐睾的病因尚未十分清楚，调查显示与以下因素有关：下丘脑-垂体-睾丸轴失衡、睾丸分化异常、雄激素缺乏等。家族性遗传也有报道。睾丸自身发育异常、睾丸引带发育异常、腹股沟发育异常及鞘膜管异常、附睾附着异常都会发生隐睾。另外，母亲孕期肥胖、抽烟、酗酒、应用雌激素等可能与隐睾发生有关。但，迄今为止，尚未发现有效措施可有效预防隐睾的发生。

5　隐睾不治疗的危害有哪些？

（1）恶变风险性增加：隐睾孩子发生睾丸生殖细胞肿瘤的相对风险为正常睾丸的18~40倍，且隐睾的位置越高，恶变的风险越大。

（2）不育症可能性增加：研究发现，大龄孩子单侧隐睾者，50%的孩子存在精液分析异常，大龄孩子双侧隐睾者，有75%的孩子存在精液分析异常。

（3）睾丸扭转的风险增加：未降睾丸发生扭转的概率较阴囊内睾丸高21~53倍。睾丸扭转后，若不及时处理，便可能因睾丸血液循环障碍而发生睾丸坏死。

（4）睾丸损伤的风险增加：正常睾丸位于阴囊内，阴囊的肉膜囊对损伤有一定的缓冲保护；而隐睾最常见的位置在腹股沟管内或耻骨结节附近，这些部位比较表浅固定，缺乏有效的缓冲保护机制，更易发生睾丸损伤。

除上述的主要危害之外，隐睾孩子患侧的阴囊也常发育较差，对孩子的心理健康有一定程度的影响，隐睾还常合并腹股沟斜疝或鞘膜积液，出现相应临床症状，需进行相应处理。

6 隐睾如何治疗最佳呢？

孩子年龄段不同，治疗手段不同。

（1）<6个月：建议以观察为主，暂不手术。因为出生后6个月内，隐睾还有自发下降至阴囊的可能；若下降满意，便无须手术了。

（2）6~12个月：这个阶段的选择方案比较多样。可于医院进行隐睾探查手术，专科医生会根据术中探查情况确定睾丸最佳的治疗方案。还可选择继续观察治疗，若是双侧隐睾，在充分医患沟通前提下可尝试激素治疗。但随着研究的深入，激素治疗的弊端越来越多地被发现，故不推荐。

（3）12~24个月：此阶段，睾丸自行下降的机会已微乎其微，满周岁后，孩子对麻醉的耐受也较好，故建议积极手术治疗。年龄超过24个月的隐睾孩子，更应该尽快积极手术治疗。当然，有条件的孩子，建议尽早在6~18个月内完成手术矫治。

7 隐睾手术后是否就没事了呢？

非也。成功的手术治疗，只是隐睾治疗过程中的最关键的一小步。后续漫长的随诊才是治疗过程中的难点。隐睾孩子家属需按医嘱定期带孩子到医院专科门诊复诊直至青春期后，以了解孩子睾丸内、外分泌功能情况，并及时有效发现可能的异常情况，如睾丸癌变、睾丸发育不良等。

8 隐睾孩子居家时，家长需要注意什么？

（1）手术前需保持会阴部清洁干燥，关注腹股沟区变化和阴囊大小的变化，有无红肿、疼痛等，若孩子出现无法安抚的剧烈哭闹且腹股沟区出现无法回纳的包块，需警惕腹股沟嵌顿疝或隐睾扭转的紧急情况，建议医院急诊就医。

（2）手术后需要配合医护人员，按术后注意事项和出院医嘱正确护理。避免剧烈活动，保持伤口清洁干燥，注意尿不湿勿过紧，勤换尿不湿，观察伤口有无渗血、渗液，按时到医院拆除伤口敷料，按医嘱定期门诊随访。

专家温馨提示

1. 对家长的话

（1）隐睾是一组由多种病因造成的临床异常的总和。需密切观察孩子的病情，并在合适时间选择合适的治疗方案。

（2）术前保持孩子会阴部清洁干燥，防感冒。

（3）出院后保持孩子伤口清洁干燥，勿剧烈活动，按医嘱定期门诊复诊。

2. 对孩子的话

（1）不要有心理负担，与家长和医护人员配合，"蛋蛋"会得到有效治疗，绝大部分孩子的"蛋蛋"能掉下来。

（2）出院后保护好自己的"蛋蛋"，避免外伤、做好清洁卫生。若出现阴囊的红肿疼痛或短期内扪及睾丸无痛性体积明显增大时，一定要及时告知家长，并及时到医院就诊。

知识拓展

隐睾手术伤口为何不一样?

原因其实是这样的。专科医生在隐睾的临床诊治过程中，会根据睾丸是否能被扪及，将其分为可触及型隐睾和不可触及型隐睾两大类，这两大类隐睾的治疗方案略有不同，腹腔镜手术已成为不可触及型隐睾的首选治疗方案。对于可触及型隐睾的具体手术方案的选择，虽以常规的腹股沟区切口路径为主，但也有部分医生会选择腹腔镜途径。因此，不同部位的隐睾，伤口就可能不一样。虽伤口位置不一样，但对于积极正确诊治的隐睾孩子来说，治疗效果是不打折扣的。

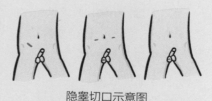

隐睾切口示意图

（编写：舒凡珂 审核：曾莉、黄文姣）

第四节

关注孩子"蛋疼"，发现早——"蛋疼"！发现晚——"蛋没"！

小朋友如果告诉家长："我的蛋疼。"，那可不一定是作业少了闲的。"蛋疼"的原因有很多种，其中一种可导致"蛋疼"的疾病如发现、就医不及时，可能让孩子的"蛋蛋"没有了，这种疾病叫"睾丸扭转"。

1 什么是睾丸扭转？

睾丸扭转是小儿泌尿外科常见的急症之一，指支配睾丸的精索发生扭曲、扭转进而阻断睾丸的血液供应。当睾丸或精索发生扭转时，睾丸的血液供应障碍，致睾丸缺血，睾丸对缺血的耐受性极差，是否发生缺血、坏死与扭转的程度密切相关。

2 导致睾丸扭转的因素有哪些？

睾丸扭转的病因目前尚不清楚，可能与以下因素有关：

（1）睾丸本身的结构异常，通俗的话来说就是孩子自己的睾丸和正常孩子的不一样，但这种情况比较少见。

（2）突然、剧烈的体位变换。

（3）会阴部遭受暴力。

（4）提睾肌的收缩。

有的孩子睾丸扭转甚至是在睡梦中发生的，主要是因为睡眠状态时迷走神经兴奋，提睾肌收缩，使其扭转。

3　睾丸扭转好发年龄是？

本病可以发生于任何年龄，<25岁男性的发病率约为1：4 000，在不同年龄段孩子中以青少年发病率最高，约占 65%；其次是新生儿，在新生儿睾丸扭转病例中，70%发生在产前，30%发生在产后。

4　"蛋疼"一定就是睾丸扭转吗？

那不一定，引起"蛋疼"原因很多。儿童表达能力弱，往往不能准确分辨是阴囊疼痛还是睾丸疼痛。有报道在儿童中，突发的睾丸疼痛约10%是由睾丸扭转所致。附睾炎、阴囊炎、睾丸附件扭转、阴囊外伤、嵌顿疝等阴囊、腹股沟疾病均可导致阴囊或睾丸疼痛。

5　发现哪些情况需要考虑睾丸扭转？

"蛋疼"是睾丸扭转后发出的一种报警信号，不要因为认知不足或羞于启齿的心理，让原本可以挽救的"蛋蛋"缺血坏死，最后不得不行坏死睾丸切除，对孩子造成不可逆的损害。

（1）疼痛：多数孩子为突然发生的患侧阴囊部位的剧烈疼痛，有的孩子会有反射性的呕吐。

（2）阴囊肿胀：发病初期可无阴囊肿胀的表现，以后逐渐出现阴囊的肿胀、充血和明显的触痛。

（3）精索增粗并有压痛，提睾反射减弱或者消失。

6　睾丸扭转的分型有哪些？

根据睾丸扭转发生的部位，可将睾丸扭转分为两种类型。

（1）鞘膜外型：也称精索扭转，扭转度数多数超过360度。一般左侧多为逆时针扭转，右侧睾丸多为顺时针扭转。

（2）鞘膜内型：也称睾丸扭转，正常情况下睾丸与附睾是紧贴的，大部分被鞘膜脏层包裹，背侧为裸部，附着在阴囊壁，这使睾丸在阴囊内的位置相对固定。

7　为什么睾丸扭转的孩子需要尽快就医？

　　睾丸扭转后，睾丸的血液供应障碍，将导致睾丸的缺血甚至坏死。有动物实验证明：睾丸缺血6小时，生精功能将消失，部分内分泌功能将受到损害；缺血10小时，生精和内分泌功能将完全被破坏。据报道，大龄儿童睾丸扭转如在6小时内得到纠正，睾丸挽救率可达90%；12小时内挽救率约50%，24小时内挽救率＜10%。影响睾丸扭转挽救率的两大因素分别为扭转持续时间和扭转程度。2019年中国医促会泌尿健康促进分会、中国研究型医院学会泌尿外科学专业委员会发布的《睾丸扭转诊治安全共识》指出：

　　（1）扭转＞360°，持续4~6小时，就可能出现睾丸萎缩。

　　（2）不完全扭转180°~360°，症状持续时间长达12小时，睾丸也可以幸存。

　　（3）扭转＞360°，症状持续时间＞24小时，必定导致睾丸丢失。

　　因此，在睾丸扭转发病的24小时内，必须行急诊手术探查，就医时间越早，挽救率越高。

8　到医院后医生如何确定孩子睾丸是否扭转？

　　睾丸扭转的诊断是医生依据孩子临床表现和体格检查结果结合多普勒超声结果综合判定。多普勒超声是评价阴囊急症的一种快速有效的影像学手段，睾丸扭转的不同阶段会有不同超声表现。

9　术前注意事项有哪些？

　　（1）发现"蛋疼"后请不要再给孩子吃任何东西（包括饮水），为有可能到来的急诊手术做好准备，尽可能缩短术前等待时间。

　　（2）可用小软枕抬高阴囊以减轻孩子阴囊局部疼痛。

　　（3）观察孩子阴囊的血液供应情况，主要是观察阴囊局部皮肤颜色有无青紫、肿胀情况。

　　（4）大龄儿童家长注意隐私保护，男孩子还是很害羞的。

10　术后的注意事项有哪些？

　　（1）继续使用小软枕抬高阴囊以减轻孩子的疼痛，合理镇痛。

（2）行睾丸固定术的孩子要密切观察阴囊的肿胀有无逐渐消退。

（3）保持孩子会阴部的清洁、干燥，防止大小便污染伤口。

（4）术后前3天尽量减少下床活动的频率与下床活动的时间，出院回家后1个月内避免剧烈运动。

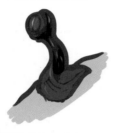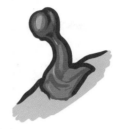

睾丸扭转后睾丸附睾缺血表现　　　　睾丸复位后睾丸附睾血运恢复

专家温馨提示

1. 对家长的话

（1）知晓睾丸扭转危害，加强青春期男孩教育，发现孩子"蛋疼"高度警惕，及时就医。

（2）睾丸扭转从发现到开始治疗时间很重要，尽你所能节约时间，发现后不要让孩子吃东西、喝水；原则上选择最近且有泌尿外科或小儿外科专业的医院就医。

2. 对孩子的话

（1）保护好自己的"蛋蛋"，避免受伤，也不要对他人的"蛋蛋"下狠手，不然是要承担严重后果的。

（2）避免突然剧烈地变换体位。

（3）不要害羞，一旦"蛋疼"及时告诉家长。

知识拓展

单侧睾丸扭转行单侧坏死睾丸切除后对生育有无影响呢？

因缺乏对睾丸扭转孩子的长期随访，关于睾丸扭转对生育的影响目前还没有得到充分的认识。尽管术中评估睾丸血供恢复，予以保留，仍然会有近50%的孩子出现睾丸不同程度的萎缩。睾丸扭转的持续时间会影响孩子的生育力。有文献报道：36%~39%的孩子在睾丸扭转后出现不孕症；在长期随访中，精液分析可能只有5%~50%孩子是正常的。影响生育的机制可能是单侧睾丸扭转产生的交感神经兴奋，导致对侧睾丸血管痉挛，血供下降，这是直接损伤；扭转解除后对侧睾丸的缺血再灌注损伤，氧自由基释放，导致间质细胞损害，生殖细胞凋亡。

（编写：辛文琼　审稿：曾莉、冯黎维）

第五节

你知道孩子排尿通道上的挡路石吗？

"孩子经常喊腰背部疼痛、发烧，出现血尿，甚至尿不出来，是怎么回事呢？"

"孩子太小，不舒服就扯'小鸡鸡'，一排尿就哭，又是怎么了？"

"泌尿结石？不会吧，大人倒是有可能，孩子还这么小，怎么就会有结石了？"

⋯⋯⋯⋯⋯

家长们可别大意，近年来泌尿系结石的发病率有上升的趋势，儿童发病率虽比成人低，但是孩子的泌尿系结石起病隐匿，症状不典型易延误病情。

1 什么是泌尿系结石？

泌尿系结石，俗称尿结石、尿石症，是泌尿系统较常见的疾病，它可以发生在人体泌尿系统包括肾脏、输尿管、膀胱、尿道的任何部位。发病

率男性大于女性，上尿路（肾脏、
输尿管）大于下尿路（膀胱、尿
道），且复发率较高。

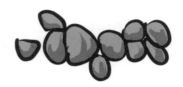

泌尿系结石

小儿泌尿系结石的发病率低于
成人，占2%~3%。结石大小不一，
形态各异，通常是由多种盐类混合
形成。年龄、性别和地域是影响结
石成分的因素。小儿泌尿系结石成
分与成人相似，最常见的仍然是草
酸钙，其次是磷酸钙。

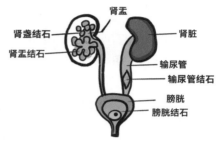

泌尿系结石好发部位

2　为什么会得泌尿系结石？

"是不是水喝少了？"随便问一个家长得到的几乎都是这样的回答。
这可能是大家的普遍认知，这个也没错，但只是泌尿系结石形成的原因之
一。泌尿系结石的形成机制主要有以下几个方面。

（1）代谢性疾病：如高钙尿症、高尿酸尿症、低镁尿症等。

（2）饮食因素：维生素D、动物蛋白摄入过多，纤维素过少，饮水
少，尿浓缩，易形成尿结晶。

（3）泌尿系感染：感染性结石占所有结石的5%~15%。

（4）先天性泌尿系统畸形：尿路梗阻引起尿流不畅，易导致尿盐结晶
形成和滞留。

（5）其他：泌尿系异物、营养不良、地区差异、饮水水质等因素均与
结石发病有关。

（6）特殊因素：含有三聚氰胺的奶粉易导致婴幼儿泌尿系结石。其他
药物包括乙酰唑胺、维生素D、糖皮质激素、磺胺及头孢曲松钠均可引起
相关泌尿系结石。

儿童泌尿系结石常与感染、畸形、营养不良有关。小儿泌尿系统尚未
完全发育成熟，尿道和输尿管较成人细，结石容易形成梗阻，且复发率较
成人高，家长务必引起重视。

3 **家长如何早期识别孩子泌尿系结石症状?**

儿童泌尿系结石起病隐匿、症状不典型,学龄前儿童及婴幼儿可能有发热、反应差、哭闹、呕吐、拒食等表现。家长可能会发现孩子尿痛、血尿、进行性排尿困难、少尿甚至无尿。

家长们在日常生活中可关注每日孩子的尿量如何,小便颜色是否正常(尿不湿上有无血渍),大龄孩子有没有说腰背部痛、腹痛、尿尿的时候痛,还不能说话的孩子有没有边尿边哭闹,有没有尿了一点点,就哭闹着不尿了,有没有小肚子鼓鼓的,涨得难受又尿不出来?如果有以上症状,就需带孩子去小儿泌尿外科看看是否有泌尿系结石。

4 **泌尿系结石对身体有什么影响呢?**

泌尿系结石对身体的损害主要在泌尿系统,可影响肾功能,还可引起尿路损伤、梗阻、感染或恶变,甚至可能引起肾功能衰竭。

5 **需要做些什么检查?**

(1)泌尿系超声:超声是首选方法,检查简便无创伤,孩子配合度稍高,且可以发现2毫米以上的结石。

(2)尿路平片(KUB):KUB辐射低,检出率高,可以发现约90%以上泌尿系结石,且能大致确认结石的位置、大小、形态和数量,初步判断结石的化学性质。

(3)血液分析和尿液分析,重点关注肾功能和尿常规。

6 **孩子有泌尿系结石,怎么办呢?**

"多喝水,多跳一跳、蹦一蹦,把结石蹦出来就好了!"这是一个办法,但可不是全部的泌尿系结石用这个方法都有用。

小儿泌尿系结石治疗的原则是:尽最大可能保护孩子的肾功能,尽早清除结石、解除梗阻、减少并发症。在选择治疗方案时,临床医生会对孩子结石的位置、成分、大小、数量、解剖结构及其全身情况综合考虑后,再为孩子制订个体化的治疗方案,尽量避免创伤,减轻孩子痛苦。

(1)保守治疗:如结石小于5毫米,未引起梗阻等并发症,可选择暂时观察或保守治疗,就是家长都知道的要多喝水,多做跳跃运动,必要时

可给予解痉、镇痛及其他对症药物治疗，以促
进结石排出。保守治疗过程中需根据医嘱复查
彩超，以监测结石位置及有无并发症发生。

（2）手术治疗：对于≥5毫米、引起尿路
梗阻、反复尿路感染或反复腹痛的小结石，医生
会考虑采用外科方法干预，如体外冲击波碎石术
（ESWL）、经皮肾镜碎石取石术（PCNL）、输
尿管镜碎石取石术（URL）、开放手术治疗等。

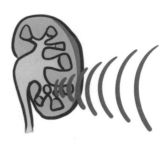

体外冲击波碎石术

7　术后需要观察些什么？

术后待可以饮水进食后，要鼓励孩子多饮水、勤排尿，观察排尿是否
顺畅，刚开始排出的可能会是淡血性的小便，家长不用太紧张，可以先暂
时观察，一般会慢慢恢复成淡黄色，如果血性小便持续性增多则需通知医
生对症处理。

还需要收集小便，排出的小便用纱布过滤，检查是否有结石，如果结
石排出，应收集起来送检进行结石成分分析。

8　居家护理如何预防复发？

"我的孩子才碎石没多久，这又有结石了，是不是上次碎石没碎好哦？"

家长们请注意，泌尿系结石的发病率和复发率都高，医生也很头疼这
个问题，因此我们更需要注意的是如何预防复发。

（1）多饮水：让孩子养成多饮水的习惯，饮料、奶制品不算，这些东
西喝太多也没啥好处。多饮水，喝得多就尿得多，一方面尿液对整个尿道
起一个冲洗的作用，另一方面尿液被稀释，就可以减少尿结晶的形成。

（2）调节饮食：根据孩子的代谢状态、结石的成分调节食物构成。诊
断为高钙结石的孩子应减少含钙食品的食入，少食牛奶、豆制品、坚果等。
草酸盐结石要限制菠菜、番茄、花生的摄入。鼓励孩子多进食高纤维食品。

（3）不要盲目补钙，儿童身体对钙的吸收有限，过度补钙可能造成钙
的沉淀，建议补充足量但不过量的钙。

（4）对于复发的结石要及时去医院做结石成分分析，查找病因，有针
对性地选择用药，预防复发。

（5）督促孩子适当运动，避免肥胖。

专家温馨提示

1. 对家长的话

（1）孩子年龄小，不会表达、表达不全，家长们应多主动观察，善于发现。

（2）调整喂养方式，避免高危饮食导致结石复发。

（3）现代医学技术的发展迅速，大部分泌尿系结石通过无创或微创的手术就可以得到治疗。

（4）对于泌尿系结石，家长们不要觉得只与饮水多少有关，泌尿系结石形成原因多种，必要时应完善检查，查找病因。

最后想告诉家长们的是，小儿的泌尿系结石不容忽视，需要家长们耐心仔细地观察，早发现早治疗，根据结石的位置、大小、成分，配合医生选择合适的治疗方案。另外，结石仅是体内代谢异常的表现，去除结石并不是治疗的结束，分析结石成分，查找病因，针对性治疗并预防结石复发更为重要。

2. 对孩子的话

（1）纠正不良饮食习惯，多饮水，多食粗纤维食品。

（2）适当运动，避免肥胖。

知识拓展

关于结石复发

泌尿系结石的患病率和复发率居高不下，如何从病因预防结石复发是临床医生日益重视的问题。而结石成分分析在其中起到了不可替代的作用，它是指通过物理或化学的方法分析结石组成的成分，探究其成因，以指导家长给孩子建立正确的饮食、生活习惯，是预防结石复发的关键环节，结石的"病理"检查结果，对其预防和复发率都有重要提示。

（编写：张婷　审核：黄一东、黄文姣）

第六节

前路不通，后路不泄——"压力山大"的肾

> 　　一些准妈妈在做产检的时候，B超检查发现胎儿有肾积水，一下就慌了：什么是肾积水？严重吗？能治好吗？这个孩子还能要吗？……

1 什么是肾积水？

　　肾积水是指肾盂输尿管连接部梗阻导致尿液从肾脏排出受阻，引起肾盂内压力升高，继而肾盂和肾盏逐渐扩张，最后肾实质受压后萎缩，同时肾分泌功能减退。该疾病是产前筛查较常见的胎儿异常，新生儿出生以后的患病率为1/1 500，男女比例大概为2∶1，并且多出现在左肾（66%）。其发病率在小儿泌尿生殖系统疾病中仅次于隐睾和尿道下裂而位居第三，在泌尿系梗阻中居首位。

2 肾积水有什么表现，家长如何能发现？

　　"那这个病有哪些症状呢？我的孩子彩超检查是肾积水，但是我看他和健康的孩子没有什么不一样啊。"很多家长可能都有这样的疑问。肾积水根据严重程度可分为以下几类：

　　（1）轻度肾积水：可没有任何症状。目前，产前超声筛查对发现先天性肾积水很有效。据相关统计，有轻度肾积水的胎儿，其中80%产前有可能会自行缓解。

　　（2）中重度及梗阻严重的肾积水：通常会有以下表现，需要家长在日常生活中注意：

　　①腹部肿块（新生儿及婴儿中可有一半以上）：这是大部分中重度肾

积水常见的早期症状之一，最易被家庭照护者发现。正常的情况下，小儿下腹部两侧是柔软的、对称的，家长在孩子熟睡时摸到包块或平卧更换尿不湿时发现腰部两侧隆起程度大小不一致需引起重视。

②尿路感染：多因反复出现发热及脓尿就医后进一步诊治发现而确诊。

③消化道功能紊乱：由于腹部逐渐被扩张的肾脏占据，孩子胀得难受不愿进食，引发食欲缺乏、厌食、恶心等症状。

④年长儿可诉间歇性腰腹痛。

（3）双肾积水：出现双肾积水时家长必须引起重视，尽早就医诊断评估，以免影响双侧肾功能恢复。

3 需要做哪些检查？

不同检查项目侧重点不一，最终目的是全面评估肾脏功能，为是否手术、手术方案制订提供依据，以下是检查肾积水较常用的检查项目。

（1）B超检查：最简单、安全，对孩子又无损伤，且可反复进行；既可以判断包块的性质，又可以判断包块大小及位置；不论产前产后，都是肾积水初诊的检查方法。

（2）静脉肾盂造影（IVP）：可明确患肾形态、扩张的情况、肾功能及梗阻部位，但有了CT尿路造影（CTU）和磁共振尿路水成像（MRU），IVP的重要性较前下降。

（3）CTU：检查快、成像质量高，可从多个角度分析病变。

（4）MRU：无放射暴露，对液体和软组织的成像好，但成像质量较CTU稍差。

（5）放射性核素肾图（SPECT）：常用来评估肾脏的血运情况及吸收、分泌、排泄功能，但是该检查只能反映肾功能，不能显示出肾脏结构的变化，不能够做出病因的诊断。

（6）排尿性膀胱、尿道造影：当合并输尿管扩张或反复泌尿系统感染时，通过排尿性膀胱、尿道造影可以判断是否由膀胱、输尿管反流引起的肾积水。

4 医生如何判断孩子要不要手术？

对于产检时发现胎儿肾积水，需要一个动态的观察过程，大部分产检时发现的胎儿肾积水是生理发育性（非梗阻性）的问题，随着时间推移逐渐消失，无须手术。

如为病理性（梗阻性），出生后需规范地进行超声随访，观察发现积水持续加重或者并发感染、结石等，需尽早手术治疗。总体来说，手术疗效佳。千万不要看见"先天性肾积水"就以为这个孩子就不能要了，不要盲目流掉胎儿，造成终身遗憾。

⑤ 什么时候做手术？用哪种手术方式？

医生在完善相关的影像学检查、肾功能检查后，会根据小儿的年龄、体重和积水情况，安排最合适的手术时机及方式。

目前较多见的微创手术治疗方式有：腹腔镜手术、达芬奇机器人辅助手术、肾盂内切开手术、球囊扩张术、双J管植入术等。

⑥ 如何评估肾积水术后恢复情况？

手术的目的是解除肾盂输尿管交界处的梗阻，解除梗阻后，肾脏尿液排泄通畅，肾内压下降，肾盂扩张逐渐减轻。

已经明显扩张的肾脏集合系统术后很难恢复到正常的形态，故大部分病例术后彩超仍然提示有肾积水，这是正常现象。肾积水术后检查如显示肾脏积水减轻或稳定、肾皮质增厚、腰腹部疼痛消失就达到了治疗目的。

⑦ 居家护理需要注意什么？

（1）注意小儿饮食清淡，不宜过咸。

（2）并鼓励小儿多饮水、勤排尿。

（3）注意个人卫生（尤其是会阴部）。

（4）还在穿尿不湿的婴幼儿需要家长们勤换尿不湿，保持会阴部清洁干燥，以免发生尿路感染。

（5）如果出现了反复发热、腹痛等不适症状，需及时就诊。

⑧ 肾重复畸形又是怎么回事？

除了肾积水，肾重复畸形也可以在产检时被检查出来，也就是我们常

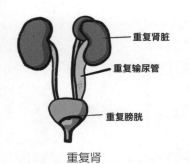

重复肾脏

重复输尿管

重复膀胱

重复肾

说的重复肾。重复肾也是一种先天性肾脏畸形。通俗来讲，原本应该是一个肾的地方长出了两个肾，两个肾融合在一起，里面的结构又相互分开，形成两套相互独立的肾盂肾盏系统；重复肾可以没有症状而不被发现，也可能出现尿路感染、结石，或者合并肾积水而需要手术治疗。

9 您知道肾发育不良和肾发育不全吗？

有家长可能就要说了，这肾发育不全和肾发育不良不就是一个意思吗？虽然只有一字之差，意思可就是千差万别了，那我们就来仔细说一说。

肾发育不良又叫多房性肾囊性病变，是胚胎结构的分化不良，肾失去了正常形态，体积大小不一，外观就像一堆葡萄一样，没有正常的肾组织。产前B超可以检查出。最明显也是最常见的症状就是腹部肿块，出生后家长在给孩子洗澡或者做儿童保健的时候容易被发现。这个病的治疗方法就是手术切除患侧肾，一般在小儿6月龄至1岁时进行。

肾发育不全时，肾的外形就是正常的，仅仅为肾单位数目减少，所以它

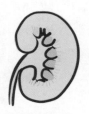

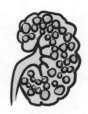

正常肾形态　　　肾发育不良

的体积就比正常肾小，一般要小50%以上，看起来像一个蚕豆一样，有些甚至小得连B超检查都不易发现。由于肾发育得不全，它的功能也就微乎其微，或者根本就没有功能，因此，手术切除这个小肾是较为理想的治疗方式。

专家温馨提示

1. 对家长的话

（1）越来越多肾脏先天性疾病可以通过产检进行早期筛查，准妈妈一定要重视并按时产检，发现问题不要慌张，调整心态，在医生的指导下动态监测胎儿的肾脏发育。

（2）大部分产检时发现的胎儿肾积水是生理发育性的问题，家长们不要过于担心。

（3）肾积水严重程度会影响到肾脏功能，需手术治疗的情况万不可拖延，不要因为小问题耽误治疗而拖出大毛病，双侧肾脏同时出问题家长务必高度重视。

最后想告诉各位家长的是，先天性肾积水、重复肾、肾发育不良、肾发育不全这些疾病并不是不可治愈的，产检发现这些问题不要惊慌，更不要轻易放弃这个小小的生命，及时就医，咨询小儿外科专科医生才是正确选择。

2. 对孩子的话

（1）大龄孩子术后需配合多饮水。

（2）对于做了单侧肾脏切除的孩子，要注意肾脏功能的保护。

知识拓展

达芬奇外科手术系统治疗儿童肾积水的进展

达芬奇手术机器人系统是一种高级的腹腔镜系统，它是目前世界上最先进的微创外科手术系统，有着极好的视觉和器械控制系统，其光学镜头能够为术者提供放大10倍后的 3D 显像，医生可以根据需要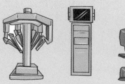

达芬奇机器人

调节手术视野。达芬奇EndoWrist专利可转腕手术器械拥有七个自由度，能够在狭窄的解剖区中操作，比人手更灵活。

与成人相比，儿童的组织器官更小，各种血管、管道更细，手术要求更精准，而在机器人的放大镜头下，可进行精细的分离与缝合，有助于医生完成更复杂的重建手术。

（编写：张婷　审核：黄一东、黄文姣）

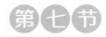

孩子尿床不要骂，小心疾病找上身

家里有小孩子尿床，奶奶辈一般会嘲笑几句"哎哟，羞不羞哦，那么大了还尿床"，接着也不知道是安慰孩子还是安慰自己"没事，长大点儿就不尿了"。那么事实确实是这样吗？尿床这件事儿不用治疗，真的随着年龄增长就能消失吗？

1 尿床需要处理吗？

尿床在医学上被称为"遗尿症"，是指5岁以上儿童每月至少发生2次夜间睡眠中不自主漏尿症状，7岁及以上儿童每月至少尿床1次，且连续3个月以上，没有明显精神和神经异常。主要表现为睡眠过沉，难以被叫醒，熟睡时不自主排尿。

严重遗尿症：指每周尿床夜晚数＞4次。

顽固性遗尿症：指经过行为治疗、遗尿警铃和去氨加压素等正规治疗3个月后疗效欠佳或者停药后复发。

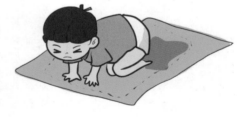

2 遗尿症的分类有哪些呢？

（1）根据病因分类：①原发性遗尿，即尿床现象从婴儿期开始，一直存在。②继发性遗尿，是指孩子停止尿床半年以上后又出现尿床。

（2）根据症状分类：①单症状性夜间遗尿，仅在夜间尿床，没有尿频、尿急等下尿路症状。②非单症状性夜间遗尿，除夜间尿床外，还出现下尿路症状或膀胱功能障碍，如尿频、尿急、尿失禁、排尿困难、下尿路疼痛等。

3　遗尿症的病因是什么？

目前遗尿症的发病机制尚不完全清楚，常见的致病相关因素有以下几个。

（1）遗传因素：有相关研究报道，如果父母一方有遗尿症病史，孩子遗尿症的发生率为44%，父母双方均有遗尿症病史，那么孩子遗尿症的发生率会高达77%。

（2）睡眠觉醒功能异常：睡眠觉醒功能异常指夜间睡眠过深，很难被叫醒。

（3）抗利尿激素分泌失常：夜间抗利尿激素分泌不足或敏感性下降，不能浓缩尿液，而使得夜间产生大量尿液。

（4）膀胱尿道功能异常：若孩子本身膀胱容量变小，或者因夜间逼尿肌过度活动使得膀胱容量小，都有可能使得患儿的膀胱不能存储大量尿液而尿床，其他如尿道括约肌不稳定和控尿功能发育延迟也可能导致孩子尿床。

4　遗尿症的危害有哪些呢？

（1）心理和行为上的危害：研究显示，有20%～40%遗尿症孩子会伴随精神或行为异常，尤其是长期遗尿的孩子，孩子可能会性格孤僻内向、自卑、缺乏自信，以及表达能力低下，害怕与人交往，恐惧集体生活等。

（2）生理上的危害：遗尿症还可能严重影响孩子的生长发育和生殖发育，如出现大脑功能发育迟缓、身材矮小、生殖功能受损、免疫力降低等。

（3）并发症：皮疹或尿路感染。如果被尿液浸湿的衣物和床单未能及时更换，可能会损害孩子的皮肤或引发感染。

5 遗尿症会自愈吗？

长辈说的"孩子长大了就不会尿床了"是真的吗？这个说法不完全正确。遗尿症是具有自愈倾向的，在生长发育期每年约有15%的遗尿症儿童自愈，但最终仍有1%~2%儿童遗尿症状会持续到成年。

6 遗尿症的治疗方法是什么？

遗尿症的治疗原则：重视基础治疗，依据病因和临床分型选择治疗方法。

基础治疗

（1）作息和饮食调节：规律作息时间，早睡早起，睡前2~3小时不再进食和大量饮水，临上床前督促孩子把小便排干净；晚餐定时、宜早，清淡饮食，少油少盐，饭后不宜剧烈运动或过度兴奋。

（2）行为治疗：培养孩子日间规律排便、睡前排尿的习惯。

（3）觉醒训练：在孩子膀胱充盈至即将排尿时将其从睡眠中完全唤醒至清醒状态排尿。（"完全唤醒至清醒状态"是指问孩子一个问题，回答正确即为清醒状态，比如"13加23等于多少？"）

（4）心理治疗：强调家庭需认识到尿床或尿裤子不是孩子的错，避免责怪，应鼓励其正常学习和生活，帮助其树立治疗信心，减轻心理负担，积极参与治疗。

（5）膀胱功能训练。

①排尿中断训练：在每次排尿过程中让孩子有意识地中断排尿，并自己从1数到10，然后再把剩余的尿排尽。这有助于锻炼盆底肌肉，提高控制排尿的能力。

②憋尿训练：膀胱容量小的孩子，可适当在白天有尿意时尽量憋住，每天训练1~2次，可扩张膀胱，减少夜间排尿次数。

警铃疗法

警铃疗法指孩子在夜间睡眠中发生尿床时，感应器警铃响起唤醒孩子，若不能唤醒则需要孩子的监护人将其唤醒，让孩子在清醒的状态下排尿，反复训练，以期最终能使其感受到尿意而自己醒来排尿。

注意事项：

（1）需每晚坚持使用，使用期间睡前不必限水，家长夜间不可提前唤醒孩子。

（2）警铃需连续使用2～4个月或使用到连续14天不尿床，通常使用8～10周起效。

药物治疗

（1）去氨加压素为抗利尿激素类似物，主要通过肾脏增加水的重吸收，从而减少尿量。

注意事项：

①在临睡前1～2小时服用，服药前1小时和服药后8小时限制大量饮水，服药后1小时左右提醒孩子排尿。

②常见不良反应有头痛、恶心、呕吐等。

③不可擅自停药，需遵医嘱用药。

（2）M受体拮抗剂和β_3-肾上腺素受体激动剂，如托特罗定、奥昔布宁、消旋山莨菪碱、索利那新和米拉贝隆等，适用于排尿日记提示膀胱容量小或尿动力学检查提示有逼尿肌过度活动的孩子。

①注意事项：①遵医嘱用药，每个疗程需3～6个月。②注意口干和便秘等不良反应。

（3）盐酸甲氯芬酯适用于伴有夜间唤醒困难的遗尿症孩子。

注意事项：需睡眠半小时口服。

（4）丙米嗪适用于对警铃疗法、去氨加压素和M受体拮抗剂治疗均无效的大龄遗尿症孩子。

①注意事项：①睡前服药。②最严重且罕见的并发症是心脏毒性和肝毒性。

（5）中医药及针灸治疗。

其他治疗

包括经皮神经电刺激、盆底生物反馈治疗等。

专家温馨提示

1. 对家长的话

（1）5岁及以上的孩子尿床需引起重视。

（2）孩子经常尿床或尿裤子可能是生病了，家长不应责骂，应该鼓励孩子，树立其信心，遵医嘱积极治疗。

（3）了解孩子在尿床期间的饮食和作息习惯，是否存在尿急、尿痛等症状，白天是否有尿裤子的现象等，在决定来医院检查前可先记录一周的排尿日记。

（4）在治疗期间严格遵医嘱训练及用药。

（5）近年来我国儿童遗尿症的发生率有上升的趋势，调查研究显示可能与尿不湿使用增多和把尿训练减少有关。尿不湿使用时间越长，把尿时间开始越晚，遗尿症的发生率就越高。家长可以在孩子婴幼儿时期把握这两者的使用时间，以降低今后孩子遗尿症的发生率。

（6）孩子有便秘的问题需及时处理。

（7）家长千万不要受传统观念的影响而忽视了孩子尿床的问题，如果孩子存在逐渐加重的集中注意力或学习困难、孤僻、暴力倾向等，应及时到精神科就诊。

2. 对孩子的话

尿床不可怕，不要担心，按照医生的话做，好好配合，就会快快好起来的。

知识拓展

排尿日记

排尿日记指在一定时间内采用特定的表格连续记录自然状态下的排尿相关数据，包括每次排尿的时间、尿量及其他参数等。排尿日记可以计算孩子功能性膀胱容量和夜间尿量，判断是否有下尿路症状和烦渴症等，以决定是否需要进一步检查。

学龄期的儿童需连续记录1周尿床的情况（包括晨起首次排尿量）+2天（周末）白天的排尿情况（如表1-5-7-1和表1-5-7-2）。

表1-5-7-1 夜间排尿日记表

日期	入睡时间	入睡尿垫重量（g）	晨起尿垫重量（g）	晨起首次排尿量（ml）	是否尿床（是为"√"，否为"×"）
周一					
周二					
周三					
周四					
周五					
周六					
周日					

日期	夜间尿量（ml）	夜间产尿量（ml）	备注
周一			
周二			
周三			
周四			
周五			
周六			
周日			

注：入睡时称尿垫重量，第二天早上起床后称尿垫重量，记录夜间排尿量；起床后上厕所并记录尿量，夜间产尿量由医生填写，备注需填写是否按要求睡前排空膀胱及睡前2小时限水等。

表1-5-7-2 24小时排尿日记表

日期：

饮水		排尿		备注
时间	饮水量（ml）	时间	排尿量（ml）	

注：需记录白天和夜晚饮水和排尿的时间、量，备注填写有无尿急、尿失禁、便秘等。

（编写：李方勤　审核：黄文姣）

第六章　四肢、脊柱及创伤疾病

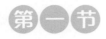

小儿多指、并指、马蹄足

　　一些家长在孩子出生后，发现孩子手指/足趾多了一根、指（趾）头连在一起或者足部畸形，不知道该怎么样处理、什么时候是最佳处理时间、处理后会不会有后遗症等等。针对家长们关心的问题，我们接下来一一解答。

【多指】

1　什么是多指？

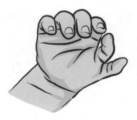

拇指多指

　　多指是小儿手部最常见的先天性畸形之一，出生后仅凭外观即可诊断，表现为正常手指外多余的赘生指或手指的重复畸形，部分可同时伴有并指、短指等畸形。

2　先天性多指畸形会不会是遗传呢？

　　这需要根据多指畸形的具体位置来判断。如中指和小指多指多为常染色体显性遗传，但桡侧多指（大拇指侧）大多数为散发，与遗传因素无关。

3 先天性多指畸形分几类？

根据多指的解剖位置可分：桡侧多指，尺侧（轴后）多指和中央型多指（示指、中指、环指重复畸形）。其中桡侧多指最为常见。从外观简单分三类。

（1）多指仅由皮肤、软组织组成，形成一个"肉赘"，其内不含骨骼、关节或肌腱，仅以一个狭细的皮肤软组织蒂与正常手指相连。

（2）多指包含骨骼、指甲及肌腱等组织，但发育不完全，外形和功能上也有缺陷。

（3）完全额外的手指，具有相对完整的类似正常手指的结构，如骨骼、指甲、肌腱及神经血管等，具有相对较好的外观和功能。

4 辅助检查有哪些？

多指畸形除了常规的术前查体，还需要一些辅助检查。部分在胎儿期可通过产前超声明确，出生后如需手术，医生还会开具X线检查，这样不仅可以明确诊断，还可以了解多指的骨性状况，为手术提供依据。对于复杂的疑难病例，也可行螺旋CT检查、三维立体重建，进一步明确畸形类型和程度。

5 多指切除手术需要全身麻醉吗？全身麻醉对孩子有没有影响、安不安全呢？

如果多指是上述的第一种情况，只是一个"肉赘"，则可以进行局部麻醉。其余的多指类型则需要进行全身麻醉，很多家长对儿童全身麻醉的影响心存疑虑。由于多指手术时间很短，一般在半小时以内，所用的麻醉剂量小，麻醉时间短，对孩子来说相对安全，几乎没有影响。

6 多指的治疗方法是什么？

多指需要根据不同分类来进行手术矫正，总体原则是切除较小指，保留优势指，重建周围肌肉、关节囊，起到明显改善外形，改善功能的作用。

7 什么年龄治疗多指合适呢？

只是一个"肉赘"的多指，建议出生后尽早局部麻醉（简称局麻）下切除，否则存在扭转坏死后继发感染，甚至败血症风险；骨性畸形的多指可随年龄增长而加重，影响正常手指发育，同时也可对儿童心理造成影响，因此只要没有麻醉禁忌证如先心病、肺部发育畸形等，大多数病例可于6~12月龄进行手术，不需要急诊手术。一些较复杂的多指畸形，如同时合并其他手部畸形，或拇指稍增宽，X线检查显示拇指重复等，则建议在18月龄时手术重建，尽量不晚于3岁。

8 多指畸形需要做几次手术？

大多数多指畸形仅需一次手术就可以解决问题，但由于幼儿处于生长发育旺盛期，随着生长发育，部分孩子可出现切除部位骨骼增生、手指偏斜、瘢痕形成等问题，则可能需要再次进行手术修复。

9 术后并发症有哪些？

多指切除术后可能出现感染、关节不稳定、手指歪斜、活动受限、瘢痕挛缩等。

10 术后该怎么预防并发症呢？

应加强营养，清淡饮食，保持伤口清洁干燥，必要时遵医嘱口服抗生素，如有克氏针，则需保持克氏针妥善固定，防非计划拔出，避免感染，定期随访，在医生指导下进行康复治疗。

因为儿童处于生长发育期，多指手术之后，患儿仍可能出现诸如偏斜畸形、功能障碍等多种问题，需要常规术后1、3、6、12个月复查，之后仍需要观察其保留指的发育情况，直至成年，必要时也需要进行支具治疗。因此，定期随访，也是预防并发症的必需选项之一。

11 术后会不会留疤呢？

术后大部分孩子可出现少许色素沉着，部分瘢痕体质的孩子可能瘢痕较明显，可根据需要合理使用瘢痕贴。选择皮肤折纹入路及恰当的皮瓣设计，也可以减少瘢痕。

【并指】

1 什么是并指?

并指畸形是手部最常见的畸形之一，是指相邻手指或两个以上指的软组织或骨发生的先天性病理性相连所导致的畸形。并指畸形可单独出现也可在许多综合征中出现，合并多指、细指、短指、分裂足、血管瘤、肌肉缺如、脊柱畸形、漏斗胸和心脏畸形等。其中多指畸形最为常见。

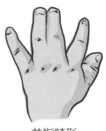

并指畸形

2 并指分类有哪些?

常见的并指分类有：完全性并指，是指两个手指完全并在一起；部分并指，是指两个手指部分并在一起；单纯性并指，是皮肤软组织相连；复杂性并指是骨性相连，可表现为甲融合。

3 如何辅助检查?

X线检查：并指同多指一样，出生后仅凭外观就能判断，但骨与关节情况肉眼是不可见的，故需要X线检查了解骨与关节情况。

4 并指一定要手术吗?

虽然有些并指对手功能影响不明显，不进行手术也不妨碍正常的生活和工作，但手外观的畸形在一定程度上会影响孩子的心理健康，尤其是随着生活质量的提高，即使只是对手外观美观的追求也会促使很多孩子和家长产生手术治疗的要求。

5 并指手术时机是什么时候?

诊断明确的患儿，通常生后18个月左右，出现畸形加重或骨性偏移，需提前治疗，所有外科手术治疗需在学龄前完成，若同一手指两侧有多指、并指，建议分次手术，两次手术之间间隔3个月以上；但在技术成熟的机构也可以考虑一次成形，术中操作需要特别注意避开血管神经，避免其损伤。

6 并指的手术治疗方式是什么？

传统的治疗方法通常采用并指纵行分离后指蹼间植皮修补缺损的方法进行治疗。然而，由于植皮范围较大，儿童生长发育过程中植皮区赶不上手指的生长，同时植皮一旦不存活极易产生瘢痕，传统手术术后容易产生植皮坏死、瘢痕挛缩继而导致畸形、手指发育受限、植皮区色素沉着等问题。

目前，通过诸如双翼皮瓣等手术方法，已经基本上不需要植皮。这些新的皮瓣设计方法主要的优点是：皮瓣颜色、质地与周围皮肤一致；皮瓣能够完全重建指蹼，基本覆盖周围缺损皮肤；基本无须植皮，节省手术时间，患者恢复快，较传统手术疗效大大提高。

7 术后并发症有哪些？

血液循环障碍、感染、伤口裂开，皮肤坏死等为早期并发症，瘢痕增生/挛缩、甲畸形、屈伸功能受限等为晚期并发症。

8 术后并发症该怎么预防呢？

同多指一样，应加强营养，清淡饮食，保持伤口清洁干燥，如有克氏针，则需保持克氏针妥善固定，防非计划拔出，避免感染，必要时遵医嘱口服抗生素，定期随访，在医生指导下进行康复锻炼治疗。

【先天性马蹄足】

1 什么是先天性马蹄足？

先天性马蹄足（即先天性马蹄内翻足）是小儿常见的先天性足畸形之一，即出生后一侧或两侧足呈现程度不等的畸形，该疾病出生即可通过肉眼观察所见，其典型外观为：前足内收内旋、后足内

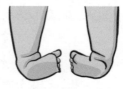

双侧先天性马蹄足

翻、踝关节下垂畸形。该疾病发病率为0.1%~0.2%，男孩多于女孩，两侧同时受累者约占50%，如未得到及时治疗，将影响儿童骨与关节的生长发育，甚至导致严重残疾。

2 父母双方或者单方有先天性马蹄足，子女会遗传吗?

先天性马蹄足的病因尚不清楚，可能与遗传有关，也可能与基因突变、神经肌肉病损、胎位不正、后天环境、组织结构异常等有关。有研究表明，父母双方有先天性马蹄足，子女患病率为15%，父母单方有先天性马蹄足，子女患病率为3%~4%。

3 先天性马蹄足治疗方式有哪些呢?

目前首选治疗方法是Ponseti系列石膏治疗（包括传统及近年的快速Ponseti）；没能及时进行Ponseti治疗或者大龄的残余畸形者，可以考虑手术治疗，具体治疗方式需专科医生根据患儿情况制订具体治疗方案。

4 Ponseti石膏是怎样矫正先天性马蹄足呢?

Ponseti石膏治疗法：通过对患足的按摩和多次贯序石膏（一般4~8次），逐渐矫正先天性马蹄足的弓形足、前足内收、距下关节复合体内翻畸形。在接受Ponseti石膏固定后，部分患儿还需要通过一次微创跟腱松解手术矫正马蹄足畸形，最后还需佩戴支具至4~5岁。

5 Ponseti石膏矫正后能不佩戴支具吗?

支具的合理佩戴可以减小复发率，一旦佩戴不规范，80%的病例会复发，长期合理佩戴复发率可降至6%。

6 Ponseti石膏治疗时机?

新生儿期是治疗的最佳时期，患儿出生后一周就可以采用Ponseti石膏治疗。

7 孩子出生后未能及时发现和积极治疗，现在年龄较大，还能进行Ponseti石膏治疗吗？

可以的，越早治疗效果越好，9个月前开始Ponseti石膏治疗是最有效的，9~28个月开始治疗仍然可以矫正全部或多数畸形，但是治疗所需的时间会更长，患儿使用石膏会更痛苦，风险更高，需要综合评估。

8 Ponseti石膏治疗效果怎么样呢？

Ponseti石膏治疗能尽可能获得并保持患足踝部的正常结构和功能，还孩子一双柔软的、无痛的、可以正常行走的脚。然而，由于先天性马蹄足是骨骼、肌肉、肌腱的综合性畸形，无论采取何种治疗方式，单侧先天性马蹄足患儿可能出现患侧足较正常足略短（平均短1~3厘米）或略细（平均细约0.4厘米），下肢的长度虽无改变，但患腿可能略细（平均细2~3厘米）。

9 做过手术的孩子，还能进行Ponseti石膏治疗吗？

可以的。Ponseti石膏治疗适用于以下几种情况。

（1）未经治疗的马蹄足。

（2）非典型或复杂型马蹄足。

（3）经过物理、石膏或手术治疗之后残余畸形或复发的马蹄足。

（4）脊髓脊膜膨出或多关节挛缩症等综合征伴发的马蹄足。

10 是不是所有的先天性马蹄足都可以用Ponseti石膏治疗呢？

不是的，Ponseti石膏治疗不适用于以下这几种情况。

（1）伴有中枢神经系统疾病的孩子，如脑瘫。

（2）伴有肌肉疾病的孩子，如肌营养不良症。

（3）伴有周围神经疾病的孩子，如Charcot-Marie-Tooth综合征（进行性腓骨肌萎缩症或遗传性运动感觉神经病）。

（4）伴有神经肌肉疾病的孩子，如脊肌萎缩症。

（5）其他的先天性足部疾病，如跟骨外翻畸形、垂直距骨、跖内收畸形、扁平足等。

专家温馨提示

1. 对家长的话

（1）发现孩子多指、并指、足部畸形，家长勿过度担忧，及时就医，尽早干预，避免影响正常手指和足趾发育。

（2）关注孩子心理状态，多给孩子心理支持，使其保持良好情绪。

2. 对孩子的话

（1）发现多指、并指、足部畸形，尽量保持良好心情，积极配合医护人员，尽快完成检查和治疗。

（2）当你有任何担心时，都可以向家长、医护人员倾诉，大家都会一起积极帮助你解决问题，减少你的困惑。

知识拓展

多指畸形常见合并症

（1）多指畸形最常见的是伴发心血管系统、神经系统或泌尿系统的畸形，例如先天性心脏病、先天性脑发育不良等，对怀疑有异常的孩子应进行全面系统的体格检查。

（2）成角畸形：由于多指切除后瘢痕挛缩，牵拉拇指末节向一侧偏斜，以致指尖关节不平，形成一定角度的弯曲，拇指无法伸直。

（3）指间关节不稳：术后拇指的关节只能做屈伸动作，不能左右摆动，因而会出现捏物无力，握笔不稳，这是切除多指时没有修复侧副韧带的缘故。

（4）骨赘形成：多指切除时孩子年龄偏小，手术中不能充分切除多指的指骨，留下一个残端，或者切除多指时残留的骨膜逐渐骨化，随之年龄的增长，又形成了一个"复发性多指"。

（5）外观细小：如果对"孪生拇指"，只是简单地切除多余的手指，留下的拇指必然较对侧细小，外形很不美观。

（6）"z"字畸形：主要是在复杂型的多指进行切除时，忽略了一些精细的"工序"，以致手术后，指间关节偏斜，形如"z"字畸形，这是多指切除后最复杂的一种畸形。

（编写：田晓娟　审核：杨晓东、黄文姣）

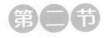

孩子双下肢皮纹不对称，一定会有发育性髋关节脱位吗？

随着儿童保健在国内不断普及，越来越多家长开始重视孩子的步态。

孩子双下肢皮纹不对称怎么办？

孩子走路像小鸭子怎么办？

孩子双下肢不等长怎么办？

孩子出生后，经常"并腿"绑，长大后真的可以拥有直直的大长腿吗？

如果您对于孩子有上述问题或疑问，请留意下文对照自查，及时排查有无髋关节发育不良/脱位。

1 什么是发育性髋关节脱位？为什么会发生？

发育性髋关节脱位包括髋关节的全脱位、半脱位及发育不良。发育性髋关节脱位病因很多，用通俗的话来说，就是孩子大腿骨上有个"半球"，在刚刚出生，尤其是半岁以内是非常软的，和捏鼻子或耳朵一样的感觉。这么软的"球"在髋臼里通常不会太老实地待着，在一定的压力或体位，加之关节囊松弛等综合影响下，这个半球就会发生变形，甚至会从关节窝跑出来，影响髋关节的正常发育，造成髋关节脱位。研究发现髋关节脱位还与臀位生产、遗传等因素有关。

2 什么是皮纹？

皮纹（皮肤皱褶）是人体的一种正常结构，正如我们的掌纹、指纹一样，是终身存在的。双下肢皮纹通常指包括臀部至大腿小腿的皮肤皱褶，比如髋关节周围的臀部皱褶、大腿根部的皱褶以及膝关节上方、踝关节周围的皱褶。婴儿时期大腿处皮纹看起来之所以非常明显，是因为皱褶间的皮下脂肪组织比较丰富，也就是老百姓口中"婴儿肥"，这些脂肪组织会随着年龄的增长逐渐变少。

3 皮纹与发育性髋关节脱位的关系是什么？

临床上遇见的双下肢皮纹不对称主要包括三种情况：数量不对称、深度不对称、高低不对称。皮纹实际上跟发育性髋关节脱位与否并没有必然的联系。在髋关节发育正常的婴儿中，大部分双下肢皮纹是对称的，有统计研究发现，不对称的双下肢皮纹婴儿中，仅有不足20%的婴儿存在髋关节发育不良或脱位。近年来学术界普遍认为"双下肢皮纹不对称"相对于髋外展受限、双下肢不等长等临床体征而言，是诊断髋关节发育不良（或脱位）的临床意义最弱的体征。

如果家长发现孩子存在双下肢皮纹不对称的情况，大可不必焦虑过度，反而如发现孩子有髋关节的弹响弹跳、髋关节外展受限的时候，其提示的作用比皮纹不对称意义更大。

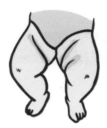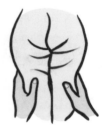

双下肢皮纹不对称

4 发育性髋关节脱位有什么表现，家长在家能发现孩子有这个病吗？

不同发育阶段的发育性髋关节脱位的儿童具有不同的临床特点和治疗方案，原则上越早诊断，越早正规治疗，孩子经受的痛苦越少，家庭医疗支出也最低。细心的家长是能够从日常生活中的小细节发现患儿异常表现的，如居家发现有以下情况务必及早到医院就诊进行筛查。

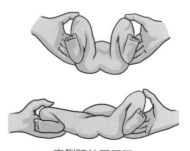

病侧髋外展受限

0~6个月表现

孩子单侧发病的很容易看出来：双下肢不对称、不等长、皮纹不称、患肢活动减少等，病侧髋外展受限。双侧相对不容易被发现，可能只有外展受限，或臀部变得扁宽。

6~18个月表现

6~18个月的孩子大腿骨上的"半球"越变越硬，而且已经逐步开始学习行走，除前述0~6个月表现外，还可能出现学会站立及行走年龄较同龄人晚，步态异常等。

18个月后表现

学会走路之后，除患侧髋关节外展受限外，最明显的表现就是孩子步态异常：单侧脱位时表现为跛行，站立时还可能有代偿性脊柱侧凸；双侧脱位表现为摇摆步态（鸭步）；双侧脱位时孩子臀部明显后突，腰前凸增大。大龄孩子还可能出现行走痛。

⑤ 髋关节发育不良（脱位）如何确诊及治疗？

6个月内

住在城市的父母不用担心，因为我国开始实行社区儿童保健后，一般新生儿在满月后，医生会常规对孩子髋关节发育情况进行筛查，如发现孩子外展受限，活动髋关节会听见响声等，医生会建议孩子行髋关节彩超进一步确诊。偏远地区家长发现孩子有前述可疑表现时，需及时到正规儿童医院就诊。

如确诊患病，6月龄以内是孩子接受治疗的最佳时期，80%~90%孩子通过吊带治疗即可痊愈；吊带治疗的目的是维持髋关节屈髋外展位，就是让孩子大腿骨上的"半球"以最舒适地位置固定在关节窝里不要乱跑，等到关节这颗"软球"逐渐变硬了，髋臼窝加深了，就不容易跑出来了，病就好了。为了保证治疗效果，每天佩戴的时间应该在20小时以上。

6~18个月

此期如果"半球"没在正常的位置，需行骨盆X线检查来确诊。一旦诊断确立，需全麻下行闭合或切开复位+石膏外固定手术。

闭合复位用通俗的话来说就是把影响髋关节外展的"筋"（医学术语为内收肌）切断，再把"半球"复位到关节窝正确的位置，然后包上石膏，摆成屈髋外展位，之后定期更换石膏或支具，通常连续治疗9个月后摄片评估治疗效果。若治疗失败，则最终需转为截骨手术治疗。

开放复位更痛苦一些，部分患儿病情严重医生不能通过闭合复位把"半球"复位到关节窝，在闭合复位同一切口下，还需切开关节囊，清除影响复位的软组织因素后，在直视的条件下把"半球"放回关节窝。

18个月以上

18月龄以上同样采用骨盆X线检查来确诊，确诊的患儿需要采用截骨术治疗，截骨术除了切开前述内收肌外，还需要开切口截断髂骨、股骨；术后2~3个月内孩子不能下地行走，舒适度降低，家庭经济负担大幅增加。

6 发育性髋关节脱位有没有高发因素，在怀孕前或怀孕中可以预防吗？

很遗憾，依据目前的医学技术不能在怀孕前或怀孕中预防该病，但如存在以下因素，孩子发病概率会比较高，需要更加重视出生后的筛查。严重者，延误治疗可导致孩子脊柱畸形。

（1）有明显的家族病史者：有数据表明，家族中已有发育性髋关节脱位的孩子罹患发育性髋关节脱位的概率远远大于普通人。

（2）生产时胎位不正，尤其是臀位生产的孩子：异常的胎位会使髋关节在异常的屈曲位上遭受机械压力，容易引起脱位。

（3）孩子出生后发现患有先天性斜颈、马蹄足、脑瘫、多关节挛缩等疾病者。

7 发育性髋关节脱位出生后可以预防吗？

发育性髋关节脱位并不都是先天原因造成，也可以是出生以后发生的。出生后髋关节正常的小朋友，可能在不正确照料方式下导致髋关节发育不正常。先天的无法控制，但后天的姿势可以矫正。

孩子出生后，需尽量避免"并腿"

这是目前唯一确定的和髋脱位密切相关的不良照料方式。从华西医院小儿外科诊治经验来看，有绑腿习俗地区的小儿该病的发病率的确不低！包裹新生儿，会让其更有安全感，睡得更好，这个观念是对的，但是切记切记，不要在包的时候把腿也捆上。

避免不正确的抱、背、坐

错误的抱、背、坐姿势，会对髋关节产生压力，导致发育性髋关节脱位。在日常的生活中，尤其是孩子出生后的前6个月，需要尽可能采取正确的姿势，让孩子的姿势就像小青蛙一样，使用尿不湿也尽可能挑宽一点。让孩子的髋关节处于外展位置，避免不良的发育。

8 如需手术，术前护理注意事项？

手术前：常规护理请见本书就医篇第三章第二节术前准备，专科护理家长需注意以下两点。

（1）双下肢不等长孩子注意预防跌倒。

（2）术后卧床时间长，需要训练孩子在床上解大、小便。

9 手术后护理注意事项？

常规护理请见本书就医篇第三章第四节术后护理，专科护理家长需注意以下几点。

（1）牵引的护理：保持患肢的温暖，吊带治疗时牵引的重量由主管医生查房后视孩子体重及病情而定，切忌随意增减牵引重量，防止牵引锤着地；防止牵引绳断裂或滑脱；牵引绳上不能放置枕头、被子等物，免影响牵引效果。冬季应注意肢体保暖，可用棉被覆盖或包裹，防止受凉。

（2）石膏的护理：保持石膏清洁固定，不可随意拆卸孩子的石膏。因小儿会阴部组织松弛，术后常出现患侧会阴部肿胀，一般肿胀会在术后2周左右消退，如肿胀特别严重，可遵医嘱用高渗盐水湿敷。

（3）皮肤的护理：保持床单元清洁，接好大小便，防止尿液倒灌入石膏内浸渍皮肤；石膏外固定的孩子，为其垫好骨突处，协助其翻身，防止压疮。

（4）坚持功能锻炼：①术后1~2天被动活动（家属协助孩子运动）石膏外远端关节；②当孩子能耐受伤口疼痛时鼓励主动活动远端关节，主要为足趾背伸、跖屈、踝关节活动及患足抗阻力活动，婴幼儿不配合活动可以挠脚心，促使其主动活动；③石膏内患肢肌肉的等长收缩训练，主要为股四头肌的舒缩活动；④术后7~10天去除石膏前片，孩子卧于石膏后片内妥善固定，鼓励其在石膏内坐起；也可在床尾系一条绳，让孩子拉着绳子慢慢坐起。注意孩子的肢体不能离开石膏后片，且康复活动要循序渐进，不可心急。

专家温馨提示

1. 对家长的话

（1）发育性髋关节脱位出生后致病因素相对明确，出生6个月内尽量避免并腿抱小孩。

（2）出生后发现孩子髋关节的弹响弹跳、髋关节外展受限、步态异常等表现，请及时到小儿外科门诊就诊。

（3）彩超没有放射损害，是6月龄发育性髋关节脱位的首选检查方法。

2. 对孩子的话

（1）小朋友：真希望在你还听不懂话的时候就能得到治疗，这样痛苦会小很多。

（2）大孩子：术后一定要坚持锻炼，以后走路的样子才能美美的、帅帅的。

知识拓展

发育性髋关节脱位治疗小神器——Pavlik吊带

Pavlik吊带方法在1946年由捷克斯洛伐克骨科医生Arnold Pavlik设计的一种吊带，通过保持孩子屈髋屈膝的姿势，使髋关节处于最稳定的位置，在动态下促进头臼共同发育、塑形，达到治疗的目的。虽然Pavlik吊带治疗6个月以下发育性髋关节脱位成功率较高，但仍有部分患儿髋关节不能完全复位或残余发育不良，需后续进一步的治疗甚至手术，Pavlik吊带须在医生的指导下佩戴，佩戴须遵医嘱。

（编写：冯黎维　审核：邹黎、唐学阳）

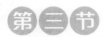

孩子是不想好好走路，还是不能好好走路？

> 常见步态异常相关疾病：生长痛、X形或O形腿、足外翻、"内外八字腿"。

【生长痛】

孩子们经常喊小腿痛、膝盖痛，检查结果又没有什么问题，是需要补钙吗？对于生长痛您了解多少呢？

1 什么是生长痛？

生长痛：生长痛并非疾病名称，而是一种临床症状，因发生于儿童生长期，故称为"生长痛"。

2 生长痛的病因及临床表现是什么？

生长痛其发病的原因尚不明确，现有研究表明生长痛可能与解剖、骨代谢、心理因素、肢体活动强度有关。其好发于3~12岁的健康儿童，常见于小腿、膝关节等部位，于傍晚、夜间出现，白天注意力被事物分散，会忽略自身疼痛感，其疼痛可以自行缓解，疼痛间隙无不适感觉，不影响正常的活动。

3 如何早期识别生长痛呢？

不是所有的腿疼都归为"生长痛"，生长痛是在儿童发育过程中发生的断断续续的疼痛，随着生长发育的逐渐成熟而完全自愈，无后遗症。生长痛无外伤史，不影响正常生活，局部按压可有痛感，但一般不会伴有皮温升高、红肿、发胀的表现。生长痛疼痛程度轻，不随时间加重，以肌肉牵拉疼痛为主要表现。孩子往往昨天诉说左腿痛，今天又诉说右腿痛，疼痛时间相对短，几分钟到几天不等，疼痛缓解后隔段时间又痛。疲劳、运动过度会导致疼痛加重，休息或晨起缓解，这种疼痛随着生长发育自然消失。

4 怎么样鉴别生长痛呢?

根据临床表现，结合临床X线、MRI、血液等辅助检查进一步分析，以及定期复诊来排除生长痛以外的各种疼痛。

5 怎么治疗生长痛呢?

生长痛不需要进行特殊的治疗，但有学者发现孩子白天运动量较大会加剧生长痛的症状，可以考虑适当地热敷、休息来缓解症状。对于挑食、缺钙的孩子可以考虑科学、适量地喝牛奶、补充钙剂，补充孩子生长发育中所需的营养素等。还可采取转移注意力的方法，晚上多花时间陪孩子，可以用讲故事、做游戏、玩玩具、看卡通片等方法来吸引孩子，让孩子忽略自身疼痛感。

【X/O形腿】

孩子在发育过程中，出现X形腿、O形腿怎么办呢?

1 什么是X形腿和O形腿?

所谓的X形腿和O形腿，医学上称为膝关节外翻和膝关节内翻，膝内翻宝宝走路时，双腿叉开，两腿间形状像一对括号，这是典型的O形腿（膝关节内翻）。膝外翻宝宝在走路时夹着大腿，双足之间隔得很远，双腿呈X形，故称X形腿。

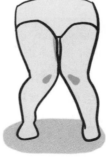
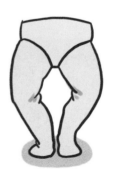

X形腿　　　　　　O形腿

2 X/O形腿病因？

引起X/O形腿的原因有遗传因素、发育性因素、失衡性因素，以及受到外伤或者是其他疾病导致。

3 X/O形腿的临床表现有哪些呢？

绝大多数的O形腿与X形腿都是生理性的，有少数是属于病理性的，以儿童出生后O形腿为主要表现，直到2岁左右，下肢会逐渐变直，3~4岁的幼儿通常表现为X形腿，6~7岁接近于成年人，存在 5° 左右的膝外翻。此年龄段出现的膝内翻、膝外翻绝大多数是生理性的。如果2岁以后O形腿仍很明显，那就要考虑病理的因素了，比如缺钙或缺乏维生素D引起的佝偻病、骨骼发育不良。8岁以上儿童出现特发性膝内翻或者膝外翻，这种膝内翻、膝外翻畸形不会自行矫正。

4 如何辅助检查？

X线检查：通过拍摄下肢站立位全长片，确定膝关节内（外）翻程度。

5 如何治疗？

生理性的X/O形腿和病理性的X/O形腿治疗方式是不同的。

生理性X/O形腿的治疗方法

10岁以内的生理性X/O形腿的患儿，定期随访即可，需每隔4~6个月到医院复查随访，不需要进行支具治疗。

病理性X/O形腿的治疗方法

通常可采取支具治疗和手术治疗两种方式。

（1）支具治疗：①当病理性X/O形腿发展到中度以上，即膝间距、踝间距＞3厘米时，可以考虑佩戴支具，或者穿矫形鞋。尤其是肥胖的患儿，目的是保护膝关节，防止韧带不稳。②膝外翻（X形腿）在随诊过程中，畸形程度持续加重，但又没有达到手术治疗的程度，也可以考虑支具矫形。

（2）手术治疗：当矫形支具治疗无明显改善或畸形程度较严重时（即

膝间距>6厘米、踝间距>10厘米），可以考虑手术治疗。手术方式有以下两种：①8字钢板半骺阻滞术，从2004年，Stevens使用"8字钢板"进行一侧骺板阻滞术，实现了矫正下肢骨骼畸形、恢复线性生长目标，不易发生钢板移位和骺板早闭。②截骨矫形，适用于生长潜力<1年的患者。

值得注意的是，若是由佝偻病、黏多糖贮积症、脊髓灰质炎或布朗特病等原发疾病引起的膝外翻，则需同时针对病因治疗。

【足外翻】

① 什么是足外翻？

足外翻就是走路的脚掌内侧着地，外侧是翘起来的（足内翻则相反），有些孩子先天就是足外翻的状态。正常走路应该脚掌是平的，外侧着地，中间有一个纵弓，内侧是不着地的。

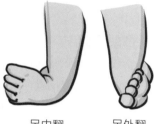

足内翻　　足外翻

② 足外翻和脑病有关吗？

足外翻是小儿脑性瘫痪最常见的临床表现之一，脑瘫患儿足外翻畸形发病率，继马蹄足畸形之后，居足踝畸形的第2位。未治疗脑瘫患儿足外翻畸形更多见，多呈马蹄足、平足、前足外展与后足外翻的组合表现，明显影响患儿的步行能力。

③ 足外翻的病因及临床表现？

足外翻是一种起因不明的先天性足部畸形疾病，可合并其他先天畸形，如先天性脑瘫。也有后天因素导致的，比如创伤性疾病、感染性疾病、自身免疫性疾病以及代谢性疾病等，导致足内翻肌及外翻肌力量失衡，最终引起足外翻；足外翻可出现穿鞋困难、鞋磨损、足底痛性增生、走路疼痛，甚至完全丧失步行能力。

④ 如何辅助检查？

X线检查：在站立位下进行（负重侧位最有价值），可了解距跟角、距骨下侧角、足弓等情况。

MRI技术：MRI技术可立体反映足踝关节的立体运动角度。

5　足外翻可以保守治疗吗？

足外翻早期以保守治疗为主，对于年龄较小、轻度足外翻患儿，可以首选手法训练或石膏矫正治疗。对于8岁以下轻度无骨性畸形的儿童脑瘫性扁平外翻足，可通过矫形支具（矫形鞋、鞋内软足垫、足弓垫等）和物理治疗，运动疗法（训练用足跟、足尖、足的外缘行走），牵伸技术和手法按摩等，改善步态，正确机械约束足和踝关节，从而达到优化步态的目的。

6　手术如何治疗？

对于在功能活动时无法忍受疼痛、不能坚持佩戴矫形支具及有严重的骨性畸形、严重影响生活质量的患儿，根据足部关节畸形的情况，慎重选择手术方式，可通过软组织手术（跟腱延长、关节囊和韧带的松解或转移术）和骨性手术（截骨术和三关节融合固定术）进行治疗，改善疼痛、纠正畸形，恢复足行走和站立功能。

【 "内、外八字" 】

1　什么是"内八字"？什么是"外八字"？

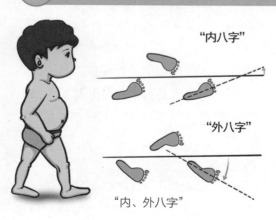

"内八字"

"外八字"

"内、外八字"

"内八字"是儿童在行走和跑步时双足向内旋转，而"外八字"是儿童在行走和跑步时双足向内旋转。其中"内八字"步态比"外八字"步态更加常见，是小儿外科医生遇到的最常见的骨骼疾病之一。大多数有"内八字"表现的儿童有下肢发育的不完善，这些不完善通常会随着年龄增长改善。

2　"内、外八字"形成的病因是什么？

（1）"内八字"形成的原因：①足（跖骨内收），脚中部成角，跖骨相对于脚后部指向中线。脚呈 "菜豆"或 "C"形跖骨内收是最常见的先天性足部变形。常见于1岁以内的儿童。女多于男。常常双侧同时发生，单侧发生时以左边居多。②小腿（胫骨内旋）常见于1岁至学步期儿童。常常双侧同时发生，单侧发生时以左边居多。③股骨内旋（股骨过度前倾）为4岁以上的儿童"内八字"的常见原因。

（2）"外八字"形成的原因：①髋关节外旋挛缩，通常是双侧、对称的；由于宫内姿势，出生时会表现外旋屈髋；患儿初次站立与行走时易出现，需要1~2年缓解。②胫骨外旋，通常是双侧、对称的；由于宫内姿势，出生时会表现外旋屈髋；患儿初次站立与行走时易出现，需要1~2年缓解。③股骨外旋，通常是双侧、对称的；行走或站立时，脚和髌骨都指向远离中线的方向。

3　"内、外八字"临床表现是什么？

通常情况，"内、外八字"步态是由于父母或祖父母关注到儿童行走的异常姿势来就诊；"内八字""外八字"并不会导致疼痛，也不会影响步态的稳定和发展。严重"内八字"患儿的足向前摆动时，容易与另一条腿的后方相触碰而绊倒。"外八字"患儿在跑步或者一些体育运动项目与其他同伴难以保持一致；鞋子有可能出现不均匀的磨损。

4　如何治疗"内、外八字"？

随着患儿的成长，大部分"内、外八字"步态会逐渐好转；即便"内、外八字"步态没有完全纠正，也极少会出现导致功能受影响的长期后遗症；矫形鞋、矫形器通常是无效的，不能改变股骨和胫骨力线的正常旋转发育。根据患儿的不同类型医生会选择合适的治疗方式，包括保守治疗和手术治疗，具体方法根据患儿具体情况来决定。

【扁平足】

1 什么是扁平足？

扁平足又称平足症是指任何骨、韧带、肌肉生理异常，导致足内侧、外侧纵弓和横弓出现塌陷或消失，都称之为平足症。

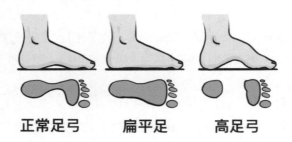

正常足弓　　　扁平足　　　高足弓

2 扁平足的病因是什么？

可能与先天遗传或畸形、足部肌肉萎缩，韧带松弛、创伤导致的骨骼结构破坏、长期过度负重或运动造成的劳损，以及糖尿病、类风湿关节炎、肿瘤有关。

3 扁平足的临床表现是什么？

（1）疼痛：常为足底内侧疼痛，长期站立或行走后加剧，可能出现进行性加重的现象。偶尔疼痛也可位于踝关节外侧外踝附近。

（2）肿胀：足舟骨结节处肿胀明显。

（3）步态异常：跑步甚至行走能力下降，如"外八字"步态。

4 扁平足的危害是什么？

（1）易造成脚跟受伤。因为扁平足的人走路呈"内八字"状，脚趾朝外，鞋跟外侧与鞋底内侧容易磨损而使脚跟受伤。

（2）无法长时间走路。扁平足的人无法长时间地行走或运动。如果长期行走或过度活动，容易造成足部的软组织过度使用而发炎，以及关节部位受力不当引起疼痛。

（3）可能会影响脊椎的正常发育。这是因为扁平足缺乏脚弓支撑，足舟骨塌陷，脚底韧带拉长，再加上受到压力不均的影响，走路时脚跟往内旋转，使两侧韧带受到的张力不等，影响后小腿及膝盖，使膝盖内弯，导致功能性短腿，进一步影响骨盆，使大腿及骨盆架倾斜旋转，使骨盆或尾椎骨下移，形成脊椎侧凸，导致斜肩。

（4）易引起疼痛及异常的步态。扁平可对身体的其他关节造成影响，如因患足的过度外翻及内旋，造成膝关节代偿性外翻及髋关节代偿性外旋等，继而可能引发膝、髋、下背等部位的疼痛和关节炎。个别扁平足的患者可能以下背痛为唯一的症状。

5　扁平足的治疗方法有哪些？

一般幼儿扁平足不需治疗，家长不必过度担心，只需定期观察即可，或由足底印压力板来追踪比较足弓的形成，通常会在5~7岁逐渐恢复，最晚在10岁之前皆会自然形成，但仍有5%~10%的扁平足无法自然恢复。所以，家长可在幼儿2~8岁足弓发育时期，注意小朋友的足部发展，但如果小朋友有足部外翻等情况或已经5~6岁却始终没有出现足弓结构，建议就医。扁平足的小朋友很少需要外科手术，若有严重变形或其他先天性骨骼融合等问题，需及时就医，由医生根据实际情况选择合适手术方式。

6　如何预防扁平足？

可以通过以下动作改善。

（1）足底放松。站立或坐在椅子上，一只脚支撑保持平衡，另一只脚以脚底（跟骨到跖趾关节之间区域）按压网球或筋膜球，缓慢前后滚动，每组往复20~30下，每次做2~3组，每天2~3次。

（2）抓毛巾。坐姿，脚下平铺干毛巾，用脚趾用力抓毛巾，抓紧后保持3秒，然后放松，每组重复抓15~20下，每次做2~3组，每天2~3次。

（3）站立或坐姿提踵。坐在椅子上，保持双脚的脚掌脚尖与地面始终接触，然后做高抬脚后跟的动作，与此同时，双手扶双膝向下用力与两腿进行对抗。抬到最高点保持3秒，放下脚后跟。每组重复高抬脚后跟15~20下，每次做2~3组。

（4）翘大脚趾。站立或坐姿，尽可能将大脚趾上翘，维持5秒，再放下，每组重复翘15~20下，每次做2~3组，每天2~3次。

（5）鹅卵石路。让小朋友光着脚在沙地或者不平的鹅卵石地走动，对足弓的发育也有很大的帮助。

专家温馨提示

1. 对家长的话

（1）家长应高度关注孩子在正常生长过程中生理变化，定期进行儿童保健，发现步态异常应重视但不紧张。

（2）发现问题及时到医院就医，在医生的帮助下完善相关检查，选择合适的治疗方案。

2. 对孩子的话

（1）发现疼痛及时告诉爸爸妈妈，早期发现，早期治疗。

（2）避免不当饮食，适当补钙，避免暴饮暴食，多晒太阳的同时避免暴晒。

知识拓展

少年腿疼需重视，守护成长勿大意

少年腿疼还可以因为局部的炎症和病毒侵袭，例如全身发热、病毒感染、细菌侵袭等。因为少年时期骨膜和骨骺发育不够完善，很容易受到细菌感染，造成腿疼，局部会有发热、红肿等表现。家长要注意根据不同的症状检查清楚。

（编写：田晓娟、胡馨予　审核：李浪、黄文姣）

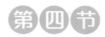

该如何拯救孩子长歪的脊柱

> 如果小朋友高低肩、总说腰背部疼痛，要警惕脊柱侧凸、脊柱结核等疾病，做好筛查，早发现早治疗才是关键。

【人体支柱——脊柱探秘】

1 什么是脊柱？

脊柱是支撑人体的重要支柱，就是百姓口中的"背脊骨""主心骨"。小儿刚出生的脊椎数量是32~33块，随着年龄的增长，5块骶椎融合成一块骶骨，尾椎融合成一块尾骨，成年后脊柱由26块椎骨组成，每块椎骨之间有椎间盘隔开，椎骨间有一定的活动度。正常脊柱从侧面看有4个生理弯曲：颈椎和腰椎向前凸、胸椎和骶椎向后凸。脊柱长度，男性平均为70~75厘米，女性平均为66~70厘米。

2 脊柱的功能有哪些？

脊柱内包裹着脊髓，各个椎体间的双侧发出神经节，控制着躯干四肢的感觉、运动和大小便，脊柱的主要功能是保护脊髓、维持人体的活动、承载负荷。

3 什么是脊柱侧凸？有什么危害？

脊柱侧凸又称脊柱侧弯，是脊柱一个或多个节段向侧方弯曲或有椎体旋转的脊柱畸形，好发于青少年，全球各地区流行病学研究表明，青

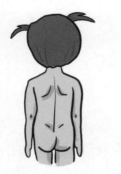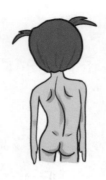

脊柱侧凸（右）

少年特发性脊柱侧凸发病率为1%~3%。脊柱侧凸发病原因目前尚不明确，可能与遗传、环境、脊柱生长不平衡、骨骼肌和神经功能异常、不良姿势等有关。

脊柱侧凸早期时症状并不明显，但随着小儿身体的发育成长，会出现高低肩、背部不对称等体型异常的表现，严重时可能会对心肺功能造成影响，甚至有危及生命的风险。脊柱侧凸所导致的小儿体型异常，易引发小儿自卑、抑郁倾向以及自杀倾向等严重的心理问题。因此，家长要引起足够重视。

4 如何预防脊柱侧凸？

学龄儿童应注意保持良好的坐姿和站姿，加强肌肉锻炼，不背过重的书包，关键是早发现、早诊断、早治疗，应在学校内推广脊柱侧凸防治知识，定期进行筛查。

5 居家如何初步筛查小朋友是否有脊柱侧凸？

家长若怀疑小朋友有脊柱侧凸的表现，可通过目测法与Adam前屈试验在家进行简单的筛查。

（1）目测法：让小朋友双脚并拢、脚尖对齐，双手自然放在身体两

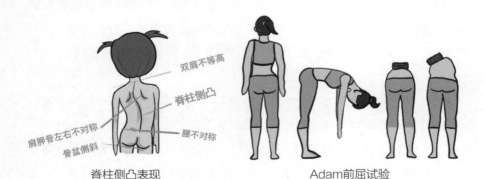

脊柱侧凸表现

双肩不等高
脊柱侧凸
肩胛骨左右不对称
腰不对称
骨盆侧斜

Adam前屈试验

侧，保持自然直立状态，家长观察小朋友双肩是否等高、双侧肩胛骨是否对称、腰部是否对称、是否存在骨盆倾斜。

（2）Adam前屈试验：小儿腰部向前弯曲，直至背部与地面平行，双脚并拢，手臂自然下垂，膝关节伸直，掌心相对；家长从小儿后方沿椎骨观察脊柱是否对称，双侧腰背部是否对称，双侧肩胛骨是否对称，头部与骨盆的中线是否重合，肋骨是否隆起。

注意事项：上述两种方法均需要脱去小朋友上衣暴露双肩至髋部区域（男孩可裸露上身，女孩可穿贴身小背心）以便观察。

6 到医院可以做哪些专业检查来确诊呢？

脊柱侧凸的诊断主要通过体格检查和影像学检查完成。

（1）体格检查：对于躯干明显侧凸的小朋友，站立位时，可见双肩高低不平，脊柱偏离中线，一侧腰部出现皱褶皮纹，腰前屈出现背部不对称（"剃刀背"）。

（2）X线检查：是诊断脊柱侧弯最简便的辅助检查方式，可明确脊柱侧弯类型，对脊柱弯度、部位、旋转、骨龄、代偿度等进行评估。也是随访复查最常用的检查方式。

（3）CT平扫：可在X线检查的基础上进一步明确诊断。CT可获得全脊柱三维构象，帮助医生评估畸形程度、设计手术方案、预估手术风险。

（4）MRI：明确有无脊髓神经等畸形或者病变，还可提供椎旁软组织如椎旁肌、椎间盘、椎间韧带等结构信息，用来排查引起脊柱侧弯的原因。

7 发现小儿脊柱侧凸后应如何治疗？

治疗可分为两大类，即支具治疗和手术治疗，治疗时间越早越好。

一般20°以内的特发性脊柱侧凸，可先不予治疗，进行严密观察，如果每年加重超过5°，则应进行支具治疗。首诊25°～40°的青少年特发性脊柱侧凸，应立即进行支具治疗。

支具治疗

（1）原理：为物理矫形，主要包括支具佩戴和石膏固定。

（2）适应证：适用于诊断早、程度轻、畸形进展缓慢、骨骼尚未发育成熟、侧凸节段较长且脊柱相对柔软的小朋友。

（3）注意事项：

①需要长时间佩戴支具，尽量保持每日＞20小时的矫形时间，以确保疗效。

②每4~6个月进行1次全脊柱正侧位X线检查，如侧凸进展迅速，应及时调整治疗方案或尽早手术。

手术治疗

（1）适应证：①胸侧凸＞40°、胸腰侧弯/腰侧凸＞35°者；②支具治疗不能控制，侧凸快速进展者；③腰背疼痛明显或者有神经压迫症状者。

（2）手术方式：包括骨骺阻滞术、半椎体切除术以及非融合技术。

①骨骺阻滞术：原理是阻止畸形椎体凸侧的生长，使凹侧生长后自发矫形。目前认为对于年龄小（＜5岁）、脊柱平衡较好、脊柱外观畸形不严重的小儿可采用此种方法。

②半椎体切除术：切除半椎体能直接去除致畸因素，是理想的矫形方法，但此类手术风险较大，常见并发症有脊髓和神经损伤。

③非融合技术：目前应用于临床的主要包括生长棒技术和胸廓成形术。

8 脊柱侧凸患儿术前需要做哪些准备？

（1）体位训练：对孩子进行俯卧位训练、翻身训练，练习床上排便，促进孩子习惯床上排便。

（2）心肺功能锻炼：进行吹气球训练、深呼吸训练、有效咳嗽咳痰及缩唇呼吸。

（3）上下楼梯锻炼：术前7天，每天爬楼梯训练2次，每次15~25分钟。

9 术后应该注意些什么呢？

（1）鼓励孩子尽早进行床上活动，配合按摩肌肉，防止肌肉萎缩，并依据情况安排早期康复训练。

（2）定时轴线翻身，翻身时注意保持孩子肩、胸、髋部呈"一"字形，翻身幅度以30°~45°为宜，背部可以用软枕头进行固定。

（3）观察双下肢的活动、感觉情况及控制大小便的情况。

（4）要加强营养，预防便秘，多饮水，进食高蛋白、高维生素、富含膳食纤维饮食。

（5）鼓励孩子有效咳嗽、咳痰，预防坠积性肺炎发生。

（6）由于手术创面大、剥离深，有金属内固定植入、各种引流管等，孩子常有疼痛的表现，按需遵医嘱给予镇痛药。

（7）术后康复：鼓励和协助孩子床上早期自主活动，早期下床。①术后24小时内可进行简单的上肢及下肢锻炼。②术后72小时孩子疼痛减轻，可进行床上踢腿、直腿抬高训练、深呼吸训练。③术后30天佩戴支具下床活动，支具佩戴时间为半年。④3个月后根据情况决定是否复学，2年内限制任何对脊柱不协调的剧烈体育活动和脊柱极度弯曲的运动，保持正确的站姿、坐姿，使用双肩包，避免脊柱外伤，预防内固定松动、滑脱。术后1、3、6个月复查，如有不适随时就诊，直至植骨愈合或脊柱发育成形。

【脊柱结核】

1 什么是脊柱结核？

结核病由结核分枝杆菌感染引起，可累及全身器官和组织。骨与关节是肺外结核好发部位，其中因脊柱椎体具有血流缓慢、肌肉附着少、松质骨多等特点，其发病率最高，约占骨结核的50%，且通常症状更严重，预后更差。在整个脊柱中，腰椎活动度最大，腰椎结核发生率也最高，胸椎次之，颈椎再次之，至于骶、尾椎结核则甚为罕见。

2 脊柱结核有哪些症状？

（1）疼痛：疼痛常是最先出现的症状。通常为轻微疼痛，休息后症状减轻，劳累后则加重。早期疼痛不会影响睡眠，病程长者夜间也会有疼痛。

（2）全身症状：可有低热、疲倦、消瘦、盗汗、食欲缺乏与贫血等症状。

（3）儿童常有夜啼、呆滞或性情急躁等表现。

3 哪些检查能帮助医生诊断脊柱结核？

病理学检查是医生诊断脊柱结核的重要标准，实验室检查与影像学检查是对脊柱诊断的重要补充。

（1）病理学检查：是诊断脊柱结核的直接依据。

（2）实验室检查：血常规检查结果可有轻度贫血。T-Spot试验诊断结核的特异性和敏感性高，可达95%。肝肾功能常用于评估全身状态。

（3）影像学检查：X线平片可作为初步筛查，CT检查能更好地发现早期的骨质破坏，MRI对于早期结核的诊断具有更高的敏感性。

4 脊柱结核患儿会瘫痪吗？

脊柱结核合并瘫痪是脊柱结核最严重的并发症之一。结核病灶直接压迫脊髓，或脊柱结核病灶破坏了椎体，使脊柱发生病理性骨折脱位压迫脊髓，均可能引起瘫痪。

5 脊柱结核患儿为什么会有腰疼、腿脚麻木等症状？

腰椎或腰骶段结核患儿，早期表现为腰疼，如果脊髓神经受到压迫，表现为下肢运动、感觉障碍，如步态不稳、双下肢无力、容易摔跤、腿脚麻木、肢体僵硬等。

6 脊柱结核需要手术吗？

脊柱结核是致病菌明确的特殊传染性疾病，对于大多数早期脊柱结核，单纯依靠规范的抗结核治疗就可以治愈。仅有少部分情况需要手术治疗，目前脊柱结核需要做手术的情况有以下几种：

（1）手术治疗可用于局部疼痛剧烈、不能下地行走，抗结核治疗效果差的患儿。

（2）规范抗结核治疗下，顽固性疼痛症状不缓解，结核病灶和脓肿增大、进展。

（3）脊柱结核迁延不愈或脊柱破坏呈扩大趋势。

（4）脊柱结核病灶、结核性肉芽组织、死骨等压迫脊髓，出现感觉运动障碍等。

（5）脊柱结核病灶治愈后遗留明显的后凸畸形，伴随局部疼痛或是迟发性瘫痪。

7 该如何选择抗结核药物？

对于脊柱结核的治疗，手术仅仅只是其中一个辅助手段，更重要的是抗结核药物治疗，应严格遵循世界卫生组织（WHO）倡导的早期、联合、适量、规律、全程的原则，以防结核复发。目前药物抗结核治疗方案有以下两种。

（1）四联抗结核药物：异烟肼、利福平、乙胺丁醇、吡嗪酰胺的强化治疗阶段。

（2）三联抗结核药物：异烟肼、利福平、乙胺丁醇的持续治疗阶段。

儿童脊柱结核药物治疗原则同成人，只是剂量需要根据体重进行调整，并注意药物的毒副作用。

8 住院期间应注意什么？

（1）如果手术治疗脊柱结核，应术后密切观察患儿的生命体征及四肢感觉、运动状况。

（2）观察术后引流量，小于50毫升/天时可拔出引流管。

（3）遵医嘱定时为伤口换药，预防伤口感染。

9 出院后应注意什么？

（1）规律、全程、足量、联合抗结核药物治疗，一般建议患儿的治疗时间不少于12个月。

（2）每月复查肝肾功能，定期复查血常规。

（3）加强营养，增强自身抵抗力。

（4）伤口出现破溃时，及时换药。

（5）术后佩戴支具至复查时植骨融合牢靠，一般不少于6个月。

（6）若长时间卧床或合并瘫痪等情况，需床上进行主动或被动的肌肉活动，防止肌肉萎缩及预防血栓的发生。

专家温馨提示

1. 对家长的话

对小儿做到以下要求：加强身体锻炼，养成良好的坐姿、站姿，写字时头部不要过于前倾，脊柱要正直、不歪头，两肩之间的连线与桌子平行，前胸不受压迫，两足着地，保持平稳而又不易产生疲劳的体位，改掉跷二郎腿、抖腿等不良习惯；低头学习20分钟，要抬头仰视2~3分钟，低头学习30~40分钟，需起来走一走，做些左右转身的动作，头部要适当向前向后做俯仰，不背过重的书包。

2. 对孩子的话

我们就像小树苗一样在成长，需要改变自己不好的习惯、掌握好的方法才能健康长高长大，听从科学的建议、持之以恒合理锻炼、配合医生早发现早治疗，让脊柱健康生长。

知识拓展

世界上最快的人—脊柱侧凸运动员

尤塞恩·博尔特（Usain Bolt）是田径项目的世界纪录保持者，被认为是世界上跑得最快的人。许多人不知道的是，这位世界上跑得最快的人出生时即患有先天性脊柱侧凸，导致他的右腿比左腿短0.5英寸。这种情况对于一名田径运动员来说是致命的，长短腿给身体带来的不均匀力量会造成跑步姿势偏差，而脊柱侧凸对身体对称性的破坏也会影响一个人的步态、平衡和协调。然而，博尔特不仅通过刻苦训练、调整步幅的方法弥补了这一点，而且赢得"世界上最快的人"的称号。希望他的故事能帮助更多脊柱侧凸小朋友找到希望和继续前进的动力。

（编写：龚烨萱　审核：邹黎、黄文姣）

第五节
孩子摔跤后胳膊动不了，当心上肢"骨折"了

> 家长抱着一个孩子火急火燎地冲进急诊科，大喊道："医生医生，快来啊，我的孩子从楼梯上摔下来，手臂流血了，痛得一直哭，还不能动，快来看看啊！"。这是儿科急诊常见的一幕。
>
> 孩子擦伤了、上肢骨折了应该怎么办？
>
> 有没有什么好办法预防骨折？
>
> 孩子骨折了，不动手术行不行？
>
> 关于上肢创伤的这些问题，来听听华西医院专家怎么说。

1 孩子为什么容易发生创伤？

创伤的发生一般不是单一因素作用的结果，而是多种因素下，人与环境相互作用的结果。

（1）孩子自身因素。

①独立意识的萌发。经常听到孩子这样说："不要妈妈帮，我自己来，我可以……"我们也经常看到这样的画面：孩子们在院子里、小区里甚至在马路上跑来跑去，横冲直撞，在梯子上跳上跳下。孩子对活动及环境中的危险认识有限，容易发生创伤。

②器官系统发育尚不完善。孩子活动能力及身体平衡性相对较弱，但他们对自身的能力认识不足，如果合并了脆骨病、骨质疏松、共济失调等，则更容易发生创伤。

（2）家长层面因素。部分家长对孩子活动能力、环境中的潜在危险判断不准确，对孩子活动缺少实时看护，这也是孩子发生创伤的重要影响因素之一。

（3）另外，创伤本身具有突发性、不可预见性等特点。

2 怎么做才能保护好孩子，使其免受伤害？

明确创伤发生的原因后，可以根据原因寻找预防方法。以下建议供家长们参考。

（1）根据孩子年龄、活动能力等情况，帮助孩子选择合适的活动类型，限制甚至杜绝高风险活动或适当采用保护性措施，如低龄孩子喜欢奔跑，但身体平衡性不足，可以适当减少快速奔跑的活动，为孩子穿戴护膝，使用防摔枕、防摔垫等。

（2）对活动以及环境进行细致全面的评估，尤其是面对新型玩具或活动时，更应警惕。建议远离危险性环境，如大型玩具车轨道、充气城堡、开水壶、水池、高台阶等。

（3）教会孩子识别环境及活动中的风险因素、风险环节，对于预防大龄孩子上肢创伤也具有一定作用。那么，生活中哪些常见游戏的潜在受伤风险较高呢？

①转圈圈及荡秋千游戏。我们回顾一下在照顾孩子的过程中，有没有下面这些行为：拉着小孩子的胳膊"转圈圈"或者"荡秋千"，在拥挤的环境拽着孩子的胳膊往前走，拉着孩子的手或手腕抱起孩子。其实，这样的行为是非常常见的，也是非常危险的。2～5岁孩子的肘关节处环状韧带松弛，长时间纵向拉孩子胳膊容易造成桡骨小头半脱位，俗称"保姆肘""牵拉肘"。

②举高高：许多家长喜欢和孩子玩举高高，也就是抛接孩子，孩子们

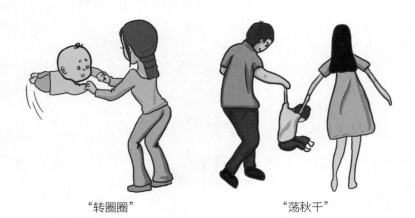

"转圈圈"　　　　　　　　　"荡秋千"

基本也都很喜欢这个游戏。一旦跌落，容易出现肱骨髁上骨折，这是因为肱骨髁是上臂骨头最薄弱的地方，孩子跌落时，肱骨髁一旦着力，就很容易发生骨折。在举高高过程中，也可能出现其他部位的损伤，如颅脑损伤、下肢骨折等。

③滑滑梯：滑滑梯也是常见的孩子游乐项目。当滑滑梯有破损时，很容易造成孩子受伤。如果家长带着低龄孩子一起玩滑滑梯，当在下滑过程中，孩子身体的某一部分卡住，而家长继续向下时，则很容易造成孩子骨折。玩滑滑梯时，多个孩子一起在滑道内，受伤的风险也将大大增加。

3 上肢创伤有哪些常见的类型呢？

常见的上肢创伤包括闭合性损伤和开放性损伤。

（1）闭合性损伤：如上肢扭伤、挫伤、闭合性上肢骨折等，由于损伤为闭合性，比较容易忽视，往往需要到医院进一步检查。

（2）开放性损伤：如上肢擦伤、烫伤、刀割伤、开放性骨折等，开放性损伤由于体表有伤口，感染概率增加，如伴有大量出血，还可能造成失血性休克。

4 如果发生上肢创伤，家长们首先应该做什么？

（1）软组织损伤可以按以下方法处理。

①如有出血，一般可先压迫止血。

②开放性的软组织损伤，需及时到医院清创，减少感染的概率。

③闭合性的损伤，损伤早期一般可冷敷，以收缩毛细血管，减少组织肿胀、疼痛。

（2）如果出现了畸形、异常活动、骨擦音或骨擦感等骨折的情况，可参考以下方法处理。

①安抚孩子，让孩子不要乱动，以免骨折部位移位。

②可用冰敷的方法给孩子止痛。

③在前往医院之前，家长可以给孩子使用夹板固定，如果没有夹

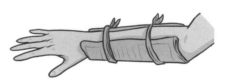

骨折简易固定

板，也可用一本书固定：卷起书，将骨折的胳膊放到书内，做成简易的夹板，之后用纱布或绷带缠上。如果不会固定，就保持孩子骨折部位放在一个支撑物上，减少甚至杜绝骨折部位受力、移动，等待医护人员的处理。

5 孩子上肢骨折了，可以选择不开刀吗？

不同的骨折，治疗方法也是不同的。

（1）大部分骨折应首选闭合复位、外固定方法治疗。什么是闭合复位、外固定？家长们可能看到过这样的画面，医生手握骨折的上下端直接把骨折断端恢复到原来的位置，然后打石膏固定，这就是闭合复位、外固定。

（2）当骨骺及骺板骨折并移位时，应当果断地采取切开复位、内固定方法治疗，以获得骨折位置的解剖复位并确保不发生再次移位，最大限度地降低骨骺的继发畸形而保护肢体的功能。

（3）针对孩子长骨单纯性横断、斜形骨折及干骺端闭合骨折，弹性髓内针具有诸多优势，相对于单纯的石膏固定更加稳定，相对于其他切开复位固定手术组织损伤少、不剥离骨膜、不损伤骨骺，创伤小，疼痛轻，恢复快。

6 孩子上肢骨折了，越早手术越好吗？

不一定是越早手术越好。

（1）早期手术主要有以下优点：

①可以早期复位和固定。

②对于可以闭合复位、微创内固定治疗的孩子，早期复位的成功率相对更高。

③可以使孩子尽快脱离骨折后恐惧的情绪和医院陌生的环境。

（2）早期手术主要有以下风险：

①可能加重治疗后受伤肢体的肿胀，导致疼痛加剧。

②可能会导致出现骨折后最严重的并发症，即骨筋膜室综合征，从而导致严重的后遗症。

③术前准备时间短，可能无法充分做好术前检查，对于合并有其他隐匿性损伤和（或）存在其他系统基础疾病的孩子，手术的风险和意外增加。

如果孩子的骨折是合并有血管损伤的开放性骨折（也就是骨折部位皮

肤或黏膜有破损，骨折与外界相通），或是伤后出现骨筋膜室综合征早期征象，应该选择急诊手术。其实，每个孩子的骨折都是不同的，家长们不必纠结于孩子应该早点手术还是晚点手术，而应更加注重与医生的交流，选取最恰当的治疗方式、治疗时间。与医生做好配合，安抚好孩子的情绪，也多给自己做做心理疏导。

专家温馨提示

1. 对家长的话

（1）对于创伤，重点不是发生以后的治疗，而是预防创伤的发生。家长细心、细致地照顾孩子，多学习，多观察，识别生活中的危险，对于预防创伤具有重要意义。

（2）孩子发生创伤不要慌，调整好自己和孩子的情绪，及时处理出血，做好骨折固定，尽快送医治疗。

2. 对孩子的话

（1）家长的话要多听，慢慢活动，别乱动。

（2）发生骨折别担心，保持不动，等救治。

知识拓展

上肢创伤的危害只有身体上的损伤吗？

当孩子发生上肢创伤，真的是只有身体受到了伤害吗？从身体上来说，孩子会感觉到疼痛，如果是擦伤，处理不当还可能造成感染，影响伤口愈合，骨折后也可能出现肢体畸形、功能障碍甚至丧失。其实，孩子在经历身体创伤的过程中，心理上也受到了伤害，有部分孩子因受到疼痛性伤害或损伤致疼痛敏感性增强，而对身体活动或运动产生一种过度的、非理性的恐惧，出现恐动症。创伤后留下的瘢痕、功能改变也会影响孩子的心理状况，部分孩子甚至会出现自卑心理，在受伤、诊疗的过程中，家长也是备受煎熬。除了对孩子身心造成影响外，创伤也必然会影响孩子的正常生活和学龄孩子的学习。孩子作为绝大多数家庭的重心，孩子的创伤会对家长的生活、工作等造成影响，创伤的治疗也会给家庭带来经济负担。总之，根据创伤的严重程度、治疗恢复情况等，孩子及家长都会经历不同程度的生理、心理痛苦。各位家长，关注孩子们身体的同时，切勿忽略了孩子及自身的心理感受。

（编写：李进　审核：杨晓东、黄文姣）

第六节
孩子摔跤很常见，也需警惕下肢骨折的发生

小朋友磕磕绊绊很正常，腿疼、脚疼、屁股疼可能让小朋友大声哭闹、情绪烦躁，家长要警惕小朋友的异常哭闹反应，及时发现小朋友是否发生了骨折。

【骨盆骨折】

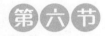

1 什么是骨盆骨折？

骨盆骨折是一种多由高能量创伤所造成的严重外伤。有家长会问："骨盆就是尾巴骨吗？"医生有话说："骨盆是联结脊柱和下肢之间的盆

状骨架，由后方的骶、尾骨（脊柱最低的两块骨）和左右两髋骨连接而成，其中，髋骨由髂骨、坐骨和耻骨三块骨骼组成。"

骨盆骨折约占全身骨折的3%，死亡率高，为8%~37%，且骨折时常伴大量失血及其他脏器的损伤，手术治疗的难度大、风险也高。所以，一旦发生骨盆骨折，家长一定要引起重视，及时就医。

② 骨盆骨折的原因是什么？

车祸是骨盆骨折最常见的原因，通常会引起侧方挤压型骨盆骨折。直接暴力和间接暴力都可能会导致骨盆骨折。

（1）直接暴力。

①骨盆左右侧面或前后面被车辆或倒塌的重物挤压，这也是最常见的原因。

②坐地伤使得骶骨或尾骨受到直接暴力，可引起骶骨骨折或尾骨脱位，其中，尾骨骨折比较少见。

（2）间接暴力。主要是撕脱骨折，比如髂前上、下棘以及坐骨结节的撕脱骨折。

③ 怎么判断孩子是否有骨盆骨折？

发生骨盆骨折后，常见的症状包括骨折部位疼痛、皮下淤斑、会阴部淤血，当伴有直肠、膀胱损伤时可表现出尿血和便血。骨盆血运丰富，骨折时出血较多，可引起1 000毫升以上的大量出血，因此，若同时合并有血管的损伤时，可能会发生失血性休克，危及孩子生命。若有神经损伤，可表现出下肢感觉运动功能障碍。

④ 孩子骨盆骨折了，怎么办？

当家长怀疑孩子出现相应的骨盆骨折症状后，应立即到医院及时就医。如果发现孩子脸色苍白、四肢湿冷、血压下降、神志异常等，警惕孩子出现了休克症状，应立即拨打120急救电话，进行抢救。

5 骨盆骨折的治疗有哪些？预后怎么样？

骨盆骨折的治疗主要包括以下几种。

（1）急性期治疗：稳定骨盆骨折、监测孩子生命体征、进行高级生命支持，急性期可采取简单的骨盆带或外固定支架进行早期骨盆固定。

（2）一般治疗：多数无明显移位的稳定型骨折可采取骨盆带制动、卧床，部分稳定型骨折及不稳定型骨折需稳定骨盆，同时进行止血、输血、补液来维持孩子的生命体征。

（3）手术治疗：包括外固定和内固定手术技术，前者是治疗骨盆骨折的常用方法，多用于骨盆骨折早期固定，稳定骨盆、减轻疼痛；内固定手术技术是治疗不稳定骨盆骨折的主要治疗方法，可以实现骨盆骨折的解剖复位和坚强固定，比外固定更稳定，也避免了外固定支架给孩子生活造成的不便。

经过良好复位固定的骨盆骨折孩子的预后多较好，当骨盆骨折合并大量失血时，如果救治不及时，骨盆骨折的预后则较差。因此，孩子一旦发生骨盆骨折，应引起家长足够的重视。

【下肢骨折】

1 什么是下肢骨折？

很多家长可能认为，下肢骨折就是"小腿断了"。其实，下肢不仅包括常说的"小腿"，下肢骨还包括髋骨、股骨、髌骨、胫骨、腓骨和足骨等。下肢骨折则包括股骨颈骨折、股骨粗隆骨折、股骨髁上骨折、股骨干骨折、髌骨骨折、胫腓骨骨折、踝部骨折和跟骨骨折等。

儿童骨折常见的特点是青枝骨折。有的家长就不懂了，什么叫"青枝骨折"？其实，就是把儿童的骨骼比喻为青枝，就如植物青嫩枝条，折而不断。在儿童的骨骼之中，有较多的有机物，而且儿童骨骼外面包裹的骨外膜也是非常厚的，所以相对于成年人来说，儿童的骨骼有比较好的弹性和韧性，不容易完全性地折断。在发生骨折的时候，就容易出现折而不断的现象，医学上就叫作青枝骨折。

2　怎么判断孩子是否有下肢骨折？

骨折最常见的表现是骨折部位疼痛、肿胀，甚至发生畸形（骨折段移位后，受伤体部的外观形状会随之发生改变）。骨折后还会出现一些反常活动，也就是说，骨折后在肢体非关节部位出现不正常的假关节样活动；以及骨摩擦音或骨摩擦感（两骨折断端之间互相摩擦时所产生的轻微音响及感觉）。孩子作为特殊的群体，骨折后可能无法准确表述自己的感受，因此，家长要特别注意观察孩子的反应，若孩子受伤后哭闹不止，不让任何人碰触受伤的部位，自己也没法动，就应警惕发生相应部位的骨折，及时就医。

3　孩子下肢骨折了，怎么办？

由于小儿骨折危害性较大，因此，要及时进行治疗，当孩子发生下肢骨折时，家长可以学会以下的紧急处理方法。

（1）孩子如果有皮肤伤口及出血，要清除可见的污物，然后用干净的棉花或毛巾等加压包扎。

（2）下肢开放性骨折（骨折断端经伤口暴露出来）有出血时，不能滥用绳索或电线捆扎肢体。可以用宽布条、橡皮胶管在伤口的上方捆扎。但要注意，捆扎不要太紧，以不出血为度，并且要隔1小时放松1~2分钟。

（3）下肢骨折可用木板或木棍捆扎固定，也可将双下肢捆绑在一起以达固定目的。需要注意的是，如果孩子年龄太小，最好不要固定，让其自然下垂，及时送往医院救治。

4　孩子下肢骨折的治疗有哪些？

孩子下肢骨折后，治疗方法包括非手术治疗和手术治疗两种。

（1）非手术治疗主要是通过持续皮牵引、骨牵引、石膏固定患肢的方法，以及通过手法复位来治疗。

（2）手术治疗时采取手术切开复位内固定，采用钢板、钢钉、螺纹钉等器械固定的方法。

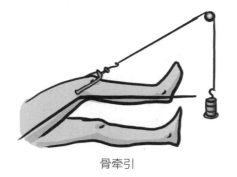

骨牵引

【下肢皮肤软组织损伤】

1 什么是下肢皮肤软组织损伤？

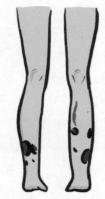

下肢皮肤软组织损伤

皮肤软组织损伤是指由机械外力或热力所导致的皮肤软组织大面积坏死或缺损，其创面大、感染率高，且供皮区较难选择，加压包扎难。大面积的皮肤软组织严重碾挫伤或撕脱伤，常常伴有神经、肌腱、骨骼外露，通常还会合并有严重污染、大范围软组织坏死或缺损。创伤后如果创面处理不及时或不恰当会导致创面愈合不良，同时出现感染、脏器功能衰竭等一系列并发症，甚至危及孩子生命。因此，家长对此要引起足够的重视，当孩子发生皮肤软组织损伤，不要采用一些"土方法"随意给孩子处理，一定要及时就医。

2 孩子发生下肢皮肤软组织损伤怎么办？

对于发生下肢软组织损伤的孩子来说，若创面处理不当，容易出现软组织坏死、感染，导致孩子发生脓毒血症和感染性休克。因此，孩子受伤后应在尽快控制孩子全身状况的前提下及时进行治疗。

3 什么是负压封闭辅助闭合（VAC）技术？

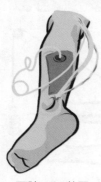

下肢VAC装置

VAC技术是近年来负压伤口治疗中一种新型辅助技术，适用于外科伤口裂开、深度压力性损伤、糖尿病足溃疡、感染、痈以及四肢软组织损伤、整形植皮区等疾病治疗，通过物理负压为创面组织提供一个封闭、无菌且相对潮湿的环境，有利于肉芽组织增生，同时物理负压作用又可加速创面局部血液微循环，为创面愈合创造良好的条件。

专家温馨提示

1. 对家长的话

（1）家长们应知晓骨盆骨折、下肢骨折、下肢皮肤软组织损伤的大致表现及孩子可能出现的反应，如发生应及时就医。

（2）孩子受伤、骨折或皮肤软组织损伤后，若不及时处理或治疗，对他之后的生长发育有较大影响，甚至可能危及生命。家长们要抓紧时间，知晓一些基本的紧急处理方法，带孩子到就近的有小儿外科的医院就医。

2. 对孩子的话

（1）小朋友们在玩耍的时候要保护好自己，过马路时要与大人一起，不要横冲直撞，不然很可能受伤哦。

（2）如果觉得自己出现了屁股疼、腿疼或者脚活动不了，一定要及时跟家长说。

知识拓展

孩子下肢骨折了以后会长不高吗？

这个问题主要取决于骨折的部位和类型，如果骨折没有影响到骨骺，就不会影响孩子的生长发育；但如果骨折部分影响到骨骺端，则可能影响孩子的身高发育。因为骨骺是儿童骨质生长发育中心，控制骨两端伸长，同时骨骺两端软组织也对于孩子身高的发育有很大帮助。因此，当孩子骨折伤及骨骺时，要及时正确地处理和治疗，促进骨质早期恢复，一般对于孩子身高的发育没有影响。需特别注意，单侧下肢骨折，若伤及骨骺，影响生长发育，易导致双下肢不等长。

（编写：徐小凤　审核：杨晓东、黄文姣）

第七节

孩子总说骨头痛，是炎症还是肿瘤？

如果孩子经常喊手痛，脚痛，那可不一定是生长痛。孩子的手痛和脚痛有很多种原因，有些是生长痛，有些可能是疾病引起的，比如骨关节炎、骨肿瘤。

【骨相关炎症】

1 什么是骨关节感染？

两骨相连处称为关节，关节内衬以滑膜，滑膜可产生滑液，用以滑润关节并为关节软骨细胞提供营养。骨关节感染可分为非炎症性，如外伤性关节炎、退行性关节炎；非感染性炎症，如系统性红斑狼疮、色素结节性滑膜炎、风湿热、痛风；严重非感染性炎症，如类风湿关节炎；感染性炎症，如急性化脓性关节炎、结核性关节炎、骨髓炎。

2 什么原因会造成骨关节感染呢？

当然就是细菌。当孩子身体有化脓感染病灶，由于处理不当或孩子免疫力下降，局部病灶的化脓菌乘虚而入血，随血液进入骨组织，导致脓血症，脓肿转移至骨，造成骨关节感染。

3 骨关节炎症的临床表现有哪些？

（1）局部急性炎症：患处持续性剧痛及深压痛，患肢活动受限，局部红、肿、热、痛。

（2）全身症状：起病急，高热达39℃，全身中毒症状，烦躁，惊厥，严重时发生休克或昏迷。

（3）关节屈曲挛缩：主被动活动疼痛，有不定性肌肉痉挛。关节功能障碍，关节呈半屈位，拒绝活动和检查。

4 骨关节炎有哪些治疗方式?

（1）非手术治疗：早期有效应用抗生素；关节腔内注入抗生素；关节腔灌洗；牵引或者石膏固定。

（2）手术治疗：关节切开引流术；关节矫形术；病灶清除术。

【骨肿瘤】

1 什么是骨软骨瘤?

骨软骨瘤又名骨软骨性外生骨疣，是小儿最常见的良性骨肿瘤，分为多发性骨软骨瘤和单发性骨软骨瘤。多发性骨软骨瘤有遗传性，属于常染色体显性遗传。单发性骨软骨瘤更加多见，是骨的一种错构瘤。骨软骨瘤恶变率低，单发性为1%，多发性在5%左右。骨软骨瘤在骨良性肿瘤中居首位，大多发生在儿童和少年。

2 骨软骨瘤的发病原因是什么?

骨软骨瘤发病原因尚不清楚，目前认为病因包括以下几种。

（1）先天性胚胎缺陷。

（2）骨骺板的错置移位。

（3）从骨膜内层的残余幼稚细胞或化生而成的软骨细胞逐渐生长而来。

（4）由于干骺端骨膜生长不完全，不能约束骺软骨的增生，引起软骨细胞畸形生长。

（5）在骨骺生长过程中干骺失去其塑形能力，使干骺增宽并连续增殖。

3 骨软骨瘤有何表现?

（1）肿块和肿胀：多数是无意中发现局部骨性肿块，质硬，而肿胀不明显。

（2）疼痛：刚发现的局部肿块是无疼痛和压痛，边界清楚，当肿块长大对周围组织产生压迫时，会出现疼痛。

（3）功能障碍和压迫症状：在近关节的地方容易影响相关关节功能的活动，还可能会压迫血管神经引起相应的表现，当压迫脊髓可出现截瘫。

4 骨软骨瘤一般好发于什么部位？对孩子身体发育有什么影响？

单发性骨软骨瘤

好发于长骨骨骺附近，其好发部位依次为胫骨上端、股骨上下端、肱骨上端与胫骨下端。

多发性骨软骨瘤

常见发病部位依次为膝关节周围、踝关节周围、肱骨近端、桡尺骨以及肩胛骨。

骨软骨瘤对小朋友身体发育的影响主要体现在肢体的畸形，如以下几种。

（1）位于股骨颈附近，可能出现髋关节外翻畸形。

（2）靠近髋臼可出现髋关节活动受限以及股骨头外移而导致髋关节半脱位畸形。

（3）位于踝关节附近，可能会出现踝外翻畸形。

（4）对上肢生长的影响主要集中在前臂，即前臂畸形，有以下三种类型。

①尺骨远端巨大肿瘤，尺骨短缩伴有桡骨弯曲畸形。

②尺骨短缩并伴有桡骨头脱位，但桡骨弯曲程度较轻。

③桡骨远端伴有较大肿瘤导致桡骨短缩。

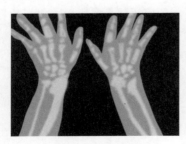

尺骨远端巨大肿瘤

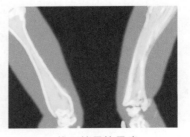

X线下的骨软骨瘤

5 骨软骨瘤是否必须进行手术切除？

不是。无任何症状的骨软骨瘤，一般无须治疗，孩子发育成熟后，肿瘤自然停止生长。且由于其多发性，外科手术治疗难以做到全部切除，骨骺闭合前手术会引起骨骺闭合提前，影响发育。目前手术指征有以下几种情况。

（1）有临床症状，压迫邻近血管神经。

（2）引起邻近关节活动障碍，1/4存在畸形，切除肿瘤纠正畸形。

（3）肿瘤生长迅速疑有恶变或骨软骨瘤位于中轴骨骼。

（4）肿瘤较大影响美观。

6 在孩子治疗期间有什么特别注意事项？

由于骨软骨瘤的生长会使孩子肢体畸形，其躯体的适应不良、疼痛等均有可能导致孩子出现负面情绪，如自尊心受损，引起自卑等。因此，家长要善于引导孩子，以乐观的心态面对该疾病。

专家温馨提示

1. 对家长的话

关注孩子的精神面貌，认真地倾听孩子的主诉，对于自己不了解的知识，一定要找专业人士，不可盲目地擦药或者按摩。

2. 对孩子的话

对于自己身体的不适应及时告知家长，多与家长倾诉自己的心理不适感。

知识拓展

防止软骨瘤复发因素

在治疗软骨瘤时防止复发的关键因素：一是肿瘤组织的彻底清除。二是瘤腔组织的灭活。应将组织学与临床、影像学资料综合分析，以防误诊。术后要长期随访，以防复发甚至恶变。对于复发的病例，建议行广泛的切除，再行植骨内固定术，防止肿瘤发生恶变，因恶变会转化成为骨肉瘤，处理会更加困难，引起复发的原因主要考虑为瘤壁的灭活不够彻底，这方面需要我们在临床及实验中进一步观察。希望未来能够获得更完美的灭活方法，减少良性肿瘤的复发及恶变。

（编写：石晓林　审核：黄文姣）

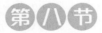

孩子骨折术后：前期强固定，后期重康复

骨折了，做了手术就万事大吉？可能没那么简单，骨科康复同样重要。

1 什么是骨科康复？有必要进行骨科康复吗？

骨科康复主要运用一些康复手段，预防受伤肢体的功能障碍，促进功能恢复、进行功能代偿或代替，从而恢复运动系统功能，提高生活质量，使患儿尽快、更好地回归家庭和社会。

看到这，家长们或许还有些疑惑：平时受伤了，没有进行骨科康复恢复得也挺好的，骨科康复真的有必要吗？医生可以肯定地答复：骨科康复是非常有必要的。早期骨科康复有利于预防肌肉萎缩及骨丢失，进而减少肢体功能障碍。

2 哪些疾病需要骨科康复？

不仅是骨损伤的孩子需要骨科康复，所有运动系统损伤的孩子都需要骨科康复，包括但不限于因骨骼、肌肉、肌腱、关节、韧带、关节软骨等运动系统损伤导致的肢体功能障碍，都是需要骨科康复的。需要骨科康复的常见疾病包括四肢骨折、关节脱位、脊柱脊髓损伤、截肢、手外伤、运动损伤等。所以当孩子发生以上情况，一定要进行骨科康复哦，切勿抱有侥幸心理。

3 术前康复是什么？

术前康复：术前康复指导是非常有必要的。术前应有计划地进行功能训练，让孩子适应并学会康复训练动作，如踝泵、关节活动、肌肉锻炼等，配置及使用辅助行走器具（如助行器、拐杖），床上训练大小便，预防术后尿潴留等。

4 术后康复的内容是什么？

俗语有言"用进废退"，术后早期主动配合医生及康复治疗师完成康复训练，可以改善骨折部位的营养，促进骨折愈合，还可以矫正微小的骨折错位，有利于骨折的良好愈合，减少关节僵硬和肌肉挛缩。另外，通过制动、抬高患肢、冰敷等方式可以预防及减少伤口肿胀，以促进伤口愈合；疼痛管理、预防血栓、预防感染等对于术后康复也非常重要。

5 术后什么时候可以开始进行骨科康复？

手术类型不同，术后康复训练时间也有差异。择期手术（如关节置换）一般可在术后当日开始适度康复训练。急诊手术（如骨折）一般需充分考虑，确保骨折愈合，肌肉、肌腱、韧带损伤恢复的情况，针对可能引起功能障碍的因素，及早开展康复训练，以防止关节僵硬和肌肉挛缩。每个孩子开始康复训练的时间，需要医生及康复治疗师根据具体情况确定，家长们切莫自行做主。

6 功能锻炼的目的和重要性是什么？

　　骨科康复方案需要在综合评估孩子疼痛、感觉功能、关节活动度、肌力、平衡功能等以后制订，其中功能锻炼需要孩子和家长共同参与。功能锻炼的主要目标是恢复原有肢体的生理功能，上肢要求灵活，恢复功能，下肢要求坚固稳定，恢复负重、行走。疾病不同，功能训练方法也有差异。功能锻炼应在医务人员的指导下循序渐进地进行，活动范围由小到大，活动次数由少到多，时间由短到长，强度由弱到强，以感到轻度疲劳为宜。如果有骨折，功能锻炼时应以不加重骨折部位疼痛为宜，基本原则是健侧肢体正常活动，患侧肢体活动未累及关节，健肢运动带动患肢运动。

7 常见功能锻炼的方法有哪些？

　　（1）肌肉等长收缩：主要目的是促进血液循环，防止肌肉萎缩。动作要领是在关节不活动的情况下整个肢体肌肉紧张用力然后放松，如握拳使整个上肢肌肉紧张然后放松、股四头肌（大腿肌肉）紧张然后放松、直腿抬高等，注意在整个活动过程中关节不活动。一般术后早期即可开始此动作训练。

　　（2）关节活动：关节活动的主要目的是促进血液循环，帮助水肿消退，维持关节正常活动度和灵活度。早期孩子常因惧怕疼痛等而不敢活动，可由医务人员或在医务人员指导下由家长进行辅助性被动活动，而后逐步恢复到主动活动，活动时动作应轻柔缓慢，以免患处再次受伤或加重疼痛。

8 常见的关节训练方法有哪些？

　　（1）手功能/指关节训练：动作要领是徒手或者借助握力训练球进行抓握和释放训练，可在文具店购买能够握住的弹力软球替代握力训练球。常见游戏类训练有捏喜欢的玩具、捏橡皮泥或胶泥、拼积木或乐高等。

　　（2）腕关节活动：动作要领是腕关节背伸和掌屈。可做一些生活中常见动作，例如取物、拍手、招财猫手势、"再见"手势等。常见游戏类训练有打地鼠、敲鼓、投掷乒乓球等。

　　（3）肘关节活动：动作要领是肘关节屈、伸、旋前、旋后。可做一些生活中常见动作，如拧毛巾（练旋转）、系鞋带（练伸直）、脱衣解扣、进餐、洗脸、刷牙、梳头（练屈曲、旋转）。

（4）肩关节活动：肩关节全方位活动包括前屈与后伸、水平内收与外展、耸肩与肩胛骨内收。①动作一，肩关节前屈与后伸。动作要领是肩关节前屈和后伸，即上下抬胳膊，前屈肩关节至高于心脏平面，维持5～10秒复位。可做一些生活中常见动作，如取物、碰额头、戴或取发饰等。②动作二，肩关节水平内收和外展。动作要领是肩关节水平内收和外展。可做一些生活中常见动作，如扩胸运动、拥抱动作。③动作三，耸肩、肩胛骨内收。在运动过程中需将患肢放置舒适体位，可用健侧肢体辅助或家长辅助支撑患侧肢体。

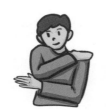 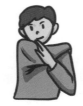 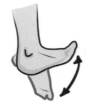

肩关节活动　　　　　　　　　　踝关节活动

（5）踝关节活动：包括踝关节的屈伸和环转活动。①动作一，踝关节屈伸（跖屈、背伸），动作要领是下肢伸展，大腿放松，勾起脚尖，脚尖下压。②动作二，踝关节环转，动作要领是下肢伸展，大腿放松，以踝关节为中心，脚趾作360°绕环。

（6）膝关节活动：动作要领是膝关节屈曲、伸直。术后早期宜躺着或坐着活动，下肢可负重后，可站立活动。

（7）髋关节活动：包括屈曲后伸、外展内收、外旋内旋等。①动作一，髋关节屈曲后伸，动作要领是躺着或站着，大腿缓缓向胸脯靠近，向后背伸。②动作二，髋关节外展内收，动作要领是躺着或站着，下肢像钟摆一样向身体的左右移动。③动作三，髋关节外旋内旋，动作要领是上半身保持不动，下肢围绕髋关节作向外、向内翻转。

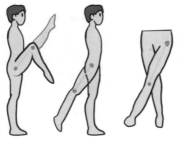 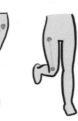 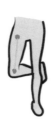

髋关节活动

9 骨科康复训练次数越多越好？

凡事都有"度"，过犹不及，物极必反。康复训练把握好"度"非常关键，不是一味地追求训练次数，而应该采用全程、连续、适度的康复训练。对于骨折等损伤的而言，训练量过大，可能会削弱的精力与体力，甚至导致运动损伤，造成的危害不容小觑。当然运动频率也不是一成不变的，需要根据具体情况而定，循序渐进，以能感觉到适度的疲劳感为宜。

专家温馨提示

1. 对家长的话

肢体创伤后，治疗是关键，骨科康复是保障。骨科康复没有一套适用于所有创伤的训练方法，具体训练策略一定是手术医生及康复医生根据孩子个体情况制定的，切勿擅自采用未经验证的训练方法。

骨科康复多是一个相对较长的过程，在训练过程中孩子可能会出现疼痛不适，家长们一定要耐心指导孩子，帮助孩子树立战胜困难的信心。训练动作轻柔缓慢，避免暴力，循序渐进，以孩子能耐受为宜。

2. 对孩子的话

康复训练的过程虽然有些艰辛，但是多从中找找乐趣，训练也就没那么枯燥乏味了。想想锻炼好以后，又能愉快地学习、尽情地玩耍，是不是很棒呢？

知识拓展

骨科康复的注意事项

功能训练需要注意以下原则：孩子主动、家长参与、循序渐进、适度疲劳、个体化原则等。康复治疗是个体化的，运动方法及频率等也是因人而异的，因此运动量需根据孩子的恢复情况、在耐受范围内循序渐进地增加。儿童注意力容易分散，配合程度不高，建议以兴趣为导向进行游戏类训练。

（编写：李进　审核：张龙、黄文姣）

第七章 皮肤及体表疾病

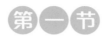

孩子身上长"草莓"，警惕婴幼儿血管瘤

"我家孩子出生时背上就有一个红点点，是血管瘤吗？"

"我家孩子腿上的胎记一直不消退，是血管瘤吗？"

"我家孩子双眼皮上的红斑，是血管瘤吗？"

每一位孩子都是上天赠予父母最美好的礼物。可有些孩子，出生时身上便携带着"天赐的礼物"——颜色鲜艳的红色印记。

有些父母一开始以为这是孩子的胎记，或是被蚊虫叮咬后形成的红点点，直到红色印记慢慢地越来越大，颜色越来越深，长成了红色的斑块。

那么，这些红色的印记到底是什么呢？

1 婴幼儿血管瘤是什么？

婴幼儿血管瘤是由病变的血管组织异常增殖形成的皮肤良性肿瘤，是小儿外科临床上一种十分常见的皮肤疾病，俗称"血管瘤"。研究报道血管瘤发病率可高为

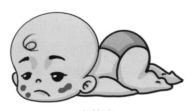

血管瘤

5%~10%，女性多见，瘤体包块可以长在身体的各个部位，以头面部最多见。

这种类似胎记的"红点点"实为婴幼儿血管瘤。

2 居家如何辨认血管瘤？

血管瘤有自己独特的生长特点：先快速生长后缓慢消退。通常首个生长速度高峰段在出生后3~9个月，此期间瘤体增长迅速，增殖期通常持续1年左右，其后缓慢过渡到可长达数年的消退阶段。家长可以通过观察孩子的"红点点"出现时间及增长速度去识别。

简单来说，如果发现孩子的"红点点"生长速度超过了孩子的发育速度，意味着这可能是婴幼儿血管瘤，这也是医生们对孩子血管瘤初步诊断的重要指标之一。

3 哪些孩子更容易得血管瘤？

男女孩血管瘤发病比例约为1：（3~4），故女孩子得血管瘤的概率会更大。如果孩子是早产儿（胎龄小于37周出生的）、低体重儿（出生体重低于2 500克），妈妈是高龄产妇、围产期进行了羊水穿刺、多胞胎妊娠、妊娠前置胎盘及先兆子痫等情况，那么孩子得血管瘤的概率也会增加很多。

4 血管瘤会自行消退吗？

绝大多数血管瘤可自发消退不需要治疗，但这个过程比较漫长。通常血管瘤在出生后第3个月开始迅速增长并在大约在9个月时停止生长，此期为迅速增长期，然后血管瘤进入平稳期，瘤体大小、颜色、生长速度开始相对平稳；多数从1岁后进入漫长的消退期，此过程可能持续数年，在最后阶段瘤体面积会逐步缩小，颜色变淡成浅紫色或灰白色。值得注意的是，即使瘤体消退，也可能存在色素沉着，瘢痕形成或毛细血管残留等并发症。

5 血管瘤需要就医治疗吗？

绝大多数血管瘤可自发消退，不需要治疗，但部分血管瘤若未及时治疗将引起溃疡、毛细血管残留，甚至影响器官功能危及孩子生命，需要得到及时治疗。主要包括以下类型的血管瘤。

（1）特殊部位的血管瘤：会损害器官正常功能引起发育异常。如眼睛附近，有可能会影响儿童视力发育；口周或口腔内血管瘤会影响孩子的呼吸与进食，应及时就诊。

（2）全身多个血管瘤或单个血管瘤面积较大：躯干、四肢多发性的节段型血管瘤＞5厘米，或低月龄孩子血管瘤数量多于5个，这类血管瘤往往容易合并肝脏血管瘤的发生，若发现较晚将会影响孩子肝功能，后期可导致肝大、腹腔间隔室综合征或消耗性甲状腺功能减退等严重并发症。

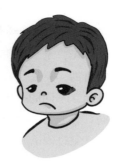

眼周血管瘤

（3）严重的并发症：①溃疡。由于血管瘤高出皮肤表面，容易发生摩擦，皮肤破溃并发生出血、感染等。②容貌受损。身体上暴露部位上有明显可见的血管瘤或畸形，易导致孩子产生心理问题，如自卑等。③眼周血管瘤。

举个例子，同样是2厘米大小的血管瘤，如果分别长在腹壁与眼睑，那么是否处理及处理的方式肯定是不一致的。眼睑部位血管瘤如果后期不及时干预治疗，除直接影响孩子外观，也可能影响孩子视力；而腹壁血管瘤由于有衣物遮挡不易被察觉，且

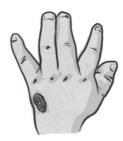

血管瘤溃疡

不影响身体重要器官生长，故危害性较小。医疗强调个体化治疗，就是要依据每位孩子的实际情况，制订符合孩子自身特点的治疗方案。

如发生以上类型的血管瘤，建议及早就医。

6　血管瘤如何治疗？

目前血管瘤的治疗方法有很多，主要有以下几类：

（1）物理治疗：如手术切除、激光等。

（2）药物治疗：包括口服药物，首选普萘洛尔或阿替洛尔，以及外敷噻吗洛尔。

不管治疗方式如何，其目的都是抑制血管内皮细胞增生，促进瘤体消退，减少瘤体残留物。在日常生活中，孩子的瘤体因为摩擦、抓挠等引起的破溃出血，如果瘤体较小，出血量少，可以使用无菌纱布或无菌棉球压迫创面止血，然后使用碘伏外擦消毒皮肤，使用无菌敷料覆盖，保护皮肤，等创面自然结痂脱落；如果瘤体较大，出血量大，则要迅速压迫止血并及时就医。

7 血管瘤药物治疗的效果好吗？

首先，家长要明白疾病从控制病情发展到治愈是需要一个过程的。服药的目的，首先是抑制血管内皮细胞增生，进而促进瘤体的消退。由于个体差异，不同的孩子对药物的吸收与敏感度不同，治疗周期长短与效果也不同，家长在治疗周期内，切不可因过于心急而盲目地采取不适当的方式，以免对孩子造成更大的伤害。

8 药物治疗会影响孩子的健康发育吗？

目前国内外专家一致认为，普萘洛尔是治疗血管瘤的首选药物，其安全性和有效性都能得到保证。我们的研究发现，服用普萘洛尔对小儿的智力发育不会产生影响；在大量的门诊小儿随访观察中，服药后小儿的生长发育也没有受到影响。

9 什么是卡波西样血管内皮瘤？

卡波西样血管内皮瘤又称卡波西血管瘤，它并不是传统意义上的婴幼儿血管瘤，而是一种少见的主要发生于婴幼儿和儿童的血管肿瘤。它与婴幼儿血管瘤有着本质的区别：婴幼儿血管瘤属良性肿瘤，不会恶化；而卡波西样血管内皮瘤，国际脉管性疾病研究学会将其归类为交界性肿瘤，具有局部侵蚀性，表现为弥漫性血管与淋巴管的侵袭性增殖。

10 婴幼儿血管瘤与卡波西样血管内皮瘤的区别是什么？

婴幼儿血管瘤多发生在出生时或出生不久，也有少量先天性的，且瘤体自身发展有自己的规律——先快速生长后缓慢消退，颜色多呈鲜红色或淡蓝色。卡波西样血管内皮瘤属于后天性，一般发生于10岁以内，瘤体随着年龄增长而长大，无法自行消退，且易合并卡-梅现象，颜色多呈紫红色或紫罗兰色，质硬，与周围组织分界不清楚。

11 卡波西样血管内皮瘤的危害有哪些？

卡波西样血管内皮瘤最严重的危害来自于它的并发症卡-梅现象，其次因骨骼、肌肉组织被破坏而引起的运动障碍，因浸润侵害到皮下组织引起的慢性疼痛，以及因瘤体肿大压迫器官而引起的器官组织功能受损等。

虽然卡波西样血管内皮瘤外观上的表现为皮肤肿块，但是发生在面部的话，严重情况下会有毁容，极大地影响了孩子的生活质量。

12 什么是卡-梅现象？

瘤体增大、低纤维蛋白血症、血小板减少和致死性的凝血因子消耗简称卡-梅现象，也称卡萨巴赫-梅里特综合征。卡-梅现象是卡波西样血管内皮瘤最严重，也是最常见的并发症。

13 卡波西样血管内皮瘤的治疗方式有哪些？

针对卡波西样血管内皮瘤的治疗，会根据瘤体的部位、大小以及浸润程度来选择合适的治疗方法，存在多种治疗方案，主要方案有药物治疗、手术治疗、放射治疗、动脉栓塞等。

14 卡波西样血管内皮瘤治疗期间注意事项有哪些？

卡波西样血管内皮瘤会导致孩子慢性疼痛，这是无法避免的，可遵医嘱适当使用药物缓解。居家或住院口服药物治疗期间，可正常母乳喂养，饮食方面没有特殊要求，也不影响孩子正常的预防接种疫苗。如因感冒出现高热和咳嗽，需暂时停药，待感冒痊愈后继续服药。如遇其他特殊情况，需随时复诊。

专家温馨提示

1. 对家长的话

（1）血管瘤是一种良性肿瘤，大部分只是对外观容貌有所影响，如果没有长在影响功能的部位，没有溃疡、出血、感染，或者瘤体迅速增长的情况，基本是对人体无害的。

（2）血管瘤是否需要治疗，是根据瘤体的大小、部位、生长速度、是否有破溃或溃疡、孩子的年龄等因素综合来判断的。

（3）血管瘤本身就有一个先快速生长后缓慢消退的特点，如果遇到瘤体不断长大时，家长也不要惊慌，及时咨询专业医生，仔细观察。

（4）如果发现自家孩子患有卡波西样血管内皮瘤，切不可惊慌失措，在治疗周期，按时有效地遵医嘱用药，配合医生治疗，多数可取得较好疗效。

（5）家长在治疗周期内，配合医生治疗以及耐心等待是最重要的，盲目地采取不适当的方式，会对孩子造成更大的伤害。在整个过程中，特别是病变部位在颜面部的孩子，家长应注意避免负面情绪，以免对孩子治疗和康复产生不利的影响。

2. 对孩子的话

（1）在父母的帮助下做好皮肤的清洁，勤修指甲，勿抓挠瘤体。

（2）及时与父母沟通，了解血管瘤，不要自卑。

知识拓展

噻吗洛尔治疗小儿血管瘤

滴个眼药水也能治小儿血管瘤，这是真的！噻吗洛尔是一种 β 肾上腺素受体拮抗药，既往一直用于治疗高血压、心脏病和青光眼等。局部使用马来酸噻吗洛尔滴眼液治疗婴幼儿血管瘤具有安全、有效且价格便宜等优势。美国皮肤病医师协会、美国儿科医师协会将其推荐为治疗浅表型局限性婴幼儿血管瘤（面积较小）的首选用药之一。在大量门诊治疗孩子的随访过程中，也证实了噻吗洛尔治疗的安全性是有保证的。治疗血管瘤时，常规需要做心电图，部分孩子还需行心脏彩超，排除心律失常、重度传导阻滞、先天性心脏病等疾病。如果有禁忌证，则不能用噻吗洛尔。噻吗洛尔滴眼液具体怎么使用呢？每天4次，间隔5~6小时一次，使用医用薄棉花或薄纱布蘸湿滴眼液，敷于瘤体表面，保持湿润状态10~30分钟。药物治疗的时间长短与瘤体的反应、消退情况有关，通常使用3个月以上，不要过早停药，易导致反弹。

（编写：罗舟　审核：杨开颖、冯黎维）

第二节

警惕孩子身上的包包块块——淋巴管瘤、脂肪瘤

> "我家小孩子脖子上长了个包包，这是什么啊？"
> "淋巴管瘤？肿瘤？需要手术吗？良性还是恶性？"
> 　发现孩子身上有包块不要急，阅读本文后对照了解，及时精准就医。

1　什么是淋巴管瘤？

　　淋巴管瘤是小儿常见的先天性脉管畸形，颈部为最常见的好发部位。

　　淋巴管瘤是因为淋巴管内皮细胞异常增殖导致的淋巴管发育畸形，本质上是先天性的一种脉管畸形，具有畸形和肿瘤的双重特点。它的病灶增长一般是由炎症及淋巴液聚积而产生的，属于良性肿瘤。淋巴管瘤多发于2岁以内的孩子，大于2岁患病很少见，瘤体可见于全身各个部位，以淋巴系统区域最常见，如头颈部，其次为腹部、腋下等处。

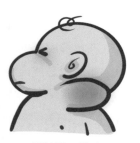

颈部淋巴管瘤

2　什么是脂肪瘤？

　　从字面上看，脂肪瘤比较容易理解，就是由增殖成熟的脂肪细胞形成的一个瘤体，是一种常见的良性肿瘤。

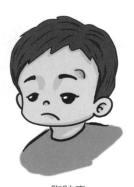

脂肪瘤

3 脂肪瘤里的东西是脂肪吗？可以像挤痘痘一样挤掉吗？

脂肪瘤虽然是脂肪细胞组成的，但它不是简单的脂肪，而是脂肪细胞的增生，外有包膜，比较完整。挤压、推拿会刺激局部细胞增生，使瘤体进一步增大，所以是不能像挤痘痘一样把它挤掉。

4 脂肪瘤是肥胖造成的吗？

脂肪瘤不单纯是肥胖造成的，但确实与肥胖确实有一定的关系，脂肪瘤一般长在脂肪较多的区域，家里"伙食"太好，孩子体重增长过快，脂肪瘤也会跟随长大，所以家长还是要注意合理安排孩子饮食，关注孩子体重，不要长得太胖了。

5 脂肪瘤、淋巴管瘤的发生原因是什么？

简单来说淋巴管瘤长"包包"是因为淋巴管畸形，畸形的淋巴管异常增长凸出形成了包块，包块长大是由于管腔里有炎症和淋巴液聚积形成。

脂肪瘤是体内过多的脂肪细胞聚积起来，原有的脂肪组织和新生的脂肪不能正常排列，凸出体表后形成包块了。

6 淋巴管瘤和脂肪瘤是癌症吗？

淋巴管瘤只是管道畸形，而脂肪瘤属于良性肿瘤，都不是传统意义上恶性程度高的肿瘤。

7 减肥后脂肪瘤会消失吗？

虽然生命在于运动，但是脂肪瘤并不会因为锻炼、减肥、降脂而消退，想要脂肪瘤消失，还是需要手术切除。

8 淋巴管瘤的临床表现有哪些？

淋巴管瘤最初就是一个不痛不痒的小包块，包块会跟随年龄增长而长大，不会自然消退，如若淋巴管的囊腔内发生感染、出血时，包块会迅速增大，并伴有疼痛、发热、白细胞增多等症状。

9 脂肪瘤的临床表现有哪些？

一般最常见的是浅表型脂肪瘤，发生在皮下，家长和小朋友用手都可以触摸到的，这种包块不痛也不痒，体积通常不会特别大。

10 常见的体表包块还有哪些？

除淋巴管瘤及脂肪瘤外，常见的体表包块还有甲状舌管囊肿、鳃裂瘘、皮下脓肿等。

（1）甲状舌管囊肿：甲状舌管囊肿是颈部常见的包块之一，位于颈前中线区，表现为表面皮肤无瘘口、无压痛的包块，与舌骨关系密切，可随吞咽、伸舌动作上下运动。甲状舌管囊肿是先天性的，由于胚胎时期各种原因导致的甲状舌管退化不全，并持续不断地产生分泌物，分泌物聚集形成了囊肿。如果囊肿发生了感染，感染突破皮肤表面，便会形成瘘管和窦道，所以在早期就应当及时进行手术治疗。

（2）鳃裂瘘：详见预防篇第二章第三节。

（3）皮下脓肿：皮下脓肿是因感染导致皮下脓液增多形成的一个肿物。皮下脓肿也是体表包块的常见病之一，可发生于全身任何部位，多伴感染症状，常表现为厚壁脓肿的包块，感染严重的需手术切开引流。

11 如何区分这些包块呢？

区分这些包块，需要借助现代医学影像学技术，B超和CT是首选的检查方式，如果淋巴管瘤内有囊液聚积也可以进行穿刺诊断，若抽出清亮的淡黄色淋巴液可以对淋巴管瘤进行诊断。对于脂肪瘤，有研究表明，在CT检查下，脂肪瘤的CT值要低于水的密度，一般表现为边界清晰，有包膜及典型的脂肪密度。总的来说，光凭肉眼还是很难识别体表包块的属性，具体还是需要依靠科学的检查方式。对于家长来说，只需要记住一点即可：发现体表包块，应及时就医，让专业的医生跟进后续诊断和治疗。

12 如何治疗淋巴管瘤和脂肪瘤?

（1）淋巴管瘤的治疗：淋巴管瘤的治疗主要有手术治疗和介入药物治疗，而所有的治疗都需在全面评估孩子的功能损伤及外观畸形上进行。

（2）脂肪瘤的治疗：大多数脂肪瘤是一种良性肿瘤，不会癌变。所以，定期随访观察，只要体积无明显增大，脂肪瘤就不需要特殊治疗。如果脂肪瘤严重影响了生活，压迫功能器官，极大降低了孩子的生活质量，脂肪瘤的治疗首选方案便是手术切除。

13 药物治疗和手术治疗哪个更好?

没有哪个治疗方法更好这个说法，只有哪个治疗方法更合适，需要家长在听取医生专业建议后自行权衡利弊。

14 居家护理需要注意哪些事项?

（1）养成良好的生活习惯与饮食习惯，合理安排饮食，避免肥胖，大龄儿童避免熬夜、高脂饮食。

（2）出现包块后勿挤压包块，避免发生感染。

（3）关注包块发展动态：如就诊后暂无须手术，养成定期记录包块大小的习惯，推荐每月测量、拍照记录，如有明显增长，及时复查。

15 术后的注意事项有哪些?

颈部包块术后注意观察孩子呼吸状态，出现呛咳、口唇青紫、呼吸急促需告知医护人员。

专家温馨提示

1. 对家长的话

（1）如发现孩子身上有包块不要紧张，及时就医并选择相应的治疗。

（2）淋巴管瘤、脂肪瘤都属于良性肿瘤，一般情况下，瘤体生长速度较慢。如发现生长速度加快，建议马上就医。

（3）此章节讲述的包块，皆不能自行消退。家长应对此有相应的心理准备，切不可抱有侥幸心理。

（4）包块的增长容易影响外观美学，易导致孩子自卑等不良心理因素，家长应对其及时进行心理辅导。

（5）避免因外伤、摩擦、抓挠等造成的包块破裂。

2. 对孩子的话

（1）在家长的帮助下做好皮肤的清洁，勤修指甲，勿抓挠包块。

（2）大多数体表包块都属于良性肿块，手术切除预后较好，不要紧张。

（3）与家长多沟通，加强自信。

知识拓展

中医学中的脂肪瘤

中医称脂肪瘤为"肉瘤"，表现为皮下肉中生肿块，大如桃、拳，按之稍软，皮色不变，无痛。《外科正宗》中记载，"肉瘤者，软若绵，肿似馒，皮色不变，不紧不宽。" 中医认为，瘤是淤血、痰滞、浊气停留于人体组织而产生的赘生物，多为局限性肿块，多数生于体表，发展缓慢，一般没有自觉症状，长期不易消散。《灵枢》中有筋瘤、肠瘤、脊瘤、肉瘤等的记载。位于体表的外科肿瘤被《医宗金鉴》分为六种：气瘤、血瘤、筋瘤、肉瘤、骨瘤、脂瘤。脂肪瘤多是由于思虑过度或饮食劳倦伤脾，脾气不行，津液聚而为痰，痰气郁结于肌肉而成的肉瘤。

（编写：罗舟　审核：冯黎维、杨开颖）

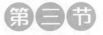

谈谈"小儿烧伤"那些事儿

> 保护孩子免受潜在的伤害是每个家长的重要任务，而这些风险可能隐藏在平日的生活中不易被发现，比如烧伤。

1 什么是小儿烧伤？

烧伤，是指由热力（比如说热水、热油等）、火源、蒸汽、热气或是被烧得很烫的金属一类的固体导致的身体组织损伤，一般来说就是皮肤或者黏膜受损，严重的甚至会影响到身体的肌肉组织、骨骼或是器官。其中，0~12岁的小朋友发生的烧伤都称为小儿烧伤，国内有调查显示小儿烧伤占了烧伤病例的27%~48%不等。烧伤是致伤、致残的主要原因之一，由于小儿发育尚未成熟，回避反应缓慢，动作欠协调，好奇心强，故易发生烧伤。一旦发生严重的烧伤，小儿面临的是一系列的治疗以及康复，不仅给小儿的心理造成负担，对整个家庭来说也造成了很大的经济和心理压力。严重的烧伤会导致瘢痕增生，瘢痕如果预后不良出现了挛缩、畸形等，还会导致肢体的功能障碍，这对小儿日后的生活自理能力也会造成一定程度的影响。

2 小儿烧伤的致伤原因有哪些？

比较常见的原因一般是：热水热汤热油导致的烫伤、蒸汽的灼伤、烟花爆竹的炸伤、蜡烛的烧伤、触碰裸露电线或者手伸进插座里导致的电击伤，或者是接触化学制剂导致的烧烫伤等。

3 小儿烧伤的易受伤场所有哪些？

调查显示大多数小儿烧伤发生在家中，少数会发生在幼儿园或者户外。其中家中容易发生烧烫伤的是厨房、餐桌、茶几附近，也有部分小朋友会在浴室被过热的洗澡水烫伤。

4 小儿烧伤易发年龄段、季节、家庭环境是什么？

（1）年龄段：1岁以下小孩活动范围有限，3岁以上能对危险的物品有所警惕，有研究表明1~3岁的小孩更容易发生烧伤。

（2）季节：夏季多发。

（3）出现烧伤的小儿家庭多为农村环境，主要是祖父母辈帮忙照看小儿，可能跟相关安全意识不强或者是忙于耕种、疏于小孩管理有关。

5 发生后如何急救处理？

简单来说就是五步：冲、脱、泡、盖、送。

在烧烫伤之后，应立即脱离危险环境，确认小儿有没有生命危险。

（1）"冲"：在确保生命安全的情况下，尽快使用流动的清水对烧伤的地方进行冲洗10分钟以上，水压不要太大，以免加重皮肤损伤。

（2）"脱"：用剪刀剪开衣服，检查身体其他地方的情况，被热液浸渍的衣服，可用冷水冲淋后剪开取下，注意不要直接脱衣物，防止烧烫伤水疱以及腐皮破溃撕脱导致创面疼痛加重，也容易让创面感染。

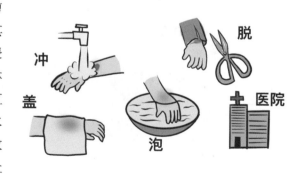

（3）"泡"：将烧烫伤创面浸泡在冷水中，以快速达到降低烧烫伤创面的温度，减轻热源对深部组织的损伤。

（4）"盖"：用干净的湿毛巾或者干净的湿纱布覆盖烧烫伤创面，持

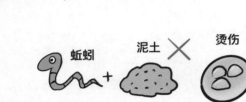

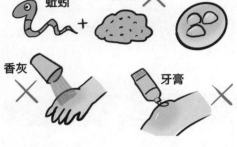

续进行湿敷，既可以降温也可以保护局部创面。

（5）"送"：尽快送到就近医院进行进一步处理。

如果实在没有条件完成这五个步骤，请尽可能完成以下两个要点：冷水冲、尽快送医院。

急救处理中特别注意3个禁止：①禁止使用冰水对烫伤处进行冲洗或浸泡；②如烧烫伤处有水疱，禁止将水疱挑破，以免感染；③禁止在烫伤处涂抹牙膏、香油等，这样做不但无法缓解症状，还有可能造成感染。

6　如何避免烧伤？

（1）让小儿远离危险源，大人要盯紧点。过于小的孩子身边尽量不离人，实在要离开可以暂时把小朋友放进远离危险源的儿童围栏里。

（2）洗澡时，应先放冷水再兑热水，小儿皮肤娇嫩，水温不高于40℃。

（3）安全教育要做好，时常提醒孩子防烫伤，不要让孩子轻易进入厨房、不要随便玩耍打火机或者蜡烛等危险物品、过年过节尽量远离烟花爆竹。对文化程度不高的监护人或者带小儿的老年人进行安全教育。

（4）注意妥善存放热水瓶、熨斗等可能造成烫伤的物品，要放在孩子不能触及的位置。

7　进医院以后有什么治疗呢？

（1）非手术治疗：包括补液、抗感染治疗、创面管理、功能康复、防瘢痕治疗等。

①补液治疗：大面积的烧伤因为热力作用导致体液渗出，身体的"水分"可能不足，严重的可能导致小朋友休克，所以需要及时"补水"。

②抗感染治疗：皮肤受损导致皮肤屏障功能出现问题、受损的创面存在污染的可能、免疫力下降都可能导致小朋友存在感染的风险，所以需要及时抗感染治疗。

③创面管理：可以达到保护创面，减轻疼痛和防止创面感染的目的。

④功能康复：受损的部位保持功能位，尽早活动，保证恢复后该部位的正常功能。

⑤防瘢痕治疗：可以减少瘢痕、保证受损部位正常活动功能，保持部位的美观等。

（2）手术治疗：严重的小儿需要切除焦痂、植皮、整形美容术等。

8 如果要手术，术后要注意些什么？

家长要注意术前禁食禁饮的时间，协助完成术前备皮准备，按照医生护士交代的注意事项来做。术后要注意：烧伤对机体消耗很大，开始进食以后加强小孩的营养；注意不要污染创面，防止创面的感染；保护新愈合的皮肤，保持清洁干燥；避免刺激性的肥皂洗剂，避免日晒，注意不要让小儿抓挠局部皮肤。

专家温馨提示

1. 对家长的话

小儿因为各方面发育没有成熟，反应慢，动作不协调，好奇心强，所以容易触碰危险物品却不自知导致严重的烧烫伤。家长应该时刻盯紧，让小儿远离危险物品。随着小儿年龄增长，应适当进行安全教育，让其有危机意识，主动远离危险物品。当然如果发生了烧烫伤，在经过上述的指导后，也可以学习到简单的正确急救处理方法。

2. 对孩子的话

小朋友要学会识别危险，远离危险。不要贪图一时的好奇，保护好自己不要受伤。

知识拓展

1. 图解小儿烧伤深度分期

如图分为：Ⅰ度（红斑型）、浅Ⅱ度（大水疱型）、深Ⅱ度（小水疱型）、Ⅲ度（焦痂型）。

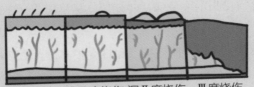

Ⅰ度烧伤　浅Ⅱ度烧伤　深Ⅱ度烧伤　Ⅲ度烧伤

2. 会不会留疤?

浅Ⅱ度烧伤一般在10~14天可以愈合，不会留疤，但会有色素沉着，数月至数年后能自行消失。较浅的深Ⅱ度没有感染也可2~3周左右愈合，但是会有瘢痕形成。深Ⅱ度及Ⅲ度都需要植皮才能够修复，并且都伴随瘢痕的形成。

（编写：郑琪翔　审核：黄文姣、冯黎维）

第四节

怕受伤，更怕留疤，谈谈防疤要做的事

小红做了手术后总是闷闷不乐，晚上也睡不好，问她原因，原来是担心术后伤口留疤。那么瘢痕到底是什么呢？能不留下瘢痕吗？

1 什么是瘢痕?

瘢痕组织是人体创伤修复过程中的一种自然产物。伤口一般分为两种，一种类型是皮肤的表浅伤口，仅仅影响表皮，通过简单的上皮形成而愈合。

另一种类型是深达真皮和皮下组织的损伤，通过瘢痕来修复。如图：

人类仅有少数的内部器官（如肝脏、胰腺和唾液腺）具有自我修复能力。人类大多数的组织损伤通过瘢痕形成来修复。瘢痕对损伤前组织来说，总是一个不完善的替换。

从机械角度看，抗强性减弱；从营养角度看，形成了氧和营养物交流的障碍物；从功能角度看，则常常由于收缩和牵拉，而引起受损组织的畸形及功能障碍。

2　发生瘢痕的原因？

瘢痕是外伤后伤口愈合期间，过度增生的皮肤组织大小、深浅不一、形状各异，发生率相对较高，通常发生在创伤、烧伤和感染之后。

3　怎样去区分瘢痕？

根据瘢痕的形态，可分为以下几种。

（1）表浅性瘢痕：因皮肤受轻度擦伤，或者于轻度灼伤，或者皮肤受表浅的感染后所形成。皮肤表面粗糙，有时有色素改变。

（2）增生性瘢痕：到达真皮层，如切割伤、感染、切取中厚皮片后的供皮区。皮肤表面明显高于周围正常皮肤，局部增厚变硬，在关节部位大片的增生性瘢痕会妨碍关节活动，可致功能障碍。

（3）萎缩性瘢痕：损伤累及皮肤全层及皮下脂肪组织。皮肤表面坚硬、平坦或略高于皮肤表面，与深部组织如肌肉、肌腱、神经等紧密粘连。呈淡红色或者白色，容易破溃，晚期可能发生恶变。具有很大的收缩性，可牵拉邻近的组织、器官，而造成严重的功能障碍。

（4）瘢痕疙瘩：发生于个体差异，大部分瘢痕疙瘩发生在局部损伤1年内，许多孩子的原发病史可能被忘记。皮肤表面高出周围正常皮肤、超出原损伤部位的持续性生长的肿块，扪之较硬，弹性差，局部痒或痛，早期呈粉红色或紫色，晚期多呈苍白色，与周围皮肤有明显的界线。瘢痕疙瘩一般不发生挛缩，除少数关节部位引起的功能障碍，不能自行退化。

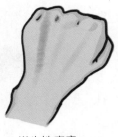

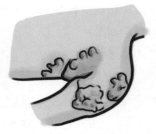

增生性瘢痕　　　　　　　　瘢痕疙瘩

4　怎样预防瘢痕的形成？

　　瘢痕的治疗非常棘手，很难获得满意的结果，从理论上讲，瘢痕一旦形成，即使采用最精细的手术方法，也只能部分改善，不能彻底根除，每一次手术都会是一次新的创伤。因此，尽可能地减少创口的第二次创伤，促进创口早期一期愈合，采取各种措施，最大限度地预防瘢痕形成，这与瘢痕的治疗具有同等重要的意义。

5　怎样去掉瘢痕呢？

　　（1）手术治疗。原则上某些表浅的瘢痕一般无须治疗，其他各类瘢痕组织均因存在不同程度的挛缩畸形和功能障碍才需要治疗。

　　①瘢痕切除缝合可分为直接切除缝合、分期切除缝合、瘢痕内切除缝合等方法。

　　②瘢痕切除松解，皮片移植。

　　③瘢痕切除松解，皮瓣移植。

　　④皮肤软组织扩张，瘢痕切除松解，皮瓣移植。因小儿生长发育快，在各种皮肤移植手术后都会有不同程度的挛缩，所以术后3个月会根据部位选择各种支具，以保证正常的功能。

　　（2）非手术治疗。对于瘢痕疙瘩和大面积非功能部位的增生性瘢痕不适宜手术切除。对这类孩子可根据年龄、身体状况和瘢痕的特点考虑采用非手术治疗，比如，压力疗法、药物涂抹、局部按摩、支具应用和尝试其他一些激光、冷冻等对增生性瘢痕和瘢痕疙瘩进行治疗。

6　何时可以开始抗瘢痕治疗？

在孩子伤口愈合后，应及时开始伤疤的淡化。家长请谨记：越早进行瘢痕的处理和淡化，瘢痕就会消失得越快。所谓的伤口愈合就是伤口从里到外都长好了，抗瘢痕药物有涂抹型和贴片型。在选择抗瘢痕产品时应根据孩子的自身皮肤体质来定，也可以咨询专业的整形美容医生，不要盲目地相信广告，更不能乱用皮肤瘢痕修复产品。

7　家长应该怎样减轻瘢痕给孩子带来的心理阴影呢？

孩子形成瘢痕后，对瘢痕的认知不足，但随着年龄的增长，身体的长大，瘢痕对其生理及心理影响越来越大，甚至导致心理疾病。家长应充分尊重孩子的权利和选择，站在平等的角度上与其充分地沟通及交流。保护好孩子的隐私，如需帮助，请及时咨询相关专业医生。

8　去瘢痕术前/术后护理是什么？

术前评估孩子可能存在的心、肺等内科疾病，以及既往手术史、用药史、过敏史等；手术区域皮肤备皮；评估瘢痕局部专科情况，瘢痕大小、范围、色泽、凹陷还是凸起、质地等，以及术区皮肤准备。

术后观察缝合口有无渗血、渗液、红肿、裂开等不良反应，定期更换包扎敷料，防止伤口感染；待创面愈合后，新生皮肤注意保湿和防晒。创面愈合后可给予抗瘢痕药物治疗，预防瘢痕增生。

专家温馨提示

1. 对家长的话

（1）保护小儿，尽量避免各种类型的外伤。若不慎受伤，应保护创面，及时就医。

（2）家长应积极鼓励小儿正确对待瘢痕，给予心理支持。

2. 对孩子的话

（1）小朋友玩耍时，要多注意安全，小心受伤。

（2）如果不小心受伤，一定要及时告诉父母，不要因为害怕挨骂就默默忍受。

（3）瘢痕也是我们勇敢的印记，我们要积极看待它。

知识拓展

正确认识"瘢痕体质"

组织损伤的修复过程也就是瘢痕的形成过程。损伤是瘢痕的启动因素，有损伤就有发生瘢痕的可能。瘢痕是各种致伤因子引起的组织严重损伤愈合后的病理性变化，是机体组织较重损伤修复的必然结果，是损伤后愈合的产物和象征。因此，瘢痕的发生带有一定的必然性，部分人具有形成瘢痕的体质。传统的"瘢痕体质"概念包括2条必备的诊断标准：①身体任何部位受伤均会长出瘢痕疙瘩病变。每例孩子身体的不同部位、不同时期的受到不同原因的损伤均可出现瘢痕瘤样增生（瘢痕疙瘩），哪怕是不经意的轻微损伤。②家族多发倾向。家族中有多例瘢痕，具有遗传倾向。实际临床中，更为复杂和个体化。需到专科门诊进行判断。

（编写：石晓林　审核：黄文姣）

第五节
重视孩子身上的"小黑点"

> 每个孩子在出生时或者生长过程中身体都可能出现"小黑点"——痣。它是从哪里来的？对身体有没有危害？可不要小瞧这个小黑点，既不能放任不管，也不要随意处置，警惕有癌变可能哦。

1 什么是黑色素细胞痣？

痣可广泛分布于身体的各个部位，在医学上称之为黑色素细胞痣，主要是由于皮肤中的黑色素细胞或黑色素细胞所分泌的黑色素颗粒异常增多、积聚。它可能是扁平的，也可能是凸起的，也可能是颗粒状、疣状等。黑色素细胞痣是儿童中常见的皮肤病变，白人儿童中痣的平均数量为15~30颗，非洲及亚洲儿童中为5~10颗。

2 既然找到了痣的"罪魁祸首"——黑色素，那它就一定是"坏"的吗？

其实，黑色素对人体的贡献可不小，它一方面能降低日光中紫外线对皮肤的损害，另一方面正是由于它的存在，我们的皮肤、毛发等才有了颜色，如果缺失的话，我们的皮肤就会形成白斑，头发也会变成黄色，也就是所谓的"白化病"；但它们过度地聚集，就形成了痣。

3 痣都是晒出来的吗？小儿需要防晒吗？

黑色素细胞痣可为先天性的或后天获得性的。目前的研究显示，黑色素细胞痣的发生主要与遗传和后天环境如紫外线照射、不良生活习惯以及合并水疱性疾病、内分泌疾病、免疫性抑制疾病等因素密切相关。儿童期阳光暴露的强度，特别是高强度日晒，是后天性黑色素细胞痣形成的重要因素。所以，虽然小儿的痣不一定都是晒出来的，但也应该避免高强度持续性暴晒。

4 黑色素细胞痣有哪些类型？

黑色素细胞痣的性质并非都是一样的，它有多种多样的分类方法。按照黑色素细胞痣的黑色素细胞在皮肤层次的不同部位，可将其分为皮内痣、混合痣和交界痣。

按照黑色素细胞痣的大小分可将其分为小型、中型、大型及巨型黑色素细胞痣。小型黑色素细胞痣大小＜1.5厘米；中型黑色素细胞素痣大小为1.5~20厘米；大型黑色素细

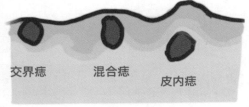

胞痣大小为20~40厘米；巨型黑色素细胞痣大小＞40厘米。

5 黑色素细胞痣都会发生恶变吗？ 是否有预防方法？

黑色素细胞痣的自然病程十分稳定，绝大多数痣终生保持良性状态，会是一颗"好痣"，但在受到长期摩擦、受压、刺激或者紫外线强烈照射等情况下，会有发生癌变的可能。一般认为，各种先天性黑色素细胞痣均有恶变为黑色素瘤的可能，后天性黑色素细胞痣中仅有交界痣和混合痣中的交界成分有恶变的可能。发生癌变后称之为恶性黑色素瘤，约占儿童恶性肿瘤的3%。

6 如何知道这是一颗"好痣"？

其实孩子身上绝大部分的痣都是"好痣"，它的特点有：形态对称，颜色均匀，边缘清晰规则，有的表面光滑，有的可能带有毛发，有的会轻微凸出于皮肤。

一颗"坏痣"可能有以下"ABCDE"的特点：

（1）不对称性（Asymmetry）：如果将一个痣一分为二，两部分存在明显的不同。

（2）边界不规则（Border irregularity）：大部分痣为规则的圆形或卵圆形，边界不规则是指痣的边缘不那么"圆"，如多边形。

不对称

边界不规则

颜色斑驳

直径过大

不断变化

（3）颜色斑驳（Color variegation）：颜色不均匀，或者在棕色的基础上掺杂有红色、白色或蓝色等。

（4）直径＞6毫米（Diameter＞6 mm）。

（5）进展（Evolution）迅速：短时间内迅速生长、颜色加深，甚至出现破溃等。

7 黑色素细胞痣都需要治疗吗？

绝大部分黑色素细胞痣无须治疗。需要进行治疗的痣主要有以下几种情况。

（1）分布在孩子面部或其他外露部位，影响美观。

（2）长在孩子足底、足跟、手掌、后颈部、腰部等容易摩擦部位的黑色素细胞痣，容易在反复刺激的情况下发生恶变。

（3）黑色素痣如出现大小、颜色、形状在短时间内发生变化，形状不对称、边界不规整、颜色不一致，破溃，脱毛，继发感染或疼痛等表现。

8 哪些黑色素细胞痣可以采取非手术治疗？优缺点有哪些？

非手术治疗方法包括激光、化学烧灼法等。通常面积较小的黑色素细胞痣（如直径＜3毫米），可选择非手术治疗。位于特殊部位的黑色素细胞痣，如上唇、鼻翼或眼睑等，手术治疗非常困难，术后可能导致术区出现局部畸形，也可选择非手术治疗。非手术治疗的优点在于创伤小、机体恢复较快，缺点为祛痣可能不彻底，可能复发，且反复刺激会增加恶变的风险。

9 哪些黑色素细胞痣可以采取手术治疗？优缺点有哪些？

一般对于直径＞3毫米的黑色素细胞痣，用非手术治疗易导致较明显的瘢痕增生，所以推荐手术切除，多数黑色素细胞痣采用直接梭形切除或分次切除；对于面积更大的黑色素细胞痣，需要多次部分切除手术，可选择植皮或扩张皮肤的手术方式。手术治疗的优点在于祛痣彻底，不容易复发；术后可行病理检查以明确病灶的性质。缺点为有创操作，有形成瘢痕的可能性。

10 "取痣"会留下瘢痕吗？如何预防？

对于直径＞3毫米的痣，用非手术治疗可能会有瘢痕增生，推荐手术治疗。如果小儿是瘢痕体质，建议伤口拆线后1周，开始规律使用预防瘢痕的药物6个月以上，可减少瘢痕的发生。

11 小儿"取痣"需要麻醉吗？

取痣手术本身可根据手术复杂程度的不同选择在局麻或全麻下进行，但由于小儿特殊的心理及生理特点，其配合度较差，为保证小儿手术安全，一般需要在全麻下手术。

12 "取痣"手术的注意事项有哪些？

（1）预防感冒，以免因呼吸道感染导致麻醉风险增加。

（2）配合医生，积极完善相关检查，如血液检查、心电图及胸部X线等。

（3）局麻术前无须禁食、禁饮；全麻术前禁食6小时，禁饮2小时。

（4）沐浴，清洗局部皮肤。

（5）局麻术后无须禁食、禁饮；全麻术后2小时可适当进水，如无不适，4小时后可进食。

（6）注意避免伤口局部受压；如为四肢手术，可适当抬高肢体，促进血液循环；如为痣切除后植皮手术，注意保持伤口局部制动，以免影响皮片存活。

（7）术后保持伤口敷料清洁干燥，遵医嘱返院行换药、拆线。根据手术部位等，确定拆线的时间。如面部手术一般术后1周拆线，四肢手术后2周拆线，如局部张力过大，可适当延长至术后3周。

（8）伤口愈合过程中，应注意防晒，避免进食辛辣刺激性食物，以降低瘢痕形成的概率。必要时，可于拆线后1周，外用预防瘢痕的药物。

专家温馨提示

1. 对家长的话

（1）如果孩子身上的黑色素细胞痣出现迅速生长、颜色加深、经常感染破溃等异常情况，或者黑色素细胞痣生长在孩子的足底、足跟、手掌、后颈部、腰部等容易摩擦部位，应尽早带孩子就诊，由专科医生判断是否需要处理。

（2）家长们应及时修剪孩子的指甲，以免孩子去抓挠黑色素细胞痣，引发痣的恶变。

（3）如黑色素细胞痣生长在体表暴露的部位，影响美观，导致孩子出现不良情绪，影响孩子心理健康时，应及时就医。

2. 对孩子的话

（1）不用害怕和好奇身上的"小黑点"，每个孩子在出生时或者成长过程中都会有。

（2）身上的"小黑点"不能去抓、掐、抠、烫等，如有瘙痒、疼痛等异常情况，及时告知家长，寻求医生的帮助。

知识拓展

先天性黑色素细胞痣

　　先天性黑色素细胞痣是指出生时或出生后几个月出现的黑色素细胞痣。在美国、墨西哥、中国、芬兰、澳大利亚和日本进行的前瞻性研究发现，1%~3%的新生儿有临床表现符合先天性黑色素细胞痣的色素性病变。大型或巨型黑色素细胞痣在新生儿中的发生率率约为1/20 000。

　　先天性黑色素细胞痣，尤其是大型或巨型先天性黑色素细胞痣，其发生黑色素瘤的风险高为2%~5%，约一半发生在5岁之前。在生命早期定期随访并连续拍摄皮肤照片，有助于识别先天性黑色素细胞痣的变化。对于疑似黑色素瘤的任何变化（如结节快速生长，或溃疡性或无色素性结节），均需要进行活检。

（编写：马红　审核：吴直惠、王艳琼）

第八章 实体肿瘤

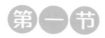

儿童肿瘤，家长在家如何"自查"

> 说到儿童肿瘤，很多家长可能觉得这个疾病离自己的生活很遥远，那么我们就来看看儿童肿瘤的实况。

1 儿童实体肿瘤现状如何？

儿童恶性肿瘤是15岁以下儿童主要死因之一，仅次于意外事故，成为我国儿童因病致残和家庭因病致贫的重要原因。世界范围内每年约新增175 000例15岁以下恶性肿瘤儿童，发病率逐年上升，其中仅有不到40%的儿童接受了恰当的诊断和治疗，诊断不及时可能是延误治疗、导致死亡的主要原因之一。肿瘤一般可分为良性肿瘤、恶性肿瘤和介于良、恶性肿瘤之间的交界性肿瘤。儿童肿瘤病种多，早期临床表现并不明显，治疗难度大，早发现、早诊断、早治疗至关重要。因此，学会家庭自查尤为关键。

2 儿童肿瘤发病的因素有哪些？

儿童肿瘤发病率如此之高，那么是哪些因素与儿童肿瘤的发病率有关呢？经过文献分析总结，儿童患恶性肿瘤与基因、环境、病毒感染等因素有关。

大家熟知的肝癌就与乙型肝炎病毒有关。家长长期因职业暴露在油漆、色素、重金属等不良环境中，会增加孩子患肝肿瘤的风险。孕妇在怀孕期间吸烟也会增加胎儿生后患神经母细胞瘤的风险。根据病史调查，有50.03%的白血病孩子经历过家庭室内新装修。

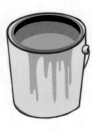

油漆

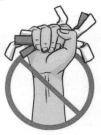

禁烟

另外，不良的生活方式也是肿瘤易患因素之一，如进食霉变、腌制、烟熏的食物与消化道肿瘤息息相关。

此外还有研究表明，大于35岁的高龄产妇和小于25岁的产妇，较其他年龄段孕育的儿童发生恶性肿瘤的概率更高；父亲年龄每增加5岁，其后代患星形细胞瘤的风险也会增加。

所以，为了胎儿的健康，减少恶性肿瘤发生率，父母最好在最佳生育年龄计划生育，女性在25～29岁为最佳生育年龄，男性在28～34岁为最佳生育年龄，其中女性年龄对妊娠结局的影响大于男性年龄对妊娠结局的影响。另外，准父母应保持良好的生活习惯，保证自身身体健康，在怀孕期间尽量避免暴露在污染环境中。在怀孕期间消除或防止接触上述化学物质及尽量减少使用激素类药物。尽量避免儿童进入新装修的房子，降低孩子患白血病的概率。

3　怎么判定肿瘤是良性的还是恶性的？

良性肿瘤一般称为"瘤"，多有包膜或边界清楚，肿瘤细胞分化好，生长缓慢，停留在局部。简单来说就是长得比较"好看"的、慢的就是良性的。恶性肿瘤来源于上皮组织的为"癌"，来源于间叶组织的为"肉瘤"，来源于胚胎组织的为"母细胞瘤"。恶性肿瘤多无包膜或边界不清，生长速度快，可转移至其他部位。交界性肿瘤的组织形态等则位于两者之间。

4 儿童恶性实体肿瘤的常见症状是什么？

我们来看看儿童恶性实体肿瘤都有哪些症状，通过早期发现这些"苗头"，就能进一步提高诊断率和救治率。

中枢神经系统肿瘤

参见本书预防篇第一章第二节。

母细胞瘤类

（1）肾母细胞瘤是幼儿中最常见的肾脏肿瘤，在2～3岁儿童中发病率最高。典型症状是能被触及无症状腹部肿块，通常是家长给孩子沐浴或更衣时偶然发现，可伴有疼痛、血尿、高血压。如肿块过大，可压迫其他腹腔脏器，出现气促、烦躁不安、食欲下降、消瘦等症状。

（2）神经母细胞瘤是一种神经系统的恶性颅外实体瘤，60%～70%发生于腹膜后，多见于3～4岁儿童。常以发热为首发症状，肿瘤很小时不易被发现，但神经母细胞瘤恶性程度较高，等到发现时多已发生转移。转移常见部位为骨骼和骨髓，表现为关节痛、步行困难、跛行、发热、贫血、肝脾和淋巴结肿大。

白血病

白血病是造血系统的恶性增生性疾病，是儿童常见的恶性肿瘤。任何年龄段均可发病，儿童以急性白血病多见。主要表现为发热、贫血、出血和白血病细胞浸润所致的肝、脾、淋巴结肿大和骨、关节疼痛等。

脂肪瘤类

详见预防篇第七章第二节。

5 儿童肿瘤如何进行家庭自查？

我国小儿外科之父张金哲院士根据多年临床经验提出"儿童肿瘤家庭自查方法"总结为"洗澡时，顺手摸全身；睡觉时，顺手摸肚子"。

表1-8-1-1　儿童肿瘤家庭自查法

方法	具体做法	注意事项
全身系统摸查	按顺序抚摸头皮、颈部、胸壁、腹壁、双下肢、会阴、双上肢、背部	①抚摸时注意皮下"小豆豆"（淋巴结）； ②抚摸时注意身上是否有肿块，并核实是否为异常； ③对比两侧是否对称，也可与自己身上同部位相比较
摸查腹部	孩子熟睡后或进食前，家长将手指并拢，慢慢向深处按压孩子的肚脐，渐渐压到脊柱	①手指可感受到脉搏跳动，即腹主动脉搏动； ②能数清跳动，则血管附近无肿瘤，脐与脊柱中间无肿胀、水肿，腹内器官无压痛； ③任何器官有压痛，孩子即便在睡觉，腹肌也会自然绷紧

专家温馨提示

1. 对家长的话

（1）大多数儿童恶性肿瘤只要早期发现和坚持治疗，部分是可以得到治愈的。

（2）当孩子出现淋巴结肿大、无痛性肿块、出现一过性症状，如癫痫、眼黑、摔倒、恶心等，持续发热、腹胀、呕吐、眼部不适、贫血、出血等，请引起重视，及时带孩子就医排查。

（3）重视环境污染，在备孕及怀孕期间，避免接触化学有毒等刺激物及气味。

（4）养成良好的生活习惯。

（5）尽量选择在适龄生育。

2. 对孩子的话

（1）有权利对刺激性气味说"NO"，及时向家长表达自己的感受。

（2）养成良好的生活习惯，不吃霉变食物，少吃腌制、烟熏的食物。

（3）当感觉自己身体不适时，多向家长表达。

知识拓展

国际儿童癌症日

从2014年开始，国际抗癌联盟将每年的2月15日定为"国际儿童癌症日"，旨在向全世界传递出要关注孩子健康、为孩子创造良好生活环境的信息。国际儿童癌症日活动的开展，旨在倡导儿童合理饮食、充足运动、能量均衡、防止肥胖、科学抗癌、促进健康。因为儿童期的行为、生活方式以及家庭的生活方式，对儿童的影响是长远的，即便对儿童期肿瘤的发生作用有限，但对其成年以后的肿瘤发生却有着重要影响。因此，世界各国都在大力开展儿童抗癌活动。

（编写：康婷　审核：杨旸）

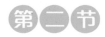

通往治愈之路，浅谈肿瘤治疗原则及手术

> 当孩子确诊为恶性肿瘤后，家长们都会泪如雨下地拉着医生问："孩子还那么小，这个病能治好吗？"这个时候医生会根据孩子的病情做出详细回答。

1 儿童肿瘤治疗总原则是什么？

一般良性肿瘤和交界性肿瘤以手术切除为主，而恶性肿瘤则应看作全身疾病，在早期未发生组织浸润时，局部可给予根治性切除手术；如已有组织浸润，则应根据肿瘤的性质、分期采取以手术为主的综合治疗方法。其中，手术治疗是早、中期实体肿瘤首选的治疗方法，医生会结合孩子的具体病情和家属意愿选择恰当的治疗方式。

近几年对中晚期恶性肿瘤提出的新辅助化疗，可使肿瘤缩小，有利于原发肿瘤的根治切除、保留器官功能和减少手术并发症，并尽早消除隐匿的微小转移灶，减少复发和转移。儿童胚胎性肿瘤的辅助治疗包括放射治疗、干细胞移植、介入治疗、诱导分化治疗等。

2 怎么治疗白血病呢？

白血病主要以化疗为主，目的是杀灭白血病细胞，解除白血病细胞浸润引起的症状。如果说白血病细胞是侵略者，那么化疗就是大炮，是针对侵略者的武器，但战火无情，在混乱的战场上大炮有可能会伤及自家兵力，所以白血病还应重视支持治疗，包括防治感染、营养支持、成分输血、高尿酸血症的防治等。此外，白血病还可通过造血干细胞移植进行治疗。

3 什么是放射治疗？

放射治疗是利用放射线治疗直接抑制或杀灭肿瘤细胞的局部治疗方法。超过半数的恶性肿瘤孩子需要进行放射治疗。

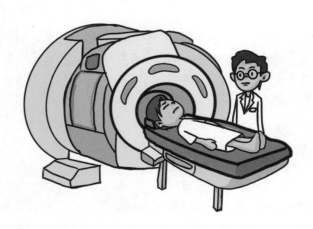

4 什么是化疗？

化学药物治疗的简称是化疗，通过使用化学治疗药物杀灭癌细胞达到治疗的目的，手术和放疗均属于局部治疗，只对治疗部位的肿瘤有效，对于潜在的转移病灶和已经发生临床转移的肿瘤就难以发挥疗效了。化疗是一种全身治疗的手段，无论采用什么途径给药（口服、静脉和体腔给药等），化疗药物都会随着血液循环遍布全身绝大部分器官和组织。因此，对一些有全身播撒倾向的肿瘤及已经转移的中晚期肿瘤，化疗都是主要的治疗手段。

5 放疗和化疗禁忌证有哪些？

（1）一般对放疗和化疗不敏感的肿瘤为相对禁忌证。

（2）晚期肿瘤儿童处于身体状况极差的情况，可作为绝对禁忌证。

（3）急性炎症、心力衰竭应在病情控制后再做放疗。

6 常见化疗的不良反应有哪些？

大部分化疗的不良反应和不良反应是可逆的，通过一些辅助药物的使用可以控制或减轻不良反应。

（1）消化系统反应：如恶心、呕吐、腹泻和便秘等。其中恶心、呕吐是化疗最常见的反应。学会分散孩子注意力，如发生呕吐时应协助孩子漱口，清洁衣物，整理床单位，帮助孩子取舒适体位。

（2）骨髓抑制：免疫功能降低，易并发细菌或真菌感染等，表现为白细胞和血小板减少等。当白细胞在3.0×10^9/升、血小板在70×10^9/升以下必须暂停化疗；若孩子白细胞低于2.0×10^9/升，应采取严格的保护性隔离措施。

（3）脱发：部分化疗药物可能导致脱发，但脱发是可逆的，在停止化疗后会重新长出头发。在脱发期间，可以帮助孩子选择合适的帽子、假发，帮助孩子重新建立自我形象，保护孩子的自尊心。

（4）其他：如肝肾功能损害等。

7 化疗为什么会造成静脉炎？

长期输注化疗药物，可出现静脉炎，常见原因有以下几个。

（1）抗肿瘤药物均是化学制剂、生物制剂，本身的药物性质可使血管内皮坏死。

（2）当前大剂量、多药物冲击化疗的应用给静脉血管带来了严重损伤。

（3）化疗需要多次反复穿刺，易损伤血管内膜，刺激血管发生静脉炎。

（4）某些药物本身对血管壁就有较大刺激，如果化疗药物渗漏，更易导致静脉炎。

当发生静脉炎的时候，请寻求静疗专科护士的帮助。

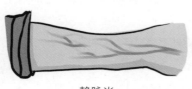
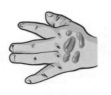

静脉炎 药物渗漏

8 放疗后的不良反应有哪些？

放疗常见的不良反应包括乏力、皮肤黏膜反应、骨髓抑制、疼痛以及与放疗部位有关的反应，例如胃肠道反应、泌尿生殖系统功能障碍等。

专家温馨提示

1. 对家长的话

（1）当得知孩子罹患肿瘤时，应积极寻求专业医务人员帮助，不要胡思乱想。已有研究显示，随着治疗和护理技术的进步，患肿瘤儿童五年生存率不断提高，现欧美发达国家接近80%，我国为72%，这意味着越来越多的儿童肿瘤幸存者将带病或无病生存。

（2）做好长期治疗的思想准备，并向专业人士学习相关专业知识，学习照顾孩子的一些经验技巧。

2. 对孩子的话

保持积极乐观的心情，建立战胜疾病的信心。在与病魔抗争的路上，有许多爱自己的和自己爱的人都在陪伴着自己，自己一定能战胜病魔，获得健康。

知识拓展

面对恶性肿瘤的心理分期

无论是谁在得知自己或家人身患恶性肿瘤时，都会有一个漫长的心理变化过程。

（1）震惊否认期： 当家长和孩子刚得知身患肿瘤时，会出现短暂的震惊反应，目光呆滞、沉默不语，感受不到外界的存在，甚至晕倒，接着否定和怀疑医生的诊断，存在侥幸心理，甚至拒绝治疗，并多方求医。该心理反应是人面对疾病应激产生的自我保护反应，如过分强烈，可延误治疗时机。

（2）愤怒期： 当确信身患恶性肿瘤时，孩子和家长可能会认为不公平，有"为什么偏偏是自己家的孩子？""我家孩子那么乖，为什么要得这个病？"等想法，变得愤怒、恐慌、哭泣、烦躁不安、无理取闹等。这个时期，需要外界人员多与其沟通，纠正其错误感知，教育和引导其正视现实。

（3）协商期： 这个时期家长与孩子易心存幻想，希望寻找各种可能的办法治愈疾病，可主动配合治疗。这个时期，医护人员需要维护其自尊心，尊重隐私。

（4）忧郁期： 治疗开始后，如效果不佳、症状加重或肿瘤复发等，孩子会渐渐对治疗失去信心，感到无助和绝望，出现抑郁、悲观、沉默、哭泣表现，甚至拒绝治疗，有轻生念头。这个时候，需要医护人员给予孩子更多的关爱和抚慰，诱导其发泄不满，多陪伴，满足其需求。

（5）接受期： 这个时期孩子已接受事实，能理性对待治疗和预后，坦然面对人生的最后阶段。这个时期也要给予关爱和帮助，加强交流，尊重其意愿，尽可能提高孩子生命末期的生活质量。

（编写：康婷　审核：杨旸）

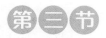

恶性肿瘤孩子住院、居家护理小贴士

> 在了解了疾病的致病因素和治疗方式后，家长还关心在孩子生病时，自己能做什么可以更好地照顾孩子呢？

1 化疗期间家长需要做哪些准备？

（1）做好自身心理准备，调节自我焦虑、抑郁、恐惧等负面情绪，积极主动配合医护人员的工作。

（2）给孩子多吃些富含硒、维生素、纤维素、蛋白质的食物。可适当多吃些海产品，动物肝肾，蛋、奶制品，坚果类等食物。为防止孩子呕吐、恶心，应尽量避免其接触刺激性气味，少量多餐，少食油腻食物及甜食。便秘的孩子应该多服用含有膳食纤维的食物，腹泻的孩子应该多食用清淡、易消化、少纤维、不油腻的食物。并嘱咐孩子适量饮水，不愿意喝水的孩子可以喝果汁代替，保证孩子每天的尿液量在2 000毫升以上，防止和减少化疗药物对肾脏的损害。

（3）为防止孩子发生感染、出现不良反应等，孩子饭前便后需将手洗干净。保持大便通畅，防止因便秘引起的出血；勤洗澡；刷牙时使用柔软的牙刷，可以用0.9%生理盐水漱口。另外，易引起机体损伤的物品也尽量避免使用。遇上感冒流行季节时，尽量不外出，如果外出，需做好防护工作，戴好口罩。

（4）孩子出现脱发现象时，需注意头部卫生，使用吹风机时温度不宜太高。保持孩子皮肤清洁，为避免因药物刺激夜间搔抓后皮肤溃烂，应勤修剪指甲。如皮肤干燥开裂可涂抹不含酒精的润肤油。衣裤尽量选择柔软的布料，衣服洗干净后放在通风处晾干。

（5）孩子疼痛明显时，应尽量避免服用含阿司匹林的镇痛药物，因为孩子化疗后血小板减少，阿司匹林可影响机体的凝血机制，严重者导致出血。孩子疼痛时可以帮助孩子转移注意力，尽量让孩子放松。

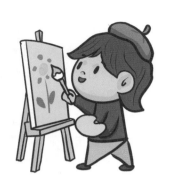

（6）注意孩子心理护理，有研究显示，艺术疗法（自由绘画、泥塑、剪纸等）能减少孩子治疗期间的焦虑、恐惧、抑郁等情绪困扰，提高孩子治疗配合度，促进孩子自尊以及人格的发展。

（7）化疗期间，可以为孩子营造温馨舒适、干净整洁的居住环境，定期进行消毒以及开窗通风。

2 放疗期间家长需要注意哪些事项？

（1）放疗前取下金属饰品，可减少放射线的吸收。放疗前后静卧30分钟，保证充足的休息和睡眠，活动时应循序渐进，当出现气促、心慌时应停止活动。

（2）保持照射区皮肤清洁干燥，防止破损。穿着宽松、柔软、吸湿强的棉质衣物，勤换内衣。

（3）预防感染，注意保持室内空气新鲜，注意个人卫生，外出注意保暖，多喝水。

（4）当出现放疗不良反应（如皮肤损伤、恶心呕吐、脱发、发热等）时，及时向医护人员反馈。

3 手术治疗需要注意哪些事项？

（1）当明确诊断后，首先家属应做好自我心理建设，了解疾病相关知识，并帮助孩子建立战胜疾病的信心，积极面对，保持愉快心情。

（2）肿瘤孩子尤其需要注意营养支持。营养治疗的途径包括肠内营养和肠外营养，恶性肿瘤放疗孩子肠内营养专家共识（2017）提出，当孩子胃肠道有功能时，应首选肠内营养；不推荐放疗前预防性置入营养管，除非孩子存在以下一种或多种情况：明显体重丢失（1个月内大于5%或者6个月内大于10%）、体重指数（BMI）值小于18.5、严重吞咽梗阻或疼痛、严重厌食、脱水、预期将发生严重放射性口腔或食管黏膜炎。口服补充营养接近于孩子自然的进食过程，具有良好的依从性，是放疗孩子首选的营养治疗方法。当口服营养补充不能满足目标需要量或者一些完全不能饮食的条件下，如食管癌完全梗阻、吞咽障碍时，应该选择管饲。

所以鼓励孩子少食多餐，提供高能量、高蛋白、高维生素、易消化的食物。专家共识还提出恶性肿瘤孩子应减少碳水化合物在总能量中的供能比例，提高蛋白质、脂肪的供能比例。

（3）手术后需要密切关注孩子的生命体征，颈部肿瘤术后的孩子，应尽量保持孩子呼吸道顺畅；如骶尾部肿瘤孩子选取俯卧位，防止伤口感染和裂开。出现任何异常情况，请立即通知主治医生进行处理。

（4）孩子因长期住院，需要忍受肿瘤疾病带来的痛苦，极可能出现抑郁、烦躁等负面情绪，这些情绪会直接影响孩子对治疗的配合度，降低孩子依从性，家庭是最好的支持，需要家人更有耐心、爱心的陪伴。

专家温馨提示

1. 对家长的话

（1）家长可以适当改变家庭布置，为孩子提供温馨、整洁、舒适的家庭环境。

（2）保持孩子良好的生活规律，保证休息适当，避免过度劳累与过度睡眠。

（3）定期复查血，一旦发生异常及时就诊；补充营养，适当地进行运动，减少孩子到人群密集场所的次数。

2. 对孩子的话

（1）抗癌过程中可能会出现很多负面情绪，当自己承受不了时一定要学会向他人寻求帮助，学会表达自我感受，向专业人士学习减压的方法，并控制自己的情绪。

（2）积极乐观地面对恶性肿瘤带来的一切，好的心情可以帮助我们战胜或减缓病情。

知识拓展

中医在儿童肿瘤治疗中的应用

近年来，我国中医学蓬勃发展，中医思想及传统中医治疗方法已被越来越多地运用到临床。具体措施包括以下几方面。

（1）针灸、推拿：中医传统针灸、推拿在儿童肿瘤中的护理运用主要在胃肠道不良反应方面表现突出。针灸疗法包括针刺和艾灸，研究显示，针刺疗法在缓解化疗时发生的恶心、呕吐、腹痛、腹胀等症状中，具有良好的应用价值；隔姜艾灸取双侧内关、足三里、神阙可缓解孩子胃肠道不适。推拿按摩可调整阴阳平衡、疏通经络、帮助胃肠道蠕动，降低消化道不良反应，配合穴位按压还可防止便秘的发生。

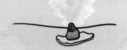

隔姜艾灸

耳穴贴压

（2）穴位贴敷、耳穴贴压：白芥子穴贴敷于定喘、肺俞、膈俞等穴位可止咳平喘；吴茱萸粉贴敷于神阙穴可健脾止呕；神门、皮质下、交感神经、肺等穴位耳穴埋籽可减轻肿瘤药物不良反应。

（3）饮食调护：化疗药物多为寒凉性药物，易损伤孩子阳气，寒邪入侵脾胃，降低脾运化能力和胃腐熟能力。可给予温热药膳以及莲子、小米、桂圆、大枣、山药等开胃食物。另外，薏苡仁中的镁可降低癌细胞活性，并能够缓解抗癌药物的不良反应，在饮食中添加薏苡仁可帮助抗肿瘤、提升治疗安全性。

（4）情志护理：中医认为，情绪波动会导致气机逆乱、阴阳失调。《黄帝内经》注重整体观念与辨证施治，认为调畅情志是重要的治疗手段。中医情志调护是指医护人员运用语言、情绪、行为方式等非药物方法改变孩子心境、意识等心理活动，使孩子保持平和心态接受治疗，以调整病理状态。

（编写：康婷　审核：杨旸）

第四节

如何保护好肿瘤孩子的"生命线"——PICC护理

　　肿瘤孩子因输液量大且需反复穿刺易导致血管损伤较大，尤其是需要化疗的孩子，因化疗药物具有高渗性等特点容易发生药物渗漏，更易对血管造成破坏引起并发症，影响治疗。随着PICC的投入使用，可减轻因反复穿刺给孩子带来的痛苦，同时提高其生活质量。那么，应该怎样对其进行护理呢？

1 PICC是什么？

　　PICC是指经外周静脉穿刺置入中心静脉导管，PICC经上肢的贵要静脉、头静脉、肘正中静脉（新生儿和儿童还可以选择头、颈部和下肢的大隐静脉）穿刺置管，导管的末端位于上腔静脉下1/3处或上腔静脉和右心房交界处。PICC可减少肿瘤孩子因反复穿刺带来的痛苦、保护孩子的外周静脉，更好地进行长期治疗。PICC具有操作安全、留置时间长、使用广泛等优点，已得到临床医护人员的广泛认可和接受。

2 PICC适应证有哪些？

　　（1）需要长期静脉输液。

　　（2）缺乏外周静脉通路倾向。

　　（3）有锁骨下或颈内静脉插管禁忌证。

　　（4）输注高渗性药物，如化疗药物等。

　　（5）输注高渗性或黏稠性液体，如胃肠外营养液、脂肪乳等。

　　（6）需反复输血或血制品，或反复采血。

　　（7）家庭病床。

3 PICC禁忌证有哪些？

（1）无适宜的血管条件。

（2）穿刺部位有感染或损伤。

（3）置管途径有外伤史、血管手术史放疗史、静脉血栓形成史。

（4）上腔静脉压迫综合征。

4 PICC的优点有哪些？

合理静脉通路的建立能降低反复外周静脉穿刺带来的疼痛、静脉炎、药物外渗导致的组织损伤、坏死、血管闭塞等各种并发症。主要有以下优点：

（1）减少了频繁静脉穿刺给孩子带来的痛苦。

（2）PICC导管留置时间可长达一年，能为孩子提供中期至长期的静脉输液治疗，能满足肿瘤孩子常规化疗疗程的需要。

（3）导管不易脱出，稳定性好。液体流速不受孩子体位的影响，输液时孩子方便活动。

（4）避免了刺激性、腐蚀性和高浓度药物对孩子血管的损伤，保护了孩子的外周静脉。

（5）杜绝和避免了化疗药物的外渗和对局部组织的刺激，也控制了医疗风险。

（6）PICC置管比中心静脉导管置管的危险性要低，避免了颈部和胸部穿刺引起的严重并发症，如气胸、血胸。

5 PICC置管后怎么维护呢？

（1）置管后24小时内，置管侧肢体减少活动，避免过度外展、上举、旋转运动，手臂可自然弯曲，可以适当做握拳、松拳活动；24小时后进行一般活动。穿刺肢体避免剧烈活动、提重物等。置管48小时后更换敷贴。

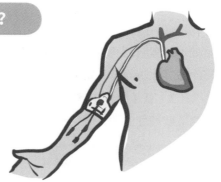

PICC置管外形图

（2）护士每日进行外露导管长度的对比，在记录导管长度时，家长需要与护士一起确认外露导管长度，日常若发现长度有变化，请及时告知责任护士。

（3）每日护士会定时为PICC进行冲封管，目的是预防管道堵塞。冲封管次数依据孩子输入液体种类、导管型号有所不同（通常管道有两种，1.9Fr和3Fr，一般情况下每日冲封管4~6次，如输入特殊药物，输入特殊药物之间也会用生理盐水冲管）。

（4）外出做放疗、CT检查要求置管侧手臂举过头时，注意观察导管有无回血，若有回血请及时告诉护士，必要时给予处理。

（5）在输液治疗时置管侧肢体不能过度抬高，以免引起回血。

（6）特殊注意事项：禁止置管侧手臂测量血压；禁止经非耐高压PICC导管注入CT等检查用的造影剂；禁止输液过程中自行调节输液滴速；禁止自行关闭输液开关。

6 PICC常见并发症的观察与预防是什么？

静脉炎

各种物理、化学、生物因素对血管壁的刺激易导致静脉炎症反应，可伴有疼痛、红斑、水肿、静脉条索状改变或触及硬结。具体表现为穿刺点及周围出现疼痛或触痛、红斑、发热、肿胀、硬结、脓性分泌物等，或者沿穿刺静脉走向出现条索状改变。通常发生在置管后48~72小时，一周内多见。

医护人员会为孩子做的事：

（1）导管固定及维护：定期评估有无静脉炎相关症状和体征，早发现早处理；置管后可使用水胶体敷料外敷或多磺酸黏多糖乳膏（喜辽妥）局部涂擦等预防静脉炎发生；可使用导管固定装置来固定导管。

（2）孩子教育：教会孩子每日自我评估，定期维护；告知孩子避免穿刺侧上肢过度活动，避免导管弯折、扭曲。

医用黏胶相关性皮肤损伤

在移除粘胶产品（如敷贴、胶布等）后持续30分钟或30分钟以上的红斑和（或）其他的皮肤异常（包括但不限于水疱、大疱、糜烂或撕裂）。常见有机械性皮肤损伤（皮肤剥离、张力性水疱、压力性皮肤损伤）、接触性皮炎（刺激性皮炎、过敏性皮炎）、潮湿相关性皮肤损伤、毛囊炎等表现形式。

医护人员会为孩子做的事：

（1）优选＞0.5%乙醇氯己定溶液消毒以减少皮肤刺激。氯己定消毒液不耐受时，可使用碘酒、碘伏或70%的乙醇溶液。

（2）评估孩子过敏史及皮肤状况，对疑似过敏孩子，可预防性使用透气性敷贴或在敷贴固定之前，局部使用皮肤保护膜预防和减少过敏性皮炎发生。

（3）明确风险人群，科学合理地选择、应用和去除黏胶产品，选择透气性好、延展性高、柔软性好、低敏性、抗过敏的敷贴。

（4）固定敷贴前，确保局部皮肤表面完全干燥，无消毒剂等残留。

（5）避免使用强黏性敷贴或黏胶增强剂；无张力粘贴敷贴并沿导管塑形；以"0"或"180"角度去除敷贴，避免用力撕除敷贴。

（6）每日评估穿刺处皮肤状况，指导孩子自我报告不适症状，遵照规范进行敷料更换及定期维护。

（7）健康宣教，加强自我管理，如避免打湿敷贴、每日自我评估穿刺处敷料及皮肤状况，及时报告，以便及时处理。

导管脱出

导管脱出又称导管移出，是指导管从穿刺部位外移导致导管外露部分长度增加，导管尖端位置改变。与导管移入（外露部分进入体内）相对，均属于导管移位。导管脱出说明导管尖端的位置未达到最佳位置，会增加导管堵塞、静脉血栓形成、血流感染等并发症发生风险。

医护人员会为孩子做的事：

（1）在每次进行导管维护时，测量导管外露部分长度并与穿刺时记录比较，判断有无导管脱出。

（2）规范护理操作，更换敷料，待消毒液彻底待干后粘贴敷料。撕下透明敷料时动作轻柔，从下向上"0"或"180"角度撕下敷料，避免导管脱出。

（3）妥善固定导管，可使用导管固定装置固定导管，导管固定装置的安置方法应参照厂家推荐或说明。当导管固定装置松动、损坏或不适合时，应及时更换或者选择其他方式固定导管。

（4）做好健康宣教，避免出汗致敷贴卷边、淋浴将敷贴打湿等。

7 拔管及带管出院注意事项

治疗结束以后，有的孩子需要拔除管道，有的根据病情需要及家长意愿，需要带管出院，这个时候PICC的居家护理也就来了。

（1）拔管：拔管由护士进行，拔除后需要家长配合正确按压，并共同检查导管长度及完整性。按压时间原则上至穿刺点不出血即可（根据管道型号、部位及孩子配合度，按压时间不等，通常10～30分钟），止血后家长不要立即撕除敷料，敷料需要覆盖24小时。

（2）带管出院：需要定期维护，推荐维护频率。1.9Fr管道每日维护，3Fr管道每周2～3次。责任护士做好PICC护理相关注意事项的健康宣教，告知家属出现异常情况到就近的医院及时就诊。

专家温馨提示

1. 对家长的话

（1）家长指甲不要过长、过尖，尽量不要戴尖锐首饰、手表等，床旁不要有锐器，避免损伤导管。

（2）穿刺部位皮肤保持清洁干燥，不要擅自撕下敷贴及自行拔除管道。PICC置管于腹股沟处者，新生儿需勤换尿不湿。

（3）衣着：穿衣时，先穿置管侧手臂，后穿对侧；脱衣服时，先脱对侧，后脱置管侧。

衣袖不宜过紧，可以用丝巾或弹力网状套保护导管避免穿脱衣服时引起导管脱出。

可以轻柔运动　可以淋浴

PICC带管日常

禁止提举5千克以上物品　衣服袖口不宜过紧　严禁游泳、打球、举哑铃等剧烈运动　避免泡澡

（4）沐浴：可以进行淋浴，但应禁止盆浴、游泳等会将置管处敷料浸湿的活动。

2. 对孩子的话

（1）注意保护好自己的管道，不要玩耍和牵拉导管外露部分，以免将管道拔出。睡觉时应注意更换体位，避免长时间压迫置管侧肢体。

（2）注意置管侧手臂不要提过重的物体，不要做引体向上、托举哑铃等体育锻炼。

（3）如果发现穿刺部位及周围有发红、肿胀、疼痛等异常情况，请及时告诉家长和医务人员。

知识拓展

PICC居家护理发展及现状

目前，PICC的维护主要在医院的病房或门诊进行。由于我们国家各地区PICC置管技术的发展参差不齐，只有部分二级以上的医院有条件建立PICC门诊。很多患儿由于居住在偏远地区，到达最近的医院需要耗费很多的体力与交通费用，7天维护1次对于他们来说很难做到，因此，不得不放弃PICC的留置，或者因为并发症的出现而终止留置。使用PICC进行静脉营养治疗、肿瘤化疗的患儿日益增多，一般患儿化疗需要4～6个疗程，化疗的间歇期患儿不得不带管出院，居家期间的导管护理也成为医患共同关注的问题。越来越多的国内学者在研究和临床工作过程中大力倡导居家护理，不少医院在积极开展这项护理服务。

（编写：夏吴蝶　审核：杨旸）

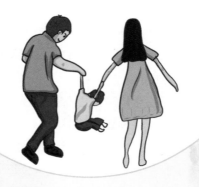

第二篇

就医篇

第一章 检 查

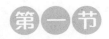

儿童常见检查及意义

1 什么是体格检查？

入院后医生根据疾病部位用手摸一摸、压一压，用听诊器听一听等都属于体格检查。它其实就是医生运用自己的感官或者简单的辅助工具（听诊器、血压计、压舌板等）进行系统观察和检查，是客观来评估对象机体状况的最基本的检查，其检查方法分为视诊、触诊、叩诊、听诊和嗅诊。

（1）视诊：用视觉来观察评估对象全身或局部表现（如体形、面容、步态、皮肤颜色等）的诊断方法。

（2）触诊：通过与评估对象部位接触后的感觉，或观察评估对象的反应来判断身体某部位有无异常的检查方法，尤其腹部更为重要。

（3）叩诊：用手指叩击身体表面某部，使之振动而产生音响，根据振动和音响的特点来判断被检查部位脏器有无异常，主要用于胸腹部。

（4）听诊：用听觉听取身体各部位发出的声音（如咳嗽声、呼吸声、肠鸣音、呻吟声、啼哭声，内脏或关节活动发出的声音等）来判断正常与否的诊断方法。

（5）嗅诊：通过嗅觉来判断来自评估对象的异常气味与疾病之间的关系的方法，常见的异常气味有以下几方面。

①呼吸气味：刺激性蒜味见于有机磷农药中毒；烂苹果味见于糖尿病酮症酸中毒；氨味见于尿毒症；肝腥味见于肝性脑病，苦杏仁味见于氰化物中毒。

②口腔气味：口臭见于口鼻部病变、支气管扩张、消化不良等。

③痰液气味：血腥味见于大量咯血；恶臭味提示支气管扩张或肺脓肿。

④呕吐物气味：幽门梗阻、胃潴留者呕吐物有强烈酸味，肠梗阻者有粪臭味。

⑤尿液气味：有机磷中毒者尿液有大蒜味，浓烈的氨味见于膀胱炎。

2 什么是影像学检查？

常见的影像学检查有：CT检查、X线检查、MRI及超声检查。

CT检查

是使多个层次的X线穿过人体，通过计算机对得到的数据进行二次处理最后得到人体横断面的图像。就像是把一整个西瓜切成片来看，这样就可以清楚地看到西瓜内部的结构。CT检查分平扫CT和增强CT（需要推注造影剂）检查。

（1）适应证：临床应用广泛，小儿外科主要用于肿瘤性疾病、腹部急性创伤性病变及骨关节、脊柱病变等。

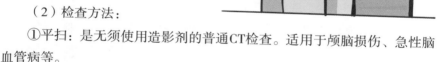

（2）检查方法：

①平扫：是无须使用造影剂的普通CT检查。适用于颅脑损伤、急性脑血管病等。

②造影增强扫描：在平扫的基础上，对发现的可疑部位，在注射造影剂后有重点地进行检查。运用于除颅脑损伤、急性脑血管病外，一般需要先做平扫再加做增强扫描。

（3）CT的优点：CT优于X线检查之处在于其密度分辨率高，而且在骨关节系统，能做轴位成像，优于MRI；CT对骨与软组织病变定性诊断无特异性，成像速度快。

X线检查

X射线是一种波长极短，能量很大的电磁波，可利用差别吸收把密度不同的骨骼与肌肉、脂肪等软组织区分开来。X射线会穿过人体在底片上留下黑白色影像，被遮挡的部位如骨骼无法穿透，则在底片上显示为白色，反之则显示为黑色。

MRI

MRI就是大家口中的磁共振检查，它是利用原子核在高强度磁场内发生共振所产生的信号再重建出图像的一种成像技术。临床MRI往往利用氢质子成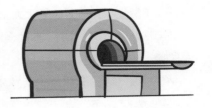像，而人体内水含氢质子最多，所以含水多的器官成像更清楚。MRI成像过程极其复杂，简单说就相当于用手摇一摇，让氢质子振动起来，再平静下来，感受里面的振动。

超声检查

超声检查是运用超声波照射到身体上将反射波进行图像化的处理，使肌肉及内脏器官，包括大小、结构等可视化的一种非创伤性的检查方法。

超声引导下穿刺（又称介入超声）

超声引导下穿刺是指在实时超声监视下，将穿刺针或导管准确地插入到人体内各种病变器官或组织内进行穿刺抽液、组织活检、置管引流及肿块消融等各种诊断和治疗技术。该技术产于20世纪60年代初期，70年代中期以来得到迅速发展，现已成为临床各个系统疾病的一种重要诊疗手段。

小儿外科常用于超声引导下胸腔、腹腔、肝脓肿及胆管穿刺治疗。

3 什么是实验室检查？

实验室检查通过在实验室进行物理的或者化学的检查来确定送检的物质的内容、性质、浓度、数量等特性。检查内容有血液检查、体液与排泄物检查、生物化学检查、病原体检查、免疫及遗传学检查等。通过实验室检查，可获得孩子机体功能状态及病理变化等方面的相关数据资料，为医生的诊断及治疗提供科学的依据。

常见血液检查

儿科主要用于判断贫血的指标是红细胞计数和血红蛋白含量，因小儿机体处在不断生长发育过程，血红蛋白的正常参考范围也在随不同年龄时期在不断变化。

（1）红细胞中的血红蛋白是血液中的"运输工"。血红蛋白参考值见

表2-1-1-1。

表2-1-1-1 不同年龄段儿童血红蛋白参考值

年龄	血红蛋白参考值/（克/升）
新生儿期	>145
1~4月龄	>90
4~6月龄	>100
6月龄至6岁	>110
6~12岁	>120

红细胞计数参考值见表2-1-1-2。

表2-1-1-2 不同年龄儿童红细胞计数参考值

年龄	红细胞计数参考值/升
新生儿期	$（6.0~7.0）×10^{12}$
新生儿末期	$（4.5~5.0）×10^{12}$
3月龄	$3.0×10^{12}$
12周岁	$（4.0~5.5）×10^{12}$

孩子贫血的主要表现为皮肤、黏膜苍白，尤其的面部、口唇、眼结膜、甲床。小儿（>6月龄）贫血程度可分为：轻度（血红蛋白90~110克/升）、中度（血红蛋白60~90克/升）、重度（血红蛋白30~60克/升）。营养性缺铁性贫血是小儿最常见的贫血类型。

（2）白细胞是人体的"战士"，当有外敌（如致病菌、病毒等）入侵时就会现身，消灭外敌。

外周血液的白细胞组成主要是中性粒细胞和淋巴细胞。白细胞总数的增多和减少常与中性粒细胞有紧密联系。

白细胞参考值见表2-1-1-3。

表2-1-1-3　不同年龄白细胞参考值

年龄	白细胞参考值/升
新生儿期	（15~20）×10^9/L
6月龄至2岁	（11~12）×10^9/L
成人	（4~10）×10^9/L

中性粒细胞计数参考值：（2.0~7.0）×10^9/升。淋巴细胞参考值：（0.8~4.0）×10^9/升。

细菌感染性疾病，白细胞计数水平常升高，恶性肿瘤可能反应性升高，白血病多升高。病毒感染，白细胞计数水平常下降，严重肝病、骨髓衰竭性疾病、恶性肿瘤骨髓转移时多下降，自身免疫性疾病常有下降。

（3）血小板是身体里的"维修工"，当身体出现伤口时，血小板会立即赶赴现场进行补救，起到凝血止血的作用。所以血小板的多少主要反映人的止血功能。

血小板参考值为（100~300）×10^9/升。临床意义：①血小板＞400×10^9/升为血小板增多，见于骨髓性疾病、急性感染等。②血小板＜100×10^9/升为血小板减少，＜50×10^9/升可发生自发性出血，见于血小板生成障碍、血小板破坏过多等。

（4）凝血酶原时间测定。

参考值为11~13秒，超过正常对照值3秒即为异常。临床意义：①凝血酶原时间延长，见于维生素K缺乏，弥散性血管内凝血及应用抗凝药物等。②凝血酶原时间缩短，见于血液高凝状态。

血液生化检查

人体的电解质主要有钾离子、钠离子、氯离子、钙离子等，共同维持人体细胞的正常代谢。

（1）血钾参考值：3.5~5.5毫摩尔/升。

高钾血症：血钾＞5.5毫摩尔/升。见于钾摄入过多、排钾减少、缺氧、大面积烧伤等。

低钾血症：血钾＜3.5毫摩尔/升。见于钾摄入不足、丢失过多，如频繁呕吐、长期腹泻等。

（2）血钠参考值：135~155毫摩尔/升。

高钠血症：血钠＞155毫摩尔/升，见于水摄入不足、水丢失过多、钠摄入过多。

低钠血症：血钠＜135毫摩尔/升，见于丢失过多、摄入不足、水钠潴留等。

（3）血钙参考值：血清总钙为2.25~2.7毫摩尔/升；离子钙1.10~1.34毫摩尔/升。

高钙血症：血清钙＞2.7毫摩尔/升。见于摄入钙过多、肾功能损伤、甲状腺功能亢进等。

低钙血症：血清钙＜2.25毫摩尔/升。见于恶性肿瘤骨转移，吸收不良或减少等。

所有的检查结果医生都会综合起来分析，不能只单一地看某一方面的结果。这些结果也会受生理、饮食、药物等其他因素的影响。

常见尿液检查

尿液和肾脏功能检查，不仅可以直接了解泌尿系统的生理功能和病理变化，也可间接反映全身多脏器和多系统的功能，是临床最常用的检查项目。尿液检验包括一般性状检查、化学检查、显微镜检查和细菌学检查等。

（1）正常的尿液应是淡黄色，但颜色的变化受食物、药物、疾病等影响。

淡红色：为肉眼血尿，每升尿含血量＞1毫升，呈洗肉样水样或混有血凝块。见于急性肾盂肾炎、结石、泌尿系统感染等。

酱油色：为血红蛋白尿，隐血试验阳性。见于急性溶血性贫血、溶血性输血反应、挤压综合征等。

深黄色：为胆红素尿。见于阻塞性黄疸及特殊药物等。

云雾状：为菌尿或脓尿，加热或加醋均不消失。见于泌尿系统感染。

乳白色：为乳糜尿。见于丝虫病等。

（2）正常尿液因含有挥发性酸及酯类物质而呈特殊芳香气味，久置后因尿素分解可出现氨臭味。

刚排出的尿液即有氨味,见于尿潴留或慢性膀胱炎。烂苹果味,见于酮症酸中毒。蒜臭味,见于有机磷中毒。

(3)正常尿量参考值见表2-1-1-4。

表2-1-1-4 不同年龄儿童尿量参考值

年龄	尿量参考值/(毫升/小时)
新生儿	3~5
<1岁	8~20
1~4岁	20~24
7~12岁	28~33

儿童少尿标准为每小时≤1毫升/千克

粪便检查

粪便常规检查项目包括粪便颜色、性状、白细胞、脂肪滴球、隐血、寄生虫卵、痢疾、阿米巴滋养体及包囊和结肠内阿米巴滋养体及包囊,多年来作为入院孩子必做的三大常规检查之一。大便检查在消化道疾病及各种寄生虫病的诊断和筛查上占有重要地位。

正常成人的粪便为黄褐色圆柱状软便,母乳喂养的婴儿粪便为金黄色。

(1)病理改变可见于以下几种情况。

稀糊样便:见于感染性或非感染性腹泻,如急性胃肠炎。

米甘样便:呈白色淘米样便,量大含黏液片块,见于霍乱。

黏液脓血便:见于痢疾、溃疡性结肠炎、直肠癌等。

鲜血便:见于痔疮。

柏油样便:见于上消化道出血。

细条状便:见于直肠癌。

绿色粪便:提示消化不良。

(2)气味浓,见于正常肉食者;气味淡,见于素食者。

痰液检查

(1)颜色:正常痰液为无色或灰白色。异常颜色痰液可见于以下几种情况。

粉红色：见于急性肺水肿。

黄色：呼吸道有化脓性感染等。

绿色：见于铜绿假单胞菌感染。

铁锈色：见于大叶性肺炎。

咖啡色：见于肺脓肿、肺吸虫等。

白陶土样便：见于胆道梗阻。

（2）气味：正常人痰液无特殊气味。肺脓肿、支气管扩张伴厌氧菌感染时有恶臭。

（3）性状可有以下几种情况。

浆液性：稀薄有气泡，有时因混有血而呈粉红色，粉红色泡沫样痰见于肺淤血、肺水肿等。

黏液性：为黏稠灰白色或无色透明黏痰，见于支气管炎、哮喘等。

脓性：见于呼吸道化脓性感染，大量浓痰静置后分3层，上层为泡沫样黏痰、中层为浆液、下层为脓细胞，见于支气管扩张、肺脓肿等。

血性：痰中带血或大量鲜红色带泡沫血痰，见于支气管扩张及肺结核、肺癌等。

根据肺部所患的疾病有目的地进行细菌、真菌培养，可确定感染的病原体，为选择有效药物进行治疗提供科学依据。

专家温馨提示

1. 对家长的话

有时候带孩子前往医院看病的时候，往往被要求去做各种各样的检查，而家长对于检查或许会抗拒。很多人会认为看病不需要这么多的检查程序，医生只需经过询问看诊就可以给孩子把病看好，现在为什么就需要经过那么多的医疗设备进行辅助，是现在医生的水平不行了吗？其实对于现在为什么要做这么多检查，综合来说有以下几大原因。

（1）减少误诊。

（2）提高医生的工作效率。

（3）确认病情的严重程度。

（4）病情复杂程度较高。

疾病是发展的，这些检查是为了要确定身体基本情况，以便了解病情的严重程度以及是否存在其他原发性疾病以便于制订合理的治疗方案，获得更好的治疗效果。

2.对孩子的话

不要害怕，检查只有很少一部分，医生们会告诉你们检查的经过、结果，有可能会疼，但是可以帮助你早点治疗，你们要放松心情，增强信心，勇敢坚强的克服困难，配合的孩子最棒！

知识拓展

为什么要多次或重复检验？

可能很多家属经历过，孩子上午刚抽过血，怎么下午又来抽血。这种情况可能是疾病原因的复查，也有可能是阳性检验结果的需要对比复查排除假阳性的可能。一般来说，阳性（＋）是表示疾病或体内生理的变化有一定的结果。相反，化验单或报告单上的阴性（－），则多数基本上否定或排除某种病变的可能性。然而，由于环境因素、操作因素、检验方法或者孩子自身因素等可能把不具备阳性症状的人检测出阳性的结果就是假阳性。诊断性检测和影像学检查往往会对医生临床决策产生很大影响，临床医生会避免假阳性结果带来的危害，而进行再次复查。

（编写：刘小琴　审核：黄文姣）

第二节
儿童常见检查配合及注意事项

1 体格检查是怎样的？

（1）检查时环境安静、温暖，具有私密性。

（2）光线充足，夜间在普通灯光下不易辨别黄疸和轻度发绀。侧面来的光线对观察搏动或肿物的轮廓有帮助。

（3）检查时评估者和评估对象采取适宜的位置，评估对象一般取仰卧位，双腿微屈，腹肌尽量放松。检查脾脏时可右侧卧位。下腹部检查前，应排尿，必要时排便，检查时孩子尽量放轻松，取下不必要的饰品。

2 血液标本采集注意事项及家长配合事项有哪些？

采血部位与方法

（1）股静脉采血：孩子平躺操作台；一侧大腿外展与躯干成45°，小腿屈曲与大腿成90°，臀部垫高，使腹股沟表面展平，家属或助手固定四肢，以便采血。

（2）颈静脉采血：孩子仰卧，头朝向工作人员，头超出工作台，轻轻下垂，固定四肢，头偏向一侧。此时多数孩子哭泣，致颈静脉怒张，消毒采血。

（3）年龄较大的孩子可常规肘前静脉采血。

注意事项

（1）注意孩子采血时的固定。

（2）采血后孩子呈直立位，嘱咐轻压，按压时间稍长约5分钟。

（3）采血后轻压不能揉搓，如果穿刺的动脉，按压时间延长10~15分钟（具体看出血情况）。

（4）冬天采血时注意保暖。

（5）大龄孩子提前沟通，尽可能取得孩子配合。

③ 尿标本采集注意事项有哪些？

标本采集

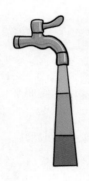

（1）常规标本：晨起第一次尿液，大概30~50毫升，留置导尿的孩子，集尿袋内收集，及时送检。

（2）尿培养标本：未使用抗生素前或停用抗生素3~5天，留取前清洗会阴部，接取中段尿5~10毫升盖紧试管，留标本时注意不要污染尿杯，此方法无创、方便，临床运用较多，但采集时受外界污染因素多，假阳性率高。

（3）12小时或24小时尿标本：①12小时标本，于19：00排空膀胱后开始留取尿液，至次日7：00排最后一次尿于容器内测总量；②24小时标本，于7：00排空膀胱后开始留取，至次日晨7：00排最后一次尿于容器内，需放防腐剂，由护士测量及取标本，尿杯需备注总量及留取量。

注意事项

一般尿液检查采集后及时送检，不能及时送检时放入2~8℃冰箱内冷藏，但也要在6小时内完成检验。收集尿液标本时，按要求收集，不可将粪便等混入。做细菌培养的尿不能加防腐剂。对于症状明显的孩子（尿频、尿急、尿痛）送一次尿培养就可，治疗48~72小时再送第二份标本，对于症状不明显的需采集2~3份标本送检。

④ 粪便标本采集注意事项有哪些？

不正确的大便留取方式

（1）尿不湿留取，虽然方便，但是尿不湿吸水性强，会把稀便里的病变成分吸走，影响结果。

（2）棉签蘸取：这样取样量少，且不能完成一些特殊检查；会遗漏病变标本。

（3）便纸留取及尿片留取都不可取。

正确的大便留取方式

用医院发放的清洁、干燥、无吸水性的专用大便试管，鉴于婴幼儿的特殊性，可将大便排在干净、干燥的盆里，再用试管里的小勺舀取病变大便。

特殊大便留取

（1）隐血标本：按常规留取，检查前3天禁食肉类、铁剂、血制品、含大量叶绿素的食物、药物等。3天后留取常规标本，排便于干净容器内，取中央部分或黏液脓血便约5克。

（2）虫卵和寄生虫标本：①寄生虫虫卵，取不同部位带血或黏液便5~10克。②检查蛲虫，睡觉前或清晨未起床前，将透明胶带贴在肛门周围，取下立即送检。③检查阿米巴原虫，便盆加温，连同便盆一起送检。

注意事项

采隐血标本时，注意规范操作，勿引入污染物，避免假阳性。孩子服用驱虫药时或者做血吸虫检查时，留取全部大便。阿米巴原虫检查时前几天不能服用钡剂、油剂和泻剂。

5　痰液标本采集的注意事项有哪些？

（1）痰液收集时一般采用自然咳嗽法，以收集清晨第一口痰为宜，早起后先漱口，然后用力从呼吸道深部咳出1~2口痰，不能将鼻咽部的分泌物及食物等混入。痰培养采集应在用抗生素之前，用专用痰杯收集，于室温2小时内或4℃冷藏24小时内送检。

（2）由于婴幼儿不能够自行咳痰，且不能合作，痰标本的采集比较困难。婴幼儿痰液采集的方法有：用吸痰管经鼻腔及口腔吸取痰液送检、经纤支镜采集痰液、喉镜直视下采集痰液等。

6　小儿CT检查注意事项有哪些？

检查前

（1）提前去除身上的金属物品。

（2）胃部检查前，带水杯喝水，婴幼儿喂奶，确保胃腔充盈。

（3）检查前一周做过消化道备餐造影的孩子，不适宜做腹部CT。

（4）婴幼儿、神志不清及危重孩子在机房内需家属及医护人员陪同。

（5）婴幼儿、神志不清或各种原因不配合者，请提前告知医生，必要时需适量用药控制后再进行检查。

（6）增强检查前，必须签署知情同意书，充分告知护士有无过敏史，随后建立静脉通道（打针），必要时服用镇静药。

（7）准确告知技师需做检查的部位（四肢、关节检查时应告知左右）。

检查时

（1）尽量保持检查部位不动。

（2）泌尿系统检查至少分两次扫描，间隔15~45分钟，间隔期间在检查室外耐心等待。

（3）检查室门关闭时表明有孩子正在检查，未经允许，不要擅自进入。

检查后

做了增强检查的孩子在放射科护士站外观察20分钟。如有不适立即告知医护人员，如无不适，可返回病房。

7 X线检查注意事项有哪些？

检查前

（1）孩子应着方便易脱的衣物。

（2）取掉影响X线穿透的物品，如发夹、金属饰物、膏药和敷料（家属注意不要自行揭开敷料，由专业人员操作）等，以免影像受到干扰。

（3）创伤孩子摄片时，通知医护人员护理，减少搬动，以免增加组织的损伤。

检查时

（1）病情危重孩子必须有医护人员陪同，婴幼儿、不能完全配合的孩子需有家属陪同检查。

（2）检查室外的红灯亮时，请勿擅自入内。

检查后

回病房后，如果孩子伤口敷料被揭开，请及时通知医护人员更换伤口敷料。

8 常用部位造影检查前的准备有哪些？

胃肠钡餐造影前的准备

（1）检查前3天禁服X线不能穿透的药物（如钡剂、铁剂、钙剂）及或影响胃肠蠕动的药物（如甲氧氯普胺、阿托品等）。

（2）检查前1天，进行无渣半流质饮食。

（3）检查前一天晚上12点后禁水、禁食（婴幼儿：母乳喂养空腹4小时、奶粉空腹6小时）。

（4）幽门梗阻的孩子检查前应先抽出胃内滞留物。

（5）近期消化道出血的孩子暂缓检查，怀疑有胃肠道穿孔、肠梗阻的孩子禁止检查。

钡剂灌肠（结肠造影）检查前的准备

（1）检查前1天摄少渣半流质饮食。

（2）检查当天禁食早餐。

（3）检查前2小时遵医嘱行清洁灌肠。

静脉肾盂造影前的准备

（1）检查前3天禁服含钙、铁及重金属的药物。

（2）检查前2天无渣半流质饮食。

（3）检查前1日晚遵医嘱清洁肠道。

（4）检查当天禁食早餐。

（5）检查前尽量排空小便，并做碘过敏试验。

9 MRI检查注意事项有哪些？

磁共振成像时间因部位不同会有差异，例如头部MRI平扫需要8分钟，颈椎MRI平扫需要8分钟，腹部则需要20分钟（整个检查过程要求孩子不能移动，所以建议熟睡后或酌情镇静后，由家长陪同进行检查）。

（1）由于成像原理具有特殊性，MRI检查室存在强大磁场，如孩子存在以下情况务必告知医护人员：①装有心脏起搏器；②体内有金属材质的置换物、植入物、药泵或异物；③重度高热、需仪器维持生命体征；④幽闭恐惧症孩子（不建议做MRI检查，必要时由家长陪同，或请临床医生酌情镇静后再进行检查）。

（2）进入检查室之前，应取下随身携带的金属、电子、带磁物品，例如手机、手表、假牙、硬币、打火机、磁卡、钥匙、别针、推床、轮椅、拐杖、眼镜、金属饰品、皮带、助听器等。检查前准确告知技师需要检查的部位，例如受检四肢关节的左右侧。请自行妥善保管随身携带的贵重物品。检查室门关闭时，表明有孩子正在接受检查，请勿擅自开门，扫描时间较长，检查时机器会有一定声响，请孩子尽量放松，在检查时保持检查部位静止不动。

（3）若孩子接受的是增强检查，在检查结束后请至放射科护士站外观察等候20分钟。如有任何不适请立即告知护士站工作人员；如无不适，20分钟后在护士站取针后可离开。

10 根据检查部位不同，某些检查的特殊注意事项有哪些？

（1）头颈部、口鼻咽部检查：检查前必须摘去金属假牙，头颈部检查者请勿化妆、喷洒发胶。检查时保持平静呼吸，避免吞咽动作。

（2）胸部、腹部检查：检查前训练闭气、检查时保持呼吸平稳，根据语音提示配合呼吸，并按提示闭气（2~18秒），不要咳嗽。

（3）腹部检查：检查前空腹6~8小时，椎体、胸部、腹部、骶髂关节检查时，女孩提前脱去带有金属的内衣。

（4）胃肠道检查：检查前3天，停服铁制剂药品，开始进食半流质或低渣饮食，如蛋、牛奶、粥、面条、香蕉等。检查前1晚，可以遵医嘱服用导泻剂，如蓖麻油、番泻汁等，同时多饮水。检查当天，不要吃早餐，随后按医嘱进行肠道清洁准备。口服药物清洁肠道者，服药后要多饮水。当排出的大便呈清水或淡黄色、无粪渣时，为最佳肠道清洁效果。

（5）盆腔检查：提前适当饮水，保持膀胱充盈（"憋尿"）。

11 超声检查注意事项有哪些？

（1）空腹：对于检查肝、胆、胰、脾、肾上腺、腹膜、腹部血管的孩子，预约单上会出现"空腹"两个字，要求检查前一天禁食8小时，婴幼儿一般4~6小时。检查前3天不要吃太油腻的食物，也要避免检查前48小时内进行钡餐、胃镜检查。

（2）膀胱充盈：经腹部检查膀胱、子宫附件、前列腺、下腹部包块、隐睾的孩子，预约单会出现"膀胱充盈"四个字。注意若膀胱过度充盈，周围组织器官会被压迫，检查效果并不好，所以保持膀胱适度充盈即可。

（3）经阴道和直肠检查，检查前需要排空膀胱。

（4）除上述检查外，其他检查一般不需要特殊准备，但还是建议衣着宽松，不佩戴首饰。不配合者遵医嘱适当镇静。

12 超声引导穿刺注意事项有哪些？

（1）须有家长陪同。

（2）穿刺前禁食。

（3）穿刺结束后休息并按压穿刺部位30分钟，确保无出血及其他不适合方可离开。

（4）保持穿刺处纱布清洁干燥，2日内禁止洗澡，避免伤口感染。

（5）孩子和家长应将确认后的活检标本同病理申请单一起交于病理科。

专家温馨提示

1. 对家长的话

（1）放射性检查能帮助医生较早较准确地进行诊断、治疗疾病，是一种辅助检查手段，医生往往以检查和损伤二者取其轻的原则，做出放射检查的决定。

（2）作为家长，不要过度恐惧放射性检查，只要不长期将人体置于摄片体检、CT全身扫描中，短时间内接受微小的辐射剂量对人体并无损伤。

（3）儿科医生会在现有影像检查中选择对孩子最有利、危害最小的检查方式。放射科的放射系统会有一个针对小孩的放射剂量，而且技师会给小孩做到最周密的防护，做到双重保险。

2. 对孩子的话

目前医院的很多检查都是可以有家长陪同完成的，所以小朋友们不必紧张，在家长和医生护士的帮助下就可以顺利完成检查。

知识拓展

关于检查中的镇静

许多检查都需要孩子的配合，不能有效配合时，医生可能会开具镇静药物，让孩子安静，配合完成检查。在使用镇静药物时，可能家长有以下疑问，在这里一一回答。

问题一：我的孩子口服护士给的镇静药物水合氯醛后吐出来了怎么办？

（1）喝药之前尽量禁食4小时，前两小时可适当喝水。

（2）看时间：如喝进去立即吐出来，需全量补服。

（3）如5~15分钟吐出，视镇静效果酌情补服1/2药量。

（4）如15~30分钟吐出，通常药物已吸收，无须补服。

问题二：喝了镇静药物水合氯醛怎么不起作用呢？

任何药物都有个体差异，临床上我们遇见不少小朋友对镇静药物不敏感，遇见这种情况，医生会视情况采取增大剂量、更换药物等方法再次镇静。

（编写：刘小琴　审核：黄文姣）

第三节
小儿尿动力学检查

1 什么是小儿尿动力学检查？

　　小儿尿动力检查指用尿动力学的方法研究小儿尿液产生、输送、储存和排空的生理及病理过程，将孩子尿路症状用图和数字表现出来，为临床诊断和治疗各种排尿异常提供参考。常用于下尿路（膀胱和尿道）的检查。

2 小儿尿动力学检查项目包括哪些？

无创尿动力学检查

　　无创尿动力学检查指在生理状态下获取尿路功能参数的检查，不会引起疼痛、血尿等症状，用于尿路情况的初步评估。

　　（1）排尿日记：排尿日记就是采用特定的表格（详见预防篇第五章第七节的表1-5-7-1和表1-5-7-2）记录孩子24小时的排尿时间、排尿量、排尿伴随症状（如尿频、尿急尿失禁等）、入睡时间、起床时间等，一般需要记录1~7天（3~5天多用）。将获得的数据与正常小儿进行比较，可以筛出排尿异常的孩子，所以该项目需要家长详细且准确记录。

　　（2）尿流率测定：尿流率是指单位时间内经尿道排出的尿量，单位为"毫升/秒"，由此可得到每一时间段甚至时间点的尿流率，最后形成尿流曲线。尿流曲线多种多样，要想获得最准确的尿流曲线图，需要保证一次性排尿量有125~150毫升，以更精准地筛查出下尿路梗阻的孩子。

　　（3）泌尿系统超声：做泌尿系统超声检查时，超声探头主要放于下腹部，可评估膀胱壁的厚度、膀胱容量、膀胱内结构、膀胱颈状态和残余尿量等。为了使超声探头更清晰地获取膀胱信息，需要膀胱尽量挨着腹壁，所以一般做泌尿系统超声检查，需要孩子憋尿。

　　（4）排尿方式的观察：排尿方式的观察指观察一定时间内孩子的排尿次数、排尿量、间断排尿情况、觉醒排尿情况、脑电图变化等，主要适用于1岁以内的孩子。

微创尿动力学检查

微创尿动力学检查是一项侵入性检查，需要留置膀胱测压管和直肠测压管，并且监测盆底部肌肉活动需要使用表面肌电图电极。该检查可评估较复杂的尿路病理情况，明确大多数排尿期和储尿期症状的病理生理诊断。

（1）膀胱压力-容积测定：膀胱压力测定包括充盈期膀胱压力-容积测定和排尿期压力-流率测定两部分，前者可测量储尿期时膀胱逼尿肌的功能，后者可测量排尿期的流出道阻力，两者一般连续测定，以测试逼尿肌与尿道括约肌的协同性，也可用于测定逼尿肌活动、感觉、膀胱容量和顺应性。

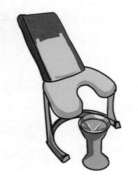

此过程除需要在膀胱内置入测压管，还需在直肠内置入测压管。很多家长可能不理解为什么排尿有问题，要从直肠置管。这是因为微创尿动力学检查属于侵入性检查，可能会引起不适，孩子可能出现哭闹、大幅度活动等，导致孩子腹压增高，压迫膀胱，使膀胱内压力增高导致尿液从尿道排出（若此时因为泌尿系统的问题，尿液原本不能排出，就会出现误诊）。为了排除这种情况对测定数据的影响，故需在直肠置入测压管测量腹压。

（2）尿道压力测定：尿道压力测定是指在膀胱静止状态下记录尿道全长各段压力，用尿道压力分布曲线表示。测定方法主要有灌注法和顶端压力传感器法。若有尿道梗阻，则在梗阻相应的部位会出现异常的压力峰或压力升高及功能性尿道长度延长，可根据高压区的位置间接推断尿道梗阻的部位。

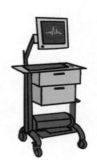

（3）尿道外括约肌肌电图：尿道外括约肌肌电图指用

特制的电极将尿道外括约肌或肛门外括约肌的肌电信号记录下来，了解逼尿肌收缩或舒张时尿道外括约肌的协调情况。如储尿期，随着尿液增多，尿道外括约肌就有一定的压力，此时肌电活动增强；排尿期时，尿道外括约肌松弛，肌电活动也降低或消失。若不然就有尿道外括约肌的非抑制收缩或逼尿肌与尿道外括约肌协同失调。

由于单项尿动力学的检查意义有限，近来联合检查（两项及以上的尿动力学检查）技术受到重视。最常用的是压力/流率检查，可同步检测膀胱压、直肠压和尿流率，以反映尿道和膀胱功能，是反映下尿路梗阻和梗阻程度最可靠的检查方法。

3 为什么不是每个患有泌尿系统疾病的孩子都需要做尿动力学检查？

尿动力学的检查结果对治疗方案起决定性的作用，但尿动力学检查毕竟是一个侵入性的检查，有着严格的适应证。

（1）储尿期症状：如膀胱刺激征、尿频、遗尿、尿失禁、不明原因的残余尿量增加等。

（2）排尿困难、膀胱颈及后尿道梗阻性疾病，如尿道狭窄、后尿道瓣膜，逼尿肌尿道外括约肌协调失调等。

（3）需明确膀胱功能紊乱对上尿路的影响。

（4）需明确膀胱功能和形态改变与膀胱输尿管反流、漏尿或尿失禁之间的关系。

（5）神经系统疾病合并排尿障碍、神经源性膀胱等。

（6）下尿路障碍的疗效观察。

4 检查前孩子和家长需要做什么准备？

无创尿动力学检查

（1）检查当日给孩子穿方便穿脱的衣裤。

（2）无须空腹，可正常吃饭。

（3）检查前1小时多饮水，较大儿童可饮水100～200毫升，并适度憋尿，保持膀胱充盈，便于进行尿流率测定（注意不可过度憋尿，有50毫升以上尿液排出即可）。

微创尿动力学检查

（1）提前准备孩子尿常规和传染病四项（乙肝、丙肝、梅毒和艾滋病筛查）检查结果。

（2）无须空腹，可正常吃饭。

（3）在做检查的当天可提前带孩子来医院，熟悉检查室、检查医生和护士，可减少或打消孩子的焦虑和恐惧感。

（4）可以准备一些孩子喜欢的玩具、零食、视频等带到检查室，以在检查过程中帮助转移孩子的注意力，减轻孩子的不适感。

（5）务必告知医护人员，孩子有无尿道狭窄、尿路感染以及心血管、神经系统、精神心理疾病等，以便医护人员进行正确的评估和判断。

（6）检查前让孩子排空直肠内的大便，必要时可使用开塞露协助排便，但禁用泻药。排便的目的是防止大便堆积在肠内，影响检查中腹压的测量。

（7）家长必须全程陪同。

5 检查后的注意事项有哪些？

（1）检查结束后可多给孩子饮水，稀释尿液，减轻尿液对尿道黏膜的刺激，有利于预防感染。

（2）遵医嘱可预防性口服抗生素。

（3）如出现尿痛、血尿、排尿困难及发热等不适时，请及时到门诊或急诊就医。

6 做尿动力学检查痛不痛？

无创尿动力学检查均为在孩子自然状态下获取数据，此时孩子无任何不适；微创尿动力学检查一般会从孩子的尿道和肛门分别置入一根测压管，在置入的时候，孩子会感到不适，可能引起疼痛，但在成功植入后，孩子的不适感会逐渐减轻。

7 尿动力学检查和普通的泌尿系统检查有什么区别?

普通的泌尿系统检查主要有尿常规、尿培养、泌尿系统超声、尿路造影等，每项检查针对不同的症状，检测的指标也不一样。

（1）尿常规：主要是检查尿液的颜色、透明度、酸碱度、红细胞数量变化、白细胞数量变化、管型、比重，蛋白质变化，尿糖的测定等，可以对相关疾病有一个初步的诊断。

（2）尿培养：主要是用于检查微生物，如细菌培养、真菌培养和病毒培养。

（3）泌尿系统超声：可检查整个泌尿系统、生殖系统和肾上腺疾病，如泌尿系统结石、肿瘤、结核、肾积水等。

（4）尿路造影：主要是用于检查泌尿系统是否有肿瘤，尿道或输尿管是否狭窄，输尿管是否梗阻，以及是否患有肾积水等泌尿系统疾病。

（5）尿动力学检查：主要用于检查膀胱感觉、膀胱收缩功能、尿路梗阻等排尿异常需要查找原因的时候。

专家温馨提示

1. 对家长的话

（1）当发现自家孩子排尿异常时，应当及时就医，遵医嘱行相关检查，以便早期确诊，积极治疗。

（2）孩子排尿异常，出现遗尿、尿失禁等，家长不应责骂，应该鼓励孩子，树立信心，遵医嘱积极治疗。

（3）为及早确定孩子排尿异常的病因并进行有效治疗，尿动力学检测可能会导致孩子不适，但却是必要的。

2. 对孩子的话

（1）当小便排不出、排不尽，或者排尿频繁、排尿疼痛时都需要告诉家长。

（2）检查过程中可能会产生疼痛等不舒服的感觉，要告诉医生/护士，也要相信医生/护士的专业性，积极配合完成检查。

（3）回家后要听家长的话，按时吃药。

知识拓展

影像尿动力学检查

　　影像尿动力学是一门新兴的交叉学科，指将尿动力学与影像学相结合来诊断下尿路功能障碍。在膀胱测压和记录尿动力学参数的同时显示和摄录X线透视或超声的下尿路动态变化图形。可准确了解下尿路潜在的病理生理改变，揭示膀胱尿道功能和形态变化的关系，以便更准确地判断人为因素产生的误差。此检查常用于小儿神经源性膀胱、压力性尿失禁等复杂病例的诊断、治疗和随访等。

（编写：李方勤　审核：黄文姣）

第四节

小儿肛门直肠测压

1 什么是肛门直肠测压？

　　肛门直肠测压是一种应用各种方法对直肠肛管内正常或异常运动的动力学变化进行测定和记录，以了解直肠肛管功能的一种技术，有助于认识直肠肛管疾病的机制，提高临床诊断的准确性。简言之，肛门直肠测压可测定肛门内、外括约肌及直肠的动力和感觉变化，将直肠和肛管管腔内的压力信号转变为电信号，最后通过计算机对数据行处理显示。

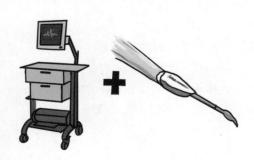

2 为什么要做肛门直肠测压？

部分家长心存疑虑"这个检查究竟有什么用？为什么需要做这项检查呢？"肛门直肠测压作用主要有两点：①可用于肛管直肠疾病的诊断及鉴别诊断。②用于直肠肛门手术前后排便功能的评价和辅助制订治疗方案。综上，肛门直肠测压作为一种检查对排便障碍孩子具有重要的辅助诊断作用，可为孩子的疾病治疗提供依据。

3 肛门直肠测压都有什么检查步骤？

肛门直肠测压并非难度较高的操作，只需在孩子充分配合的基础上，数十分钟即可完成，具体步骤如下。

（1）检查前需排空大便。

（2）如孩子不能配合检查，需服用镇静药物使其入睡。

（3）根据孩子配合情况，检查时间为5~30分钟不等。

4 肛门直肠测压的注意事项是什么？

影响肛门直肠测压检查结果的准确性有很多因素，其中孩子配合度至关重要，如孩子哭闹、挣扎等拒不配合，易导致腹内压和肛压的变化，从而影响检查结果。因此，对于年龄不满4岁或达到4岁却不能配合检测的小儿，需要家长协助配合以下相关准备工作。

（1）检查前空腹2小时，以防服用镇静药物时发生呕吐误吸。可携带食物，在检查后食用。

（2）为了保证孩子能达到检查所需的镇静程度，最大限度地发挥镇静药物的作用，可让孩子尽可能减少检查前一晚睡眠时间。

（3）若孩子月龄≤3个月，在完成上述准备存在困难时，家长尽量保证孩子在检查前3小时不睡觉。

（4）在检查前家长应该主动告知医生孩子是否存在镇静药物过敏的情况。

5 通过哪些指标测验肛门直肠压力呢？

主要包括七点内容。

（1）直肠压力及肛门残余压力：告知孩子行模拟排便动作，以检测其盆底肌肉收缩协调性，还可测量用力排便时直肠压力与肛管剩余压力，从而判断直肠推动力是否足够。

（2）肛门收缩压：主要检测肛管外括约肌功能，即让孩子用力收缩肛门并坚持20秒，再行检测。

（3）肛管静息压：可反映肛管内括约肌约85%的功能，让孩子放松休息约10分钟，在取孩子安静状态下20秒后的压力作为测量标准。

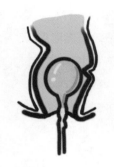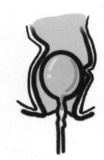

（4）直肠肛管抑制反射：主要测量直肠扩张时肛门内括约肌松弛与抑制，可为先天性巨结肠的诊断提供重要依据。测量过程先使孩子放松，再以5毫升为梯度向气囊内注气，以判断孩子有无出现直肠肛管抑制反射。

（5）直肠感觉阈值：可直接反应直肠的敏感性与耐受性。先嘱孩子放松，再以10毫升为梯度向直肠气囊内打气，最后分别记录初始感觉阈值、初始排便阈值、最强便意阈值及最大耐受量。

（6）一过性肛门内括约肌松弛：主要指直肠未受刺激时，肛门内括约肌发生的一过性的松弛，此与直肠肛管抑制反射存在正相关关系，如直肠肛管抑制反射越深，其一过性肛门内括约肌松弛程度越大。

（7）肛管括约肌功能长度：指在静息状态下，肛管括约肌功能长度。

专家温馨提示

1. 对家长的话

（1）家长发现孩子排便异常时，勿过度担忧，及时就诊，行相关检查。

（2）行肛门直肠测压检查时，由于部分孩子无法自主配合，需家长了解相关注意事项，配合医护人员完成检查。

（3）检查结束后，注意观察孩子有无腹胀、呕吐及步态不稳、或伴大便大量出血等异常体征，如发现上述体征，需及时就医。

2. 对孩子的话

（1）发现自己排便出现问题时，需要及时告诉家长，及时到医院进行检查。

（2）在做肛门直肠测压时，要尽量配合医护人员，可以尽快完成检查。

知识拓展

高分辨肛门直肠测压

高分辨肛门直肠测压是排便功能障碍孩子的首选检查，其具备安全、无创、客观等优势，而3D高分辨肛门直肠测压可通过多个传感器检测到肛门括约肌每个方向不同的压力值，在具备原先传统肛门直肠测压技术功能的同时形成三维空间轮廓图，更为全面地显示直肠肛管的解剖异常，精准确认括约肌损伤或是功能异常，且操作更加方便，测量结果数据也更直观。

（编写：王一晴　审核：梁园园）

第二章　麻　醉

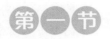

麻醉方法

1 麻醉对孩子的智力发育会不会造成不好的影响?

美国食品及药物管理局指出对于3岁以下儿童长时间、多次使用全麻以及镇静药物可能会影响儿童大脑发育,并未指出对于3岁以上儿童存在的影响。目前,对于3岁以上儿童使用全麻普遍认为并没有对智力造成影响,但对于3岁以下儿童的影响存在争议,2018年发表在《麻醉学》上的研究结果显示:多次经历全麻、经历过一次全麻以及未经历全麻的3岁以下的儿童来说,总体上智力评分没有明显差异,多次经历全麻的儿童在精细运动、运算速度的能力上有所下降,仅经历一次全麻的儿童与未经历过全麻的儿童没有差异。也有研究指出:智力的影响是多方面的,全麻不是3岁以下健康儿童智力的主要影响因素。

综上所述,也是目前普遍公认的观点是:对于3岁以上儿童,全麻并不会对儿童智力发育造成明显影响,对于3岁以下儿童,多次长时间的全麻可能对儿童智力造成影响,但目前存在争议。

2 孩子有点咳嗽咳痰就不能进行麻醉了吗?

咳嗽、流鼻涕等症状为上呼吸道感染表现。上呼吸道感染在儿童中很常见,冬季的时候大约30%的儿童都存在上呼吸道感染。手术前两周以内发生过上呼吸道感染或目前正处于上呼吸道感染期的孩子都会增加围术期呼吸道相关并发症发生的风险,例如喉痉挛、支气管痉挛、缺氧等,合并了肺炎、支气管炎等下呼吸道感染表现的孩子则风险更高。其中,合并下呼吸道感染的孩子，例如肺炎呼吸道风险发生率大于单纯上呼吸道感染的孩子。对于单纯上呼吸道感染的孩子呼吸道风险发生率：麻醉时存在上呼吸道感染且分泌物为黏稠的＞麻醉时存在上呼吸道感染且分泌物为清亮的＞术前两周内存在上呼吸道感染症状但麻醉时没有症状的＞术前两周以上包括麻醉时均无上呼吸道感染症状的。是否需要推迟需要根据孩子情况，例如是否合并下呼吸道感染、分泌物是否黏稠，由麻醉医生结合经验来判定。

③ 什么是全身麻醉，什么是局部麻醉，有什么区别？

局部麻醉是指在孩子神志清醒状态下，将麻醉药应用于身体局部，使机体某一部分的感觉神经传导功能暂时被阻断，运动神经传导保持完好或同时有程度不等的被阻滞状态。这种阻滞应完全可逆，不产生任何组织损害。全身麻醉是指麻醉药经呼吸道吸入、静脉或肌内注射进入体内，产生中枢神经系统的暂时抑制，临床表现为神志消失而无疼痛的一种可逆性功能抑制状态。二者主要区别见表2-2-1-1。

表2-2-1-1 全身麻醉与局部麻醉的对比

麻醉类型	作用靶点	给药途径	呼吸及意识	配合度	对智力的影响
全身麻醉	中枢神经系统（大脑）	静脉注射、吸入、肌内注射	受影响	高	详见问题1
局部麻醉	外周神经（局部的神经，例如支配上肢或者下肢的神经）	皮肤黏膜表面，注射药物到神经附近区域	不受影响	低	无影响

④ 麻醉前为什么需要不吃东西、不喝水？什么时间开始呢？

术前禁食的基本出发点是避免胃内容物在麻醉时发生反流误吸，从而产生气道阻塞或化学性肺损伤。肠梗阻、肥胖、俯卧位、头低位、腹水或急诊手术均是发生反流的高危因素，此类情况下应采取一些降低反流误吸概率的措施，包括置胃管、降低胃内酸度、快速序贯插管或清醒插管。目前的方案是麻醉诱导前2小时以上随意饮用清饮料，婴儿停止母乳喂养的时间为术前4小时，3个月以上小儿摄入配方奶，或者所有年龄的小儿摄入固体食物的禁食时间仍需6小时。

5 什么情况下需要气管插管？有什么风险吗？可以不用插管吗？

当使用了全麻的时候，孩子的呼吸会受影响，需要使用气道管理设备来辅助通气。从无创到有创分别有面罩、喉罩、气管插管这三种常用的气道管理设备。如果手术时间较长，其手术操作区域会影响到呼吸道及肺部，则必须要使用气管插管建立稳定安全的气道。孩子全麻后呼吸受抑制，如果不能建立安全的气道，保证有效通气，将会发生缺氧窒息导致死亡。气管插管的相关风险主要是：①插管及拔管操作期间的风险，牙齿及口咽喉部的一过性损伤、喉痉挛、支气管痉挛，操作刺激引起的一过性颅内压、血压升高，心律失常等；②带气管插管期间的影响，气管插管可能对周围组织造成压迫，时间过长可能出现咽喉部疼痛。

6 外科医生说手术时间很短，为什么我的孩子进手术室需要几个小时？

孩子进入手术间后首先是核对病情、再次评估麻醉风险，然后进行麻醉诱导并建立安全的气道，常规麻醉诱导需要15~30分钟，如果孩子存在通气困难，那么为了麻醉安全，麻醉诱导时间将会延长。麻醉诱导结束后由外科医生消毒铺巾准备就绪后才开始手术。手术结束后，开始麻醉苏醒，也就是让孩子恢复良好的自主呼吸，如果是气管插管的孩子，还需要拔出气管插管。拔出气管导管后观察孩子自主呼吸良好，则转运至麻醉复苏室，等待孩子恢复意识。因此，除了手术时间以外，还有麻醉诱导建立安全气道、手术消毒铺巾以及麻醉复苏的时间，家属就会觉得孩子在手术室的时间很长。

7 手术后回病房能不能让孩子睡觉呢？

麻醉苏醒期的孩子由于麻醉药物的少量残留，虽然对外界刺激有反应，但仍存在嗜睡表现。这时，嗜睡的主要危险在于呼吸遗忘、舌后坠、呼吸抑制等。麻醉药物完全清除需要一定的时间，每个孩子肝肾功能不同，代谢速度也有差异，一般需要到术后第二天才不会有嗜睡的表现。

为降低麻醉风险，手术结束后孩子通常会被送到麻醉复苏室进行观察，等待完全清醒。在等待苏醒的过程中，有设备对孩子的心率和呼吸进行持续监测，待孩子完全清醒即可返回病房。通常被允许回到病房的孩子可以安心入睡，在使用静脉镇痛泵的孩子需要警惕过度镇静镇痛，家长可以定时给予熟睡的孩子一点小小刺激（如挠手脚心等），只要孩子会动有知觉就可以了。

8 孩子要多久才能完全清醒呢？

全麻结束后一般90分钟内孩子可恢复意识（对外界语言有反应），超过90分钟仍没有恢复意识则为苏醒延迟，这与麻醉药、呼吸抑制、电解质紊乱等因素有关，需要请医生来处理。

9 孩子醒了以后就开始哭闹，是不是麻醉药效过了？

孩子无法用语言交流，当遇到疼痛、饥饿、排尿困难、发热等不适时就会哭闹不安，疼痛是其中常见的原因。全麻中使用的药物主要用于维持术中的镇静镇痛，孩子恢复意识后全身麻醉期间所使用的药物浓度水平较低，无法维持术后的镇痛。术后，孩子如果仍需镇痛，可以使用镇痛泵或于病房追加镇痛药物。

10 麻醉苏醒后可不可以使用镇痛药物呢？

当孩子烦躁不安时，在排除无手术并发症及其他情况下，可考虑追加镇痛药物。术后常使用的镇痛药物有：①口服非处方类镇痛药物，包括非甾体抗炎药物（包括布洛芬、对乙酰氨基酚等），具体使用方法请遵医嘱或参照说明书；②处方药物，包括弱阿片类药物（包括曲马多、盐酸布桂嗪等）、强阿片类药物（包括芬太尼、吗啡等）。处方药物需遵医嘱使用，阿片类药物在术后使用时常见的可能风险有呼吸抑制、恶心呕吐、便秘等，特别是全麻刚结束后使用需要注意呼吸抑制的发生。

11 哪些手术需要使用镇痛泵？有什么不良反应吗？

对一些术后疼痛明显的手术需要术后使用镇痛泵。对孩子来说，尿道成形、漏斗胸矫正、鸡胸矫正、髋关节手术等是推荐术后使用镇痛泵的。通常静脉自控式镇痛泵中药物有阿片类、非甾体镇痛药物以及止呕药物。镇痛泵会以恒定的速度泵入镇痛泵中的药物，通过按压开关，可以单次追加剂量。镇痛泵并不能完全消除疼痛，但对于减轻疼痛有很大的帮助。镇痛泵中虽然有阿片类药物，但其浓度较小，一般不会引起呼吸抑制，主要不良反应是嗜睡、恶心、呕吐、腹胀等。

12 孩子手术后喉咙痛怎么办？

气管插管全麻的孩子术后咽喉不适为常见表现，只要进食时没有明显吞咽困难和呛咳、没有声音嘶哑，家长无须过于担心，疼痛通常在术后1~3天会自然缓解。

13 什么是局部麻醉？哪些情况下孩子可以选择局部麻醉？

局麻可以作为辅助和全麻复合使用，阻断伤害性刺激上传，其抑制应激反应的效果优于大剂量的阿片类药物，对术后脏器功能的恢复有利。

全麻复合局麻不仅可以显著减少阿片类药物的使用量、缩短苏醒过程，还可以降低小儿术后呼吸暂停的要概率。另外，局麻可用于某些大手术的术后镇痛，也可以取得明显的镇

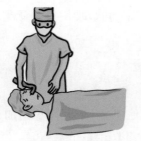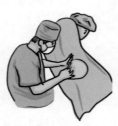

吸入麻醉（左）和 骶管阻滞（右）

痛效果，以避免阿片类镇痛药物的不良反应。局麻包括各种椎管内麻醉和神经丛阻滞，均可用于小儿。其中以骶管阻滞最为常用。小儿骶管阻滞操作简单，阻滞范围广泛，且少见不良反应。

14 麻醉前禁食、禁饮时间是多长?

术前按要求禁食、禁饮，由于不同食物消化吸收部位和化学结构的不同，它们在胃内被排空的时间也是不同的，因此，需根据摄入食物种类的不同而制订麻醉前不同的禁食时间。

（1）清饮料：清饮料种类很多，主要包括清水、糖水、碳酸饮料、清茶、黑咖啡（不加奶）及各种无渣果汁，但均不能含有酒精。除了对饮料种类有限制以外，对饮料摄入的量也有要求，麻醉前2小时可饮用的清饮料量应≤5毫升/千克（或总量≤300毫升）。

（2）母乳：母乳内乳糖和不饱和脂肪的含量明显高于牛奶和配方奶，而蛋白质、酪蛋白和饱和脂肪的含量则明显低于牛奶和配方奶，在胃内形成细小的颗粒状乳块，同时母乳内含有脂肪酶、淀粉酶等成分，有助于婴幼儿的消化和吸收。因此，母乳在胃内的排空时间明显短于牛奶和配方奶，其排空的平均时间约为2.43小时。

（3）牛奶和配方奶：牛奶和配方奶的主要成分为牛或其他动物的乳汁，其中酪蛋白和饱和脂肪的含量较高，容易在胃内形成较大的乳块，不利于消化，其在胃内的排空时间明显长于母乳，因此牛奶和配方奶往往被视为固体类的食物，需要更长的禁食时间。

（4）淀粉类固体食物：主要指面粉和谷类食物，如馒头、面包、面条、米饭等，其主要成分为碳水化合物，含有部分蛋白质，脂肪含量少。由于胃液内含有淀粉酶和胃蛋白酶，因此，其在胃内的排空时间明显短于脂肪类食物，其中淀粉类食物的排空时间短于蛋白类食物。

（5）脂肪类固体食物：主要指肉类和油炸类食物，由于其脂肪和蛋白含量高，且胃内缺乏相应的消化酶，因此，其在胃内的排空时间也较长。

手术麻醉前建议禁食时间见表2-2-1-2。

表2-2-1-2 手术麻醉前建议禁食时间

食物种类	禁食时间（小时）
清饮料	2
母乳	4
牛奶和配方奶	6
淀粉类固体食物	6
脂肪类固体食物	8

15 手术后除了医护人员巡视和监护，在麻醉方面家长还需要注意些什么？

　　麻醉的"醉"和喝醉酒的"醉"是一个字，孩子手术后也会有一些相似的反应的，比如打呼噜，说胡话，烦躁，兴奋，进食后恶心、呕吐等，这些都是麻醉后常见的表现，家长不用紧张，重点注意孩子进食时不要呛到。手术后孩子一旦出现呕吐，立即将其头偏向一侧，清理口鼻呕吐物，如发现孩子口唇发绀，立即呼叫医护人员。术后得到医护人员通知才可以开始进食，首次进食量宜少，饮食宜清淡、易消化。

专家温馨提示

1. 对家长的话

（1）为了减少麻醉风险及其造成的不良反应，请按医生护士要求禁饮、禁食。

（2）术后保持呼吸道通畅、防止误吸是重点。

2. 对孩子的话

（1）要听家长的话哦，可能肚子会有点饿，但糖水已经通过针管输进身体里了，不会缺乏能量的。

（2）不要自己偷偷吃东西哦，否则麻醉风险会大大增加。

知识拓展

传说中无色无味只要闻一下就会瞬间晕倒或丧失意识的迷药，是否真的存在？

目前，医学领域还没有研制出这么先进让人闻一下或吸一口就能晕倒的麻醉药物。就吸入麻醉这种方式来说，要起到麻醉作用，必须满足两个条件：足够高的药物浓度和足够长的起效时间。"七氟烷"作为最常用的吸入诱导麻醉药，可以采用浓度递增慢诱导法、潮气量法、高浓度快诱导法三种方法进行，其中高浓度快诱导法孩子意识消失时间最短，即使是这种方法，也需要孩子戴上密闭性非常好的面罩经历至少40秒的时间意识才会消失，而其他方法的起效时间更长。所以，在完全开放的环境中，让人吸一口就能迅速晕倒的迷药是不存在的。

（编写：梁园园　审核：冯黎维）

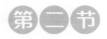

麻醉用药及不良反应

1 常用吸入麻醉药物有哪些呢？不良反应是什么？

常用的吸入性麻醉药物主要有七氟烷、地氟烷、异氟烷及氧化亚氮等。

每种药物由于作用机制不一样，都会有它的适应证和禁忌证，也会有相应的不良反应。七氟烷的不良反应少；地氟烷可引起咳嗽、屏气，甚至引发喉痉挛；异氟烷如果麻醉过深可能导致血压过度降低；氧化亚氮麻醉效能低。

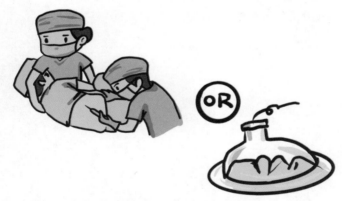

麻醉方式：骶管麻醉（左）吸入麻醉（右）

2 常用静脉麻醉药物有哪些呢？不良反应是什么？

常用的静脉麻醉药物主要有咪达唑仑、依托咪酯、氯胺酮、阿片类镇痛药、丙泊酚及右美托咪定等。

（1）咪达唑仑：在新生儿、婴儿和重症孩子用药后常引起低血压，且镇静深度变化较大；依托咪酯不良反应与咪达唑仑相似。

（2）氯胺酮：不良反应主要表现有以下几种，①恶心、呕吐的发生率较高（33%~44%）。②可产生呼吸抑制。③有时甚至可表现出负性肌力、负性频率作用，严重时可导致血压下降和心搏骤停。④孩子在清醒过程中易发躁动，大龄孩子麻醉后有可能会出现幻觉、噩梦等不愉快经历。⑤增高颅内压和眼内压。⑥呼吸道分泌物增加，气道管理难度加大。

（3）阿片类镇痛药：最应当警惕的是静脉注射后诱发的胸壁僵硬（直）、中枢性呼吸抑制，尤其是后者对6个月以内的婴儿特别敏感。这类药物镇痛作用强，在通过抑制疼痛刺激所致的神经内分泌反应的同时，对减少术后相关并发症和病死率有一定益处，常用的药物主要包括吗啡、芬太尼、瑞芬太尼和舒芬太尼。

阿片类药物的常见不良反应

便秘　瘙痒
恶心呕吐　成瘾性
镇定　呼吸抑制
尿潴留　眩晕

（4）丙泊酚：主要不良反应是，①无镇痛作用；②注射痛发生率较高（33%~50%）；③对心肌有直接抑制；④用药期间常伴有低血压发生；⑤呼吸抑制作用；⑥虽可治疗严重惊厥，但也有诱发惊厥的可能。右美托咪定可能导致低血压和心动过缓。

专家温馨提示

1. 对家长的话

关于麻醉用药您不需要过度焦虑，医生会根据孩子的手术部位、大小、时长，合理选择麻醉方式及药物，尽量减少对孩子的不良影响。

2. 对孩子的话

麻醉药物是很安全的，请相信麻醉医生会保护好你的。

（编写：杨倩　审核：梁园园）

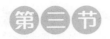

麻醉并发症

1 常见麻醉不良反应产生的原因及处理方法是什么？

接下来就给家长们科普一下：不同的麻醉不良反应产生的原因及处理方法。

（1）苏醒期谵妄：这是指小儿麻醉苏醒后无法自控的兴奋及激惹状态，常表现为哭闹、烦躁或者躁动。疼痛往往是苏醒期谵妄的主要原因，其他原因还有术前焦虑、诱导不平稳、使用吸入麻醉剂或者术中未用阿片类药物等，但是膀胱充盈或者留置导尿管、过度约束甚至小儿的性格也可能是苏醒期谵妄的重要原因。医生会尽量调整麻醉用药来减少孩子苏醒期谵妄。如果孩子回病房后仍然哭闹、烦躁或者躁动，家长们可以通过拥抱、拍背的方式来安抚孩子。如果孩子有管道，一定注意不要牵拉折叠管道。

（2）术后恶心与呕吐：大于4岁的小儿全身麻醉后常见恶心与呕吐，严重时令小儿十分痛苦，并可能引起脱水和电解质紊乱。麻醉医生会使用药物来预防术后恶心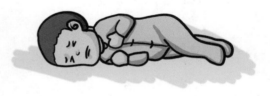与呕吐，但仍有部分孩子会出现这种情况。这时候家长需要将孩子头偏向一侧，并清理呕吐物以防堵塞呼吸道，还应该立即通知医生护士，采取进一步措施。

（3）喉鸣：一般在气管导管拔除后1小时以内开始出现，常伴有三凹征等呼吸困难的表现。喉鸣主要是由于气管导管刺激引起的声门下水肿，使用喉罩麻醉可以减少喉鸣的发生。因此，如果孩子有咽喉部疾病及手术史，一定要在术前及时告知医生护士，方便麻醉医生选择麻醉方式及药物，并在术中采取保护措施。

（4）疼痛：术后疼痛几乎是大部分孩子都会出现的不良反应。术后镇痛药物分全身性镇痛药和局部麻醉药两类，可以使用孩子自控镇痛或者家长、护士控制镇痛的持续给药方式，目前已在儿科广泛应用。

2 术后疼痛除了镇痛药还有其他缓解方式吗？

小儿术后镇痛除了前述药物治疗外，情感支持、精神抚慰、心理干预等也有很好的缓解作用。

3 术后镇痛的目标是什么？

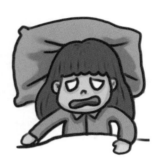

总之，小儿术后镇痛应根据小儿年龄、手术类型和临床情况合理给药提供安全、有效、个体化的多模式镇痛方案，努力达到最大的镇痛效果、最小的不良反应和最佳的生理功能恢复。

专家温馨提示

1. 对家长的话

（1）为了防止麻醉后胃内容物反流导致误吸和窒息，麻醉前都需要一段时间不吃东西不喝水，切记遵照医嘱执行。禁饮、禁食的具体时间依据每个小朋友的年龄、病情以及进食种类而有所不同，术前一天手术医生和麻醉医生会向家长详细交代。

（2）气管插管全麻的孩子术后咽喉不适为常见表现，只要进食时没有明显吞咽困难和呛咳，没有声音嘶哑，疼痛通常在1~3天会自然缓解的。

2. 对孩子的话

首次进食量宜少，饮食宜清淡易消化。

知识拓展

麻醉的历史

麻醉的历史可以追溯到古代，那时医者使用植物药物、酒精或乳酪来麻醉患者。后来，氧化亚氮和乙醚的相继出现使麻醉学迎来了一个新的阶段。

中国麻醉学史可追溯到春秋战国时期，《黄帝内经》和《神农本草经》均有记载。后汉有华佗使用酒冲服麻沸散进行全身麻醉后进行剖腹手术的记载。

1846年，莫顿在麻省总医院手术大厅展示了一场成功的乙醚麻醉手术，这被认为是现代麻醉学的开创之举。如今，麻醉学科已成为临床医学的重要支柱学科，不仅为手术和疼痛管理提供了新的选择，还带来了围手术期医疗的新概念。

（编写：杨倩　审核：梁园园）

第三章 手 术

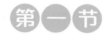

揭秘小儿手术室

1 什么是手术室？

手术室是医院为患儿进行手术诊断、治疗及紧急抢救的重要场所，是现代医学与工程技术结合的产物，是医院重要的技术部门。当患儿身患疾病，需要在麻醉状态下，行外科手术诊断和治疗时，这个时候就会来到手术室。

2 为什么说手术室里面很干净？

现代手术室又称"洁净手术室"，最大的特点就是"干净"，主要体现在以下几个方面：一方面是先进的空气调节与净化技术，净化空调系统的应用使洁净手术室的空气洁净级别保持在高水准，空气中的菌落数低，降低了手术感染的风险。另一方面是严格的环境表面清洁与消毒，手术室属于高危险区域，对环境的清洁与消毒效果有明确的要求，会根据手术室内不同区域和管理要求选择清洁和消毒方式，保证手术室环境表面清洁无污染，从而降低手术感染风险。同时，拥有完善的监督管理制度，手术室对各种消毒灭菌项目有着完善的监测方法与标准，目的是保证手术室环境表面、空气、用物、医务人员的消毒效果符合要求，从而全面保证手术安全。

3 为什么手术室里的医护工作人员的穿着不一样？

手术室是有严格限制的特殊区域，为了最大限度地降低手术部位感染的风险，保护患儿和工作人员的安全，手术室的工作人员需要进行特殊的着装，包括洗手衣、手术衣、帽子、口罩、鞋子等其他防护用品。工作人员需要从专用通道进入手术室，并在指定区域更换消毒的手术服装及拖鞋，佩戴手术帽需完全遮盖头发，口罩需遮盖口鼻面部。进入手术室洁净区的非手术人员（检查人员、医学工程师等）可穿着隔离衣，完全遮盖个人着装，更换手术室用鞋并规范佩戴口罩、帽子。工作人员出手术室时，需要穿着专门的外出衣、鞋。

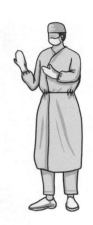

4 为什么做手术前要签字？

术前签字是要保证患儿和家属的知情权，患儿及家属对手术及相关事项享有知情权，手术的实施需要得到患儿及家属的同意。手术前的签字主要包括手术知情同意书和麻醉知情同意书等。

5 家长可以进入手术等待区吗？在这里家长应该做些什么？

家长可以陪同孩子一起进入手术等待区。到达等待区后工作人员会再次同家长一起核对孩子的基本信息，这是为了确保落实孩子的身份，包括再次核查小朋友的科室、床号、姓名、住院号、拟行手术等。核查结束后，会为孩子测量体温，再帮助孩子穿上特殊的装备：戴好一次性帽子及鞋套。当上一台手术结束后，手术室护士会协同麻醉医生、外科医生一起至等待区接孩子进入手术间。

在此期间家长的任务有以下几点。

（1）配合工作人员完成核查，确保孩子信息无误。

（2）安抚孩子，做好孩子的陪伴以及安抚工作。

（3）保证孩子在等待区的安全。

6 为什么家长不能进手术室？

手术室是特殊的限制区域，为了保证手术安全、控制感染因素、维持手术区域的洁净程度、降低术后感染风险，手术室对进出人员有着严格限制。当孩子从患者等待区进入手术室后，家长就不能进入限制区域了。当手术室工作人员来接孩子入手术室时，孩子可能会有哭闹，出现不愿意与家长分离的情况，这个时候就需要家长做好安抚工作，麻醉医生也会根据实际情况给予镇静药物以减少孩子的恐惧。

7 手术间里面有什么呢?

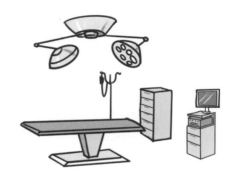

当孩子进入手术间之后，会看见无影灯、手术床、麻醉机、电脑、医用吊塔、吊架、药品柜（嵌入式）以及各种手术仪器设备，这些仪器设备都是为了保障孩子的手术能安全且高效地进行而专门设置的。目前国内许多手术间，会为孩子准备已进行消毒处理的玩具，最大限度降低孩子对陌生环境的恐惧。

8 孩子进入手术间后，家长需要做什么呢?

当工作人员将孩子接入手术间之后，手术间的工作人员会始终陪伴左右，保证孩子的手术安全。家长需要做的是保证手机通畅，在病房等待，如术中遇到特殊情况，外科医生会及时与你沟通。

9 手术间里为什么一直有医护人员在问问题?

为了保证手术的安全与手术实施的正确性，在孩子进入手术间后，工作人员对孩子会进行一系列的安全保护措施，其中就包括三方核查，三方核查是一项多部门、多人员、多环节的工作流程，因涉及孩子手术安全，手术医生、麻醉医生以及手术室护士需要进行多次核查以保证手术实施的正确性。因此，进入手术间后，手术医生、麻醉医生以及手术室护士会进行三方核查，会针对重点问题提问，这个时候，只需如实回答。

10 手术间里为什么总有一堆人围着孩子？

手术间里有"三方"，所谓"三方"即手术医生、麻醉医生以及手术室护士，其中手术医生负责并主持整个手术操作的全过程；麻醉医生主要负责手术患儿的麻醉、给药、全程生命体征监测等；器械护士又称洗手护士，其工作范围限于无菌区内，主要职责是负责手术全过程所需器械、物品的传递，配合医生完成手术；巡回护士其工作范围是在无菌区外，主要任务是在台下负责手术全过程中器械、布类、物品的准备和供给。当孩子进入手术间后，"三方"会针对孩子的病情及手术方式实施相应的操作，以确保孩子的手术安全。这个时候，孩子只需要乖乖配合医护人员即可。

11 一台手术需要多长时间？

手术是一个复杂的动态过程，手术时间的长短由多方面因素决定，例如病情变化程度、手术难易程度、术中特殊情况等，不能一概而论，需要根据具体情况而定。孩子进入手术间并不意味着手术开始，手术开始前相关工作人员需要进行复杂且全面的术前相关准备，所以不要过于担心手术时间这一问题。家长只需听从工作人员安排即可。

12 为什么要把孩子的衣物脱掉？

为了暴露手术部位、暴露手术视野、避免消毒时将衣服污染，所以会将孩子的衣物脱掉。家长请放心，手术室温度一般维持在21~25℃，不会对孩子身体造成危害，同时手术室护士也会做好各项保暖措施，例如调高手术间温度、棉被保暖、保温毯保温、术中冲洗液加温等，以保证孩子温暖，避免术中低体温的发生。

13 手术切下来的东西可以带走吗？

不可以。手术切取的病理组织需要按照国家规定进行统一处理，不允许孩子及家长将病理组织带走。

14　切下来的东西去哪儿了？

手术中切下来的组织称为病理标本，通常用于病理检查，以检查机体器官、组织或细胞中的病理改变，病理科的检验人员首先需要观察标本形态，再切取一定大小的组织，用一定的方法制成切片后再用显微镜进一步检查病变，对手术及临床后续治疗有指导意义。

15　术中冰冻和术后石蜡是什么？

冰冻和石蜡是两种不同的病理标本处理方法。根据切片制作方式的不同，主要分为术中冰冻和术后石蜡两种方式。①术中冰冻：将手术台上取下的组织迅速冷冻并制成切片，用于快速诊断病理属性，辅助医生决定手术方式，但其结果仅供参考。②术后石蜡：石蜡切片是组织学常规制片技术中应用最广泛的方法，用以观察和判断细胞组织的形态变化。用于石蜡切片的组织需要经过固定、石蜡包埋、切片以及染色等步骤，因此，所需时间较长，但准确性更高。

16　为什么有时候术中会改变手术方式？

一般来说，手术方式是基于术前病情及检查结果等综合考虑拟定的，经过术中对手术部位的探查，再结合孩子病情以及术中冰冻结果等情况，可能会改变术前拟定的手术方式。如需改变手术方式，外科医生会及时与家长进行沟通并签署相关医疗文书。所以家长在孩子进入手术间后一定要保证手机通畅，在病房等待，原则上不外出。

17　手术结束后孩子去哪里呢？

手术结束后，孩子各项生理功能尚未完全恢复，生命体征不太稳定，往往需要送往麻醉复苏室继续观察治疗。待孩子完全清醒后，由麻醉恢复室工作人员将孩子安全送回病房。

专家温馨提示

1. 对家长的话

（1）手术室是医院的重要部门，工作人员专业负责，手术室内管理规范，请放心将孩子交给我们。

（2）到达手术等待区后，请耐心等待，听从工作人员安排。

（3）孩子进入手术间后，家长需要保持手机通畅，不要离开医院，术中可能会出现特殊情况，会与家长进行沟通。

（4）当接到医院电话时，不要着急，按医生指示到达指定地方等待。根据天气情况带好衣物，注意对孩子的保暖。

2. 对孩子的话

小朋友不要害怕，你是最可爱的孩子，到手术室是一场人生的特殊"旅行"，虽然家长不能陪在你的身边，但是有很多的叔叔阿姨陪你一起度过。到手术间以后要听叔叔阿姨的话，有任何疑问都可以提出来，叔叔阿姨都会耐心为你答疑解惑。手术室并不是一个"可怕"的地方，相信自己可以克服恐惧，同自己最亲爱的爸爸妈妈，还有白衣天使般的叔叔阿姨一起战胜病魔。

知识拓展

关于手术的前世今生你知道多少呢？

现代的手术室源于16世纪的意大利和法国，当时只是为了解剖尸体。19世纪，随着麻醉学的诞生，美国牙科医生Willam T.G.Morton应用乙醚成功地进行了拔牙手术，拉开了手术室发展的序幕。随着外科学的不断发展，手术室也经历了从无到有、从小到大、从简单到高端的过程，迄今为止，手术室大致可以归纳为以下四代：第一代手术室称为创世纪简易型手术室，第二代手术室称为分散型手术室，第三代手术室称为集中型手术室，第四代称为洁净手术室。

（1）按目的分类，手术可以分为以下三类。

①诊断性手术，目的是明确诊断。如活体组织检查，开腹探查术等。

②根治性手术，目的是彻底治愈。

③姑息性手术，目的是减轻症状，用于条件限制而不能行根治性手术时，如晚期胃窦癌行胃空肠吻合术，以解除幽门梗阻症状，但不切除肿瘤。

（2）按手术时限分类，手术可分为以下三类。

①急诊手术，病情危急，需要在最短的时间内进行必要的准备后迅速实施手术，以抢救患者生命。如外伤性肝、脾破裂、胸腹腔大血管破裂。

②限期手术，手术时间可以选择，但是有一定限度，不宜过久以免延误手术时机，应在限定时间内做好术前准备。如各种恶性肿瘤的根治术等。

③择期手术，手术时间没有期限的限制，可在充分的术前准备后进行手术。如一般的良性肿瘤切除术，腹股沟疝修补术等。

（编写：田婷　审核：李敬）

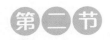

术前准备

1 术前常规需做哪些检查呢?

（1）常规抽血化验，如血常规、凝血时间、肝功能检查、肾功能检查等。根据手术出血风险，选择性做合血准备。

（2）根据需要做胸部X线检查或B超、CT、MRI检查等。

2 术前需做什么锻炼?

术后一定时期内孩子需卧床休息，为防止孩子在术后出现坠积性肺炎、便秘，因此术前应指导孩子练习床上排便、深呼吸、吹气球等活动，用以预防术后相关并发症。

3 术前如何做好皮肤清洁?

首先，在术前1天以手术部位为中心淋浴或擦洗身体。其次，会阴部位的手术需剃净会阴部毛发，最后，如为臂丛麻醉者应清洗并剃净腋窝部毛发，目的是降低术后感染率。

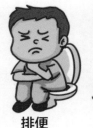
排便

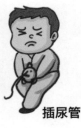
插尿管

剃毛

术前禁食

插胃管

术前准备

在手术当天早上，将手术衣换上，将手术衣贴身穿，如果冬季怕冷，可以再在外面套一件干净的外套。头发长的孩子将头发分两边扎起，不佩戴金属饰品及假牙，有快松脱的牙齿请告知医护人员。

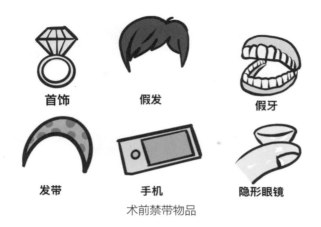

首饰　　　　假发　　　　假牙

发带　　　　手机　　　　隐形眼镜

术前禁带物品

4　肠道准备注意事项是什么？

（1）灌肠：腹腔、肾脏、胆道、泌尿等相关疾病，常规在术晨行清洁或开塞露辅助灌肠。

（2）饮食：遵医嘱给予营养支持，病情允许者给予易消化、高能量、高蛋白、高维生素饮食或营养科配制术前专用饮食。肠道手术孩子术前3日进低渣或无渣饮食，术前1日进流质饮食。具体禁食时间及进食种类请根据医护人员指导为准。详见就医篇第二章第一节。

5　术前心理准备应该怎么做？

愉悦的心情可促使全身的血液正常循环，增强机体的抗病能力。尽量让孩子保持心情愉快，家长不在孩子面前高声喧哗、吵闹、指责。

6　术前用药注意事项是什么？

术晨建立静脉通道，遵医嘱静脉补充糖盐水，一般情况在术前30分钟左右输入抗生素等药物。目的是预防低血糖及脱水、降低术后感染率等。

专家温馨提示

1. 对家长的话

（1）术前禁止吃东西是为了防止麻醉后的胃内容物反流，反流严重者可导致窒息，因此万不可因为孩子自诉饥饿而自作主张给孩子补充食物、水等。

（2）术前常规行抽血检查，家长不用担心术前抽血量会造成孩子贫血，抽血量只需达到检验标准，不会造成贫血。

（3）在术前医生会根据孩子年龄、体重等因素对孩子行术前维持补液，这既可补充孩子在禁食期间所需能量及水分，也建立了麻醉及术中使用的必备通道。

（4）术前一日请孩子及主要监护人（父母）不要擅自离开病房，等待医护人员进行术前准备（签署同意书、合血、皮试等）。

（5）麻醉医生在术前会到病房评估孩子身体及病情，为术中麻醉做准备，并且告知家长麻醉可能存在的风险，解答家长对麻醉相关疑惑。如果家长想术后为孩子安置镇痛泵，可以向麻醉医生提出需求，再由麻醉医生评估后决定是否安置。

（6）由于手术时间不固定，因此除第一台手术可确定接入时间外，其余剩下台次需等候手术室通知，家长无须过多担忧。

（7）家长需备好带入手术室的药品或相应影像资料等。遵循医护人员的健康宣教。

2. 对孩子的话

（1）为了防止麻醉后胃内容物反流导致误吸和窒息，手术前千万不能偷偷喝水或者吃食物哦，如果吃了一定要告诉家长或者医护人员。

（2）"灌肠会不会痛？"灌肠是不会痛的，就只有一种想排便的感觉，不用太紧张，紧张了反而会让你觉得不舒服。

（3）输液过程中不要自己去调节输液速度，以护士调节的滴速为准，如果在输液过程中有不适，要及时告诉家长和医护人员。

（4）其实手术没有想象的那么恐怖，很多注意事项医护人员会告诉你的爸爸妈妈，并且爸爸妈妈会和医护人员一起照顾你。

（5）"手术会不会痛？"手术过程是不会痛的，术后伤口可能会有点疼痛，但是可以通过转移注意力或者按压镇痛泵来缓解。

知识拓展

为什么手术前不能吃东西？

麻醉状态下，人体将丧失三种保护性机制：第一，食管下段括约肌松弛，起不到闸门的作用，胃内容物反流至食管和口腔；第二，吞咽反射被打乱，只要咽部有食物，就可能进入肺内；第三，咳嗽反射被抑制，进入气管的异物不能通过咳嗽反射被清除出来，一旦误吸入呼吸道，可引起呼吸道梗阻和吸入性肺炎，导致孩子通气换气功能障碍。所以麻醉前需要孩子处于空腹状态，否则麻醉后反流的胃内容物一旦吸入气管后会引起窒息或者肺炎，后果是很严重的。

（编写：冯利　审核：梁园园）

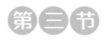

术后护理

1　术后为什么要吸氧、监护，家长需要做什么吗？

接受麻醉的患儿在手术中呼吸功能或多或少会受到影响，虽然在送回病房前，患儿已经在手术室和麻醉恢复室观察了一段时间，但仍会有个别患儿会出现呼吸抑制、心血管异常、恶心、呕吐等情况。所以术后需要在一定时间内吸氧，目的是促进呼吸系统尽快恢复到术前水平。安置监护仪器可以通过数据的精准测量，如心率、血压、血氧饱和度等，帮助医护人员早期发现异常情况。吸氧和监护的时间以及监护仪显示数据是否正常，会有专业的医护人员来决策及观察。医护人员未在床旁时，家长需要充当观察员的角色，配合医护人员做好以下工作。

（1）预防误吸，如发现孩子口唇发绀或闻及喉部痰鸣音及时通知医护人员。

（2）需注意防止孩子抓扯氧气管及监护线。

2 2.术后伤口需要换药吗，家长需要注意什么？

不是所有的伤口都需要换药，医护人员会定期巡视，依据不同的伤口类型决策是否换、何时换。家长需要配合保持伤口敷料清洁干燥，及时更换尿不湿以防止粪便、尿液污染伤口。如家长发现伤口处有大量鲜红色血液渗出或敷料被大小便污染，应及时通知医护人员更换，预防伤口感染。通常医护人员会在以下情况换药，家长可参考。

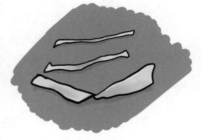

烟卷引流条

（1）当出现大部分敷料被分泌物浸湿或被尿液、粪便污染时，应及时换。

（2）伤口感染或安置引流管/烟卷引流条时，会定时换。

（3）有新鲜肉芽创面时，多隔1~2天换一次。

3 所有伤口都需要拆线吗？拆线时间是多久呢？

不一定哦，采用医用黏合剂的伤口通常无须拆线，如腹腔镜手术。身体各部位伤口拆线时间也不一，医生会依据孩子的病情个体化决策，也会在出院前口头或书面告知家长。常见部位拆线时间如下。

（1）面颈部4~5天。

（2）胸部、腹部、背部、臀部7~10天。

（3）会阴部5~7天。

（4）四肢10~14天，近关节处伤口拆线时间有可能进一步延迟。

（5）尿道手术10天。

（6）对营养不良、切口张力较大、有慢性疾病等特殊情况者医护人员会适当延长拆线时间。

4 饮食相关注意事项是什么？

（1）非腹部手术：根据手术、麻醉方法及病人自身情况而定。局麻者，若无任何不适，术后即可进食。全麻者，应待其麻醉清醒，无恶心、呕吐后方可进食，具体时间遵医嘱，多需禁饮2~4小时、禁食4~6小时。手术当天宜少食多餐，进食清淡、易消化食物。

（2）腹部手术：尤其消化道手术后应禁食、禁饮至肠蠕动功能恢复、肛门排气排便后开始进食少量流质，逐渐过渡到全流质饮食、软食、普食。禁食禁饮期间遵医嘱做好口腔护理。

5 对小儿皮肤如何护理？

小儿皮肤娇嫩，易发生压力性损伤，应定时协助孩子翻身或更换约束部位，检查孩子皮肤及肢端循环情况，做好会阴部皮肤护理，保持其清洁干燥，同时保持床单干净整洁。

6 术后有管道，家长要注意什么？什么时候可以拔除管道？

术后所有的管道都会有专业护士进行有效固定并定时检查管道长度、观察引流物颜色、量是否正常。拔除时机由医生决策。家长需要特别注意的是，管道的留置会给孩子造成"不舒适感"，必要时需配合做好约束，防止管道扭曲、折叠、受压、滑脱，特别是在孩子翻身、活动时。带管下床活动时，引流袋/瓶勿高于引流管出口平面。不同类型管道拔除时间及注意事项如下。

`胃管`

留置期间：需注意保持口腔清洁，禁食、禁饮。请收纳好饮食，避免小儿擅自接触进食。孩子通常会感觉"想吐、恶心"，可鼓励孩子平静呼吸或转移注意力缓解。如孩子述口渴、嘴皮干请勿喂水，家长可用温热湿毛巾热敷嘴唇后涂抹润唇膏缓解。如发现孩子呕吐，及时通知医护人员。

拔管指征：通常肛门排气、排便；引流量逐日减少，引流液颜色由黄绿色转为无色透明且量少时医生会考虑拔除。肛门排气、排便需家长共同关注。

拔管后：如进食后有呕吐、腹胀请及时告知医护人员。

尿管

留置期间：护士会每日到床旁为孩子清洁尿道口及周围皮肤，家长需维持孩子会阴部清洁。孩子通常会感觉"想尿尿"，这是因为尿管刺激尿道，孩子会有尿意，是正常的，请指导孩子勿用力做排尿动作，可饮水的孩子多饮水；如发现尿袋里有少许白色/粉色沉淀物请勿紧张，这是代谢物（尿酸、尿素等）在尿液里形成的结晶，多见于禁饮、长期留置管道的患儿，属正常。如有少许尿液从尿道口周围溢出请勿紧张，属正常，如有大量尿液从尿道口周围溢出、尿液颜色为鲜红色、浑浊不堪、长时间（超过2小时）无尿液排出等情况需通知医护人员。

拔管指征：留置时间依据病情差异较大，家长可在医生查房时加强沟通。

首次排尿通常在拔管后即刻或2小时内，超过4小时仍未解小便或小便量少且孩子自述有尿意需通知医护人员处置。

胸腔闭式引流管常规护理

留置期间：切勿自行拔出，有可能导致如气胸、呼吸困难等严重并发症。若伤口处管道不慎滑脱，应立即双手紧紧捏住伤口周围皮肤；若连接水封瓶处管道脱落，应立即折叠管道并及时告知医护人员；置管期间防感冒，宜半卧位休息；加强肺功能锻炼，可做吹气球、深呼吸训练或使用呼吸训练器。如患儿有呼吸困难、胸闷、气紧、胸部异常隆起等情况需及时通知医护人员。

拔管指征：引流气体、液体逐日减少；复查胸片情况良好，医生会考虑拔除。

拔管后：管道拔除后大多数局部皮肤医生会缝合，请保持伤口敷料清洁干燥，患儿有

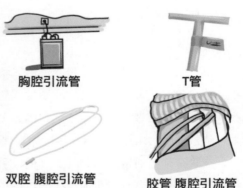

胸腔引流管　　　　　　T管

双腔 腹腔引流管　　　胶管 腹腔引流管

常见外科管道

呼吸困难、胸闷、气紧、胸部异常隆起等情况需及时通知医护人员。

血浆引流管常规护理

留置期间：如引流液呈鲜红色、量大需通知医护人员。

拔管指征：留置时长个体差异大，通常引流液体逐日减少、颜色变淡，医生会考虑拔除。

拔管后：管道拔除后局部多数无须缝合，请保持伤口敷料清洁干燥，如患儿出现体温升高（超过38℃）、腹部坠胀感等需通知医护人员。

专家温馨提示

1. 对家长的话

（1）麻醉术后复苏：在孩子麻醉苏醒后，由于麻醉药物影响，孩子可能出现打呼噜，烦躁，进食后恶心、呕吐等表现，请家长不要过度紧张，如果孩子出现呕吐，需立即将其头偏向一侧，清理口鼻呕吐物，并立即呼叫医护人员。

（2）术后常规行心电监护，家长如遇监护仪报警，需及时告知医护人员。

（3）若术后短时间内需禁食、禁饮，但孩子自诉口渴难耐等，家长可以采取热毛巾捂脸、小勺润湿嘴唇等方法缓解孩子的不适。

（4）术后关注孩子排便情况，如孩子术后6小时仍未解小便，请及时联系护士。

（5）术后返回病房的孩子，通常因刚刚经历完手术，内心依然存在恐惧等，从而表现为哭闹不止，在病情允许前提下，家长如需安抚，注意保护好孩子，安置好监护仪器线路、输液管道和其他各种管道。

（6）妥善保护好留置针及各种管道，防抓脱。

（7）预防感染：维护环境整洁、减少探视、勤洗手等。

2. 对孩子的话

手术结束后为什么不能立即喝水？是因为麻醉药物还没有完全代谢，会给胃肠道和呼吸系统带来负担，引起呕吐、误吸。

知识拓展

饮食分类是什么意思?

医院中常说的普食、软食、半流质饮食、流质饮食通称为基本膳食,是为了区分术后不同的饮食种类。

(1)普食:亦称正常饮食,它适用于体温正常、无消化道疾病、咀嚼功能正常、无须膳食限制的恢复期孩子。

(2)软食:质软,易于咀嚼,比普食易于消化。适用于轻微发热、消化不良、咀嚼能力差、口腔疾病、肠道疾病的恢复期及5岁以下幼儿。

(3)半流质饮食:是由比软食更细软,呈半流质状的饮食,也是从流质至软食或普食的过渡膳食。适用于发热、手术后、吞咽咀嚼困难、消化道疾病孩子。

(4)流质饮食:是由液体食物组成,不需咀嚼,易于吞咽。适用于发高热,消化道急性炎症,口腔、头部和胃肠道手术及其他大型手术后或其他重症、全身衰弱的孩子。

(编写:樊玲　审核:梁园园)

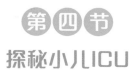

探秘小儿ICU

【入住ICU前】

1 什么是ICU?

ICU全称为重症监护病房,是重症医学科的临床实践基地,现已正式定名为重症医学科。主要负责对重症患者提供全面、系统、持续、严密地治疗、监护,为危重病人提供多器官功能支持及个体化护理。

2 ICU在哪里?

ICU设置在方便患者转运、检查和治疗的区域。接近主要服务对象区、手术室、影像学科、化验室和血库等。

3 ICU里面长什么样?

ICU具备良好的通风、采光条件,装配有从上到下的空气净化系统,能独立控制室内的温度和湿度。通过不同的进出通道,实现合理的人员流动和物流在内的医疗流向,最大限度减少各种干扰和交叉感染。病房建筑装饰遵循不产尘、不积尘、耐腐蚀、防潮防霉、防静电、容易清洁和符合防火要求的总原则。

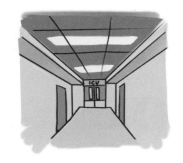

ICU设有开放式病房和单间病房,其中开放式病房每病床占地面积为15~18平方米,单间病房面积为18~25平方米,并可根据患者专科来源和卫生行政部门的要求设立正负压隔离病房。整体布局上,病床医疗区域、医疗辅助用房区域、污物处理区域和医务人

员生活辅助用房区域等相对独立，以减少彼此之间的互相干扰、利于感染的控制。

此外，还设有包括医师办公室、主任办公室、工作人员休息室、中央工作站、治疗室、配药室、仪器室、清洁室、污废物处理室、值班室、盥洗室等基本辅助用房，以及示教室、家属接待室、实验室、营养准备室等其他辅助用房。

4 ICU和普通病房有什么不同？

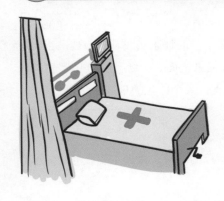

（1）基础设施更完善、更便捷。ICU的设备围绕患者而设置，拥有可以协助医生护士对不同患者进行诊疗的，配有充气式防压力性损伤气垫的，可以升降、弯曲、倾斜操作的病床；拥有可在一定范围内随时移动的吊塔，为医用气体、电源和通信提供各种介质供应终端，充当仪器平台，保证ICU患者需要的种类众多、作用不一、位置不定的急救设备供应。

（2）医疗设备更齐备、更专业。ICU每床都配备有进行心脏电活动、血压、脉搏、血氧饱和度等基本生命体征监护的床旁监护系统，呼吸机、简易呼吸器（复苏呼吸气囊），足够数量输液泵、微量泵和肠内营养泵，还有心电图机、血气分析仪、除颤仪、连续性血流动力学与氧代谢监测设备、心肺复苏抢救装备车、体外起搏器、纤维支气管镜、电子升降温设备等。

5 什么样的孩子需要住进ICU？

ICU的收治对象是各种危重的、急性的、可逆性疾病孩子，如重大手术后需要监测者、麻醉意外、重症复合型创伤、急性循环衰竭、急性呼吸衰竭、心搏呼吸骤停复苏后、电击或溺水者复苏后、各种中毒、休克、败血症孩子等。

6 ICU的医护人员工作服为什么不一样？

ICU由于其收治患者的特殊性，为了预防交叉感染，医护人员都必须着专门的工作服，更衣、换鞋、戴帽子和口罩后方可进入，工作服需每日更换。外出时用快速手消毒剂进行消毒，穿外出服。

7 ICU怎样进行环境消毒？

ICU每日2~3次开窗通风，每次20~30分钟，空调设备内装有高性能过滤器，以水平层流和垂直层流的方式在室内流动形成无尘和洁净的空间。使用医用空气消毒设备对空气进行循环消毒。地面每日三扫三拖，在无明显污染情况下，采用湿式清扫，当有患者血液、分泌物、排泄物等污染时，用含有效氯1000~2000毫克/升消毒液拖地或喷洒；床头柜、桌椅、墙壁等应用消毒液擦净，每日2次。

【入住ICU后】

1 哪些孩子需要住ICU？

术后需严密监测各项生命体征、病情危重、随时可能发生病情变化、需要抢救的孩子。

2 不能探视，怎么了解孩子情况？

孩子转入ICU后，医生会每天电话告知家长孩子当天的病情，如遇特殊情况，会及时通知，家长需保持电话24小时通畅。

3 ICU孩子家长为什么需要签那么多字？

签字制度是为了让孩子及监护人充分享受知情权、选择权和同意权，是对孩子权利的尊重。ICU孩子由于其特殊性，为了便于病情发生变化时能快速抢救，因此入ICU后，孩子家长需要签署各种医疗文书。

4 ICU孩子身上为什么会有很多管子?

由于监测和治疗的需要,ICU孩子身上常留置有多根管道,它们分别具有不同的功能,常作为病情观察、治疗和判断预后的重要依据。

5 ICU孩子为什么会绑手?

这是保护性约束,是由于ICU孩子的病情十分复杂,有些孩子会在各种原因下出现谵妄、烦躁等状态,为了避免发生跌倒和自伤,预防治疗性管道的拔出,保障孩子的安全及治疗的顺利进行,而采取的一种暂时性的安全措施。

6 ICU孩子为什么常常在"睡觉"?

ICU孩子本身病情危重,在治疗期间,除了手术切口的疼痛刺激外,还有各种护理操作及监护设备的干扰,加上陌生的环境,容易让孩子出现焦虑不安,为了消除和减轻孩子的不适和疼痛,帮助和改善其睡眠,不干扰治疗的进行,医生会根据孩子的病情和治疗目标,给予孩子不同的镇静药物,让孩子"睡觉",在舒适的状态下接受治疗。

7 ICU孩子可以吃饭吗?

ICU孩子因病情原因,大多不能经口进食,但医生会根据孩子的情况选择通过胃肠营养管注入营养液或静脉输入营养液的方式来满足孩子的营养需求。

8 ICU孩子为什么"经常"需要抽血?

由于病情危重的孩子可能因疾病造成肝肾功能障碍,容易出现酸碱失衡或血气方面的问题,为了评估孩子的治疗效果,及时监测、了解一些身体指标,调整一些重要的用药方法及治疗方式等,因此需要及时给孩子抽血。

9 ICU孩子无法开口说话,怎么与医生、护士沟通?

当孩子无法开口说话时,ICU会运用一些工具,如写字板、医疗护理相关图册等，来帮助孩子表达自身需求。

10 什么时候可以转出ICU？

孩子生命体征平稳，经手术医生和ICU医生共同评估后，方可转出ICU。

专家温馨提示

1. 对家长的话

ICU是重症医学科医生和护士工作的场所，也是集中救治危重孩子的病房，为了孩子的安全，需要进行24小时不间断的监护和治疗，实行全封闭管理，不允许有家属陪同，因此家长不能时时刻刻陪在孩子身边，难免会有一些担心和不安。请放心，这里有着最好的诊疗监护设备和技术精湛的医生、护士，给予孩子强化治疗和严密监测，提供优质护理服务。孩子进入ICU后，医生会第一时间电话通知家长，请耐心等待，并保持电话通畅。

2. 对孩子的话

不要害怕，术后醒来伤口会有点疼痛，可能无法说话，无法吃东西，还会被"绑住"双手，周围也没有爸爸妈妈，但是叔叔阿姨会帮你解决一切困难，好好配合，很快就可以和爸爸妈妈见面了。

知识拓展

ICU的起源

19世纪中叶，伟大的护理事业先驱者南丁格尔在医院手术室旁设立手术后患者恢复病房，为手术患者提供特别的护理，直至患者恢复或至少从手术的即时影响中解脱出来，这不但被称为护理学和医院管理上的革命，而且也被认为是ICU的起源。

（编写：朱京萍 审核：黄文姣）

第四章 用 药

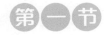

抗生素的合理使用

1 抗生素的起源

自1928年，英国人亚历山大·弗莱明发现了有抑菌作用的霉菌，到1940年，霍德华·弗洛里和鲍利斯从霉菌发酵液中分离获得了青霉素，青霉素的问世和惊人的疗效，开创了人类抗感染治疗的新纪元，是现代医学史上最重要的发现，是人类医学的标志性里程碑。因抗生素效果太显著，价格又便宜，在大多数家长心中留下了"孩子感冒发热了，吃点抗生素就能好了"的观念。随着超级细菌的被发现，抗生素滥用危害不断显现，由于媒体报道和宣传，众多科普工作者的"苦口婆心"，家长对抗生素的看法从"不能滥用"变成了"不能用"。什么时候用抗生素，怎样才算合理使用抗生素，成了广大家长共同追寻探讨的话题。

2 什么是抗生素？

首先要搞清楚这几个概念：用于治疗病原微生物所致感染性疾病的药物为抗微生物药。主要包括抗菌药、抗真菌药、抗病毒药。抗菌药指对细菌有抑制或杀灭作用的药物，包括抗生素和人工合成抗菌药。简单来说，"抗生素就可以抑制或杀灭细菌"，是专门针对细菌感染用的药物，可以抑制或杀灭细菌，但并不能对抗病毒、真菌。

3 抗生素有哪些呢？

简单叙述一下抗生素的分类，临床上主要将抗生素分为八大类：

（1）β-内酰胺类抗生素：如青霉素、头孢菌素类等。

（2）大环内酯类抗生素：如红霉素、克拉霉素等。

（3）林可霉素类抗生素：如林可霉素。

（4）多肽类抗生素：如多黏菌素类、杆菌肽类和万古霉素。

（5）氨基糖苷类抗生素：如链霉素、庆大霉素等。

（6）四环素类抗生素：如金霉素、土霉素、四环素及半合成衍生物美他环素、多西环素等。

（7）氯霉素类抗生素：如氯霉素、甲砜霉素等。

（8）人工合成抗生素：喹诺酮类如氧氟沙星、莫西沙星。磺胺类如磺胺甲噁唑。

④　哪些抗生素是儿科不宜使用的呢？

抗生素的应用涉及儿科各种疾病，但不是所有的抗生素都适用于儿童。正确合理应用抗生素是提高疗效，降低药物不良反应发生率，减少或减缓耐药性的关键。由于孩子处在生长发育阶段，各个器官发育不成熟，因此，应尽量选择不良反应较少的药物。

（1）在无特殊情况下应首选青霉素、头孢菌素类。如果对这两种药物过敏，可改用大环内酯类。

（2）氨基糖苷类抗生素的主要不良反应是肾毒性和耳毒性，尤其对儿童和老年人更易引起，孩子应避免应用。

（3）四环素类抗生素的不良反应有：消化道反应、肝损害、肾损害、影响牙齿及骨骼的发育，例如"四环素牙"，故8岁以下儿童禁用。

（4）氯霉素类抗生素剂量过大时可致新生儿及早产儿灰婴综合征，故禁用。

（5）氯霉素对骨髓有抑制作用，儿科基本不用。

（6）喹诺酮类抗生素可影响软骨发育，该类药物避免用于 18 岁以下未成年人。

⑤　为什么抗生素可以"杀灭"细菌？

抗生素主要干扰细菌的代谢过程，从而起到抑菌或杀菌作用。抗生素产生杀菌作用主要有4种机制，即：抑制细胞壁的合成、与细胞膜相互作用、干扰蛋白质的合成、抑制核酸复制和转录。

6 医生会如何为孩子选择合理的抗生素？

首先，抗生素不等于消炎药。针对病毒感染，抗生素一般无效，医生会结合实验室检查结果来判断孩子是否存在细菌感染。如果只是用于判断感染种类，简单地看白细胞计数、中性粒细胞百分比、淋巴细胞百分比这三项可以大致判断是病毒性感染还是细菌性感染。白细胞计数水平升高是炎症或应激后的一种身体反应，但也可能是病毒感染或脱水、创伤等引起的，所以必须要结合临床表现，根据医生建议用药，不可私自用药。

另外，一般来说不提倡联合使用抗生素。临床医生在联合应用抗生素时要有明确的联合用药指征，如果孩子为严重感染而致病菌未明确，或免疫缺陷严重的感染，才是联合应用抗生素指征，在联合多种抗生素时，其不良反应可能增多，应权衡利弊，选用最适宜的联合方案。

7 输液、打针、口服抗生素哪个效果好？

抗生素的给药途径有如下几种：第一种是口服给药途径，第二种是静脉用药，通过静脉输注抗生素能够更快地在体内发挥药效。还有一些给药方法，如眼耳鼻、骨关节、皮肤软组织、中枢神经系统的局部用药，宜尽量避免抗生素的局部用药，儿童特别是新生儿和婴幼儿的皮肤、黏膜等体表面积相对大于成人，且皮肤角化层较薄，黏膜较娇嫩，血管丰富，抗菌药物局部外敷，吸收比成人快，作用比成人强，吸收量差异大，且较易引起不良反应和导致耐药菌产生。临床上给药途径取决于感染的严重程度。

8 是否症状消失了就不吃药了？

为了最大限度地将细菌消灭且不产生耐药性，进行足够疗程的抗生素治疗是非常重要的。即使治疗早期病情有所好转，也不要随意给孩子停药。抗生素疗程因感染不同而异，一般在体温恢复正常、症状明显好转或消失后3～4天考虑停药或细菌培养至少转阴2次停药，如有其他特殊情况，医生会视情况给予用药指导。

9 抗生素是否可以预防感染？

再次强调，应根据致病菌种类及药敏试验结果，并结合孩子病情和生理功能状况选用抗生素，不建议家长自行使用抗生素进行预防感染。长期使用抗生素可能会引起细菌耐药。如果需要预防性使用抗生素（如预防手术后切口感染，预防清洁-污染或污染手术后手术部位感染，预防手术后可能发生的全身性感染），一定要在医生的指导下使用抗生素，不能擅自预防性使用抗生素。

10 是否"新"的抗生素比"老"的好，贵的抗生素比便宜的好？

每种抗生素都有自身的特性，优势劣势各不相同。一般要因病、因人选择，坚持个体化给药。比如说，红霉素是"老牌"抗生素，价格很便宜，它对于军团菌和支原体感染的肺炎具有相当好的疗效。有的"老药"药效比较稳定，价格便宜，不良反应较明确。新抗生素的诞生往往是因为"老"的抗生素发生了耐药，如果"老"的抗生素有疗效，应当使用"老"的抗生素。

11 为什么有的抗生素一天用两三次，有的一天一次？

为保证药物在体内能最大地发挥药效，杀灭感染病灶致病菌，应根据药物代谢动力学和药物效应动力学相结合的原则给药。在治疗体内致病菌感染时，作用于细菌的抗生素浓度和时间是药物取得疗效的两大基本因素。所以，有些药物一天吃两三次，有的药物一天只吃一次。使用抗生素必须保证足够的剂量，在体内必须要达到有效浓度，且要维持一定的时间，才能有效控制感染，不会使细菌产生耐药性，切不可随意停用或减少用药次数。

12 是否孩子年龄小，使用抗生素不良反应多，就最好不用抗生素？

使用抗生素主要还是根据病情来决定，从临床经验来说，越小的孩子免疫功能越差，未能产生抗体，相对的抵抗力就差，如果再加上病程过长的话，继发细菌感染的可能性就非常大，因此越小的孩子反而更需要抗生素治疗。

13 是否使用广谱抗生素比窄谱抗生素作用更好？

这里涉及一个专业词语：抗菌谱，是泛指一种或一类抗生素（或抗菌药物）所能抑制（或杀灭）微生物的类、属、种的范围。根据抗菌谱可将抗生素分为窄谱抗生素和广谱抗生素。简而言之，能抑制或杀灭的细菌越少，它的抗菌谱就越窄，反之，针对的细菌越多，抗菌谱越广。抗生素在消灭危害身体的细菌时，体内正常的菌群同样也会被抗生素杀灭或抑制。正常菌群受抗生素影响的大小和选用抗生素的抗菌谱有关系。抗生素的抗菌谱越广，受影响的细菌谱也越广，被杀灭或抑制的正常菌群也就越多。总的来说，能用窄谱抗生素不用广谱抗生素，查明病因，对症施药，查不出再用广谱抗生素。

14 为什么有的孩子用了抗生素会拉肚子？

使用抗生素治疗后出现腹泻，每天大便次数 > 2次，持续2天以上，并排除其他原因，则考虑抗生素相关性腹泻，这是抗生素使用后最常见的不良反应。引起抗生素相关性腹泻的原因，一种是抗生素使用后造成肠道菌群失调而表现为致病菌生长，出现腹泻的症状；另一种是，使用抗生素可以干扰糖和胆汁酸的代谢，从而出现肠道的消化吸收功能不良，而表现为腹泻。

专家温馨提示

1. 对家长的话

（1）抗生素不等于消炎药，不要孩子一感冒发热了就想着吃点抗生素消消炎。抗生素的使用必须谨遵医嘱，由专业医生来判断孩子是否需要用抗生素，用哪种抗生素。

（2）不要盲目追求效果好、治病快，就要求给孩子打针输液。可以通过口服药物达到治疗目的就不要打针输液，不仅能减少孩子的痛苦，也可以避免输液的并发症。

（3）不是使用的抗生素种类越多，越能有效地控制感染。使用多种抗生素时，不良反应可能增多。

（4）不要盲目听从推荐，使用最新、最贵的抗生素。应该遵医嘱，只选对的，不选贵的。

（5）为了最大限度地将细菌消灭且不产生耐药性，进行足疗程的抗生素治疗是非常重要的。即使治疗早期病情有所好转，也不要随意给孩子停药。

2. 对孩子的话

感到不舒服的时候及时告知家长，在监护人陪同下及时就医，遵医嘱合理使用抗生素，足量足疗程按时用药。不要随意增减药物剂量或停药。

知识拓展

"头孢配酒，说走就走"

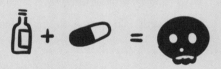

"头孢配酒，说走就走"是网络上非常流行的一句话，意思是说在服用头孢菌素类抗生素后，如果喝酒，会出现双硫仑样反应，可以表现为颜面和全身皮肤潮红、头晕心慌、恶心呕吐，重者出现胸痛、呼吸困难、心肌梗死、急性肝损伤、休克甚至死亡。容易引起双硫仑样反应的抗生素不仅有头孢菌素类，还有硝基咪唑类和磺胺类抗生素等。强调一下，这里说的酒，不仅仅指酒精类饮品，有些家庭常备药物，如复方甘草口服溶液、藿香正气水，还有平时我们常吃的酒心巧克力、醉蟹，做菜的料酒等都含有酒精成分；或者将酒精外用于皮肤消毒、降温等，与头孢菌素类抗生素等药物一起使用，都有可能在敏感体质的用药孩子身上诱导出双硫仑样反应。

（编写：文芳　审核：杨春松　冯黎维）

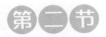

小儿退热药如何选择

1 什么是发热？

发热是指体温异常升高，是机体对致病因素的一种防御性反应，也是儿科最常见的临床症状之一。临床工作中通常采用肛温≥38℃或腋温≥37.5℃定义为发热。发热本身不是疾病，而是一种症状，是人体防御疾病和适应内、外环境温度异常的一种防御性反应。根据体温的高低，可将发热分为四种类型，以腋温为准，37.5~38℃为低热，38.1~38.9℃为中度发热，39.0~40.9℃为高热，≥41.0℃为超高热。

2 儿童为什么会发热？

儿童发热可分为感染性发热和非感染性发热。感染性发热常见于细菌、病毒、寄生虫、真菌等感染，其中病毒和细菌感染最常见。非感染性发热可见于风湿免疫性疾病、肿瘤、下丘脑体温中枢受累的疾病、创伤、手术等。当儿童反复出现发热时，家长关注点应在于确认发热的病因，而不是单纯的退热，例如肺炎、阑尾炎等疾病导致的发热。应积极根治原发病，才能从根源上解决儿童发热的问题。

3 体温升高到多少需要用药？

很多家长喜欢问医生，孩子体温到38℃还是38.5℃需要使用退热药？需注意的是：关于38.5℃这个分界点并不是那么严格，这只是根据实际临床经验设定的分界点。家长需明白，退热药仅能起到降温、使儿童舒适的作用，不能根治原发病。当孩子精神状态好，没有精神萎靡、呼吸急促、明显哭闹等不适时，即使体温比较高，也可暂不用退热药。若儿童精神状态不好，即使体温未达到38.5℃，也可使用退热药，特别是有高热惊厥史的孩子，当体温超过38℃，家长就需要引起警惕了。值得注意的是：2月龄以内婴儿禁用任何解热镇痛药。

4　退热药种类繁多，选哪种退热药更好？

　　市面上退热药的种类很多，有口服的药物如对乙酰氨基酚、布洛芬，也有各种从肛门里塞进去的栓剂，如吲哚美辛栓、复方小儿退热栓等。不同的商品名，其主要成分包含可能是同一种药物，如泰诺林和小儿百服宁的主要药物成分均为对乙酰氨基酚。无论选择哪一种退热药，均需在医生指导下应用。目

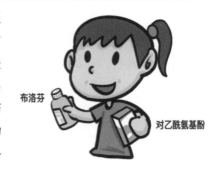

布洛芬

对乙酰氨基酚

前对乙酰氨基酚和布洛芬是WHO仅推荐的两种非处方退热药，都是较为安全的药物。对乙酰氨基酚属非甾体抗炎药，具有解热、镇痛作用，解热作用类似于阿司匹林，口服吸收迅速，用于中、重度发热及缓解轻至中度疼痛。布洛芬同属非甾体抗炎药，具有解热、镇痛作用，退热快而平衡，退热持续时间可达8小时。布洛芬与对乙酰氨基酚相比，退热效应和作用持续时间均稍微增加，具有更明显的解热、镇痛作用，更适用于感染性疾病所致的高热。

5　退热贴如何降温？有退热效果吗？

　　退热贴不是药物，退热贴的原理是通过将胶状物质中的水汽化，带走热量，有助于散热。然而，退热贴的面积非常有限，对全身退热作用并不大，且有可能引起孩子过敏，过敏体质的孩子一般不推荐使用。

6　口服退热药和栓剂降温哪个更好？

　　栓剂指药物与适宜基质制成的具有一定形状的供腔道内给药的固体制剂，常温下为固体，因给药途径为直肠肛门，故老百姓喜欢称之为"屁屁栓"。栓剂在体温影响下能迅速软化熔融或溶解于分泌液，逐渐释放药物而产生作用。由于吸收部位在直肠，与常规口服剂型相比，栓剂具有以下优势。

　　（1）药物经肠黏膜进入直肠下静脉吸收，避免肝脏首过效应的破坏，

同时减少对肝脏的毒性和副作用。

（2）药物不经过胃肠道，不受胃酸或酶的破坏，同时减少对胃的刺激，更加适合婴幼儿使用。

（3）吸收的速度要比口服药更快，起效迅速。

有家长觉得，退热药没吃到肚子里就是安全的，孩子发热时喜欢用栓剂。其实，栓剂的主要成分也是各种退热制剂，如布洛芬、对乙酰氨基酚、双氯芬酸钠等。因此，从安全性上讲，栓剂和口服退热药的区别并不大，但如果孩子无法口服或口服效果不佳（服药后呕吐），可使用栓剂。

7 单种退热药不管用时，能同时使用抗生素或其他药物吗？

退热药使用后多在30~60分钟体温开始下降，部分孩子如仍高热不退，不宜短期内重复使用退热药物，一般应间隔4小时以上。抗生素只适用于由细菌感染引起的发热，对病毒感染是无效的。对不明原因的发热，不建议家长给孩子喂服抗生素，科学就医，找到引起发热的原发病并积极治疗是关键。是否使用抗生素，如何使用应该由医生确定。各国儿童退热药使用指南均不推荐两药联合或交替用于退热治疗。单一成分的解热镇痛药与含有相同药物成分的复方感冒药联合使用，有重复用药，甚至药物过量中毒的风险，应避免联用。

8 儿童术后发热，怎么办？

儿童术后发热在临床中是一种常见的现象，由于手术不可避免地造成组织损伤和出血，机体出现防御性的炎性反应；感染性发热多出现在术后3天内，体温多在38~38.5℃，也有个别儿童体温会升高为39~40℃；非感染性因素引起的发热如吸收热、脱水热等。无论哪种发热，都应积极查找病因，对症治疗。

9 能不吃药，通过多穿衣服，发热时多盖被子捂汗降温吗？

若儿童出现畏寒、寒战等症状，可适当为孩子增添衣物保暖，以提高孩子舒适度；在发热持续期，由于儿童的体温调节能力尚不完善，太多、太厚的衣物或被子不利于身体散热，反而可能导致孩子体内热量储积出现高热；过度保暖或捂闷还可导致儿童出现脱水。在退热期，体温逐渐降至正常，热退汗出，此时要及时更换衣物和被褥，防止着凉。

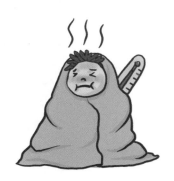

专家温馨提示

1. 对家长的话

（1）对不明原因发热病例，不可仅给予退热处理，还要积极寻找病因，以尽早明确诊断。

（2）儿童体温在38.5℃以下，首选非药物治疗，包括多饮水，温水擦拭，脱去过多的衣服；不推荐使用酒精擦浴；体温超过38.5℃（有惊厥史者＞38℃），并出现不适症状，应合理选择药物降温。口服退热药起效需要时间，不要过于着急，勿同时使用多种退热药，或者短时间内重复使用退热药。

（3）降温过快并不表示病情的好转，若应用不当，还可引起孩子大汗淋漓，出现虚脱反应。当服用退热药物为混悬液剂型时，服用前请注意摇一摇瓶身，让沉淀在底部的有效成分混合均匀。

（4）使用退热药物期间，如医生示无饮食、饮水限制，应给孩子多饮水，及时补充水分。

（5）发热时宜减少所穿衣物，以利于散热，不可多加衣被，避免高热不退，甚至惊厥。

2. 对孩子的话

勿将水果味的药当作糖浆吃，不要偷偷服用退热药物。

知识拓展

哪些退热药不建议儿童用？

　　不建议儿童使用复方药、阿司匹林、赖氨匹林、安乃近、尼美舒利等退热药物。阿司匹林退热作用较强，但副作用较大，长期应用可能诱发瑞氏综合征或诱发过敏性休克和哮喘重度发作。目前该药在儿科作为退热药已趋于淘汰，但该药在医生指导下，可用于川崎病治疗。赖氨匹林同样不推荐作为退热剂在儿童中使用。安乃近可引起外周中性粒细胞减少和过敏性休克等严重不良反应。因此，也不推荐作为退热剂应用于儿童。尼美舒利对中枢神经系统和肝脏系统造成损伤的案例时常出现。2011年5月国家食品药品监督管理局发出通知，限制尼美舒利的应用，禁止其口服制剂应用于12岁以下儿童。

　　儿童不是成人的缩小版，儿童的生理发育尚不完善，不可贸然使用成人药品，在选择退热药时应全面考虑，急于退热、滥用解热药的做法是有弊而无益的。

（编写：刘书　审核：杨春松　冯黎维）

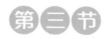

小儿外科常见检查用药

儿童罹患疾病与成人有非常大的差别，并且儿童对病情的表述不准确。全面准确的体格检查和辅助检查对于儿科的临床诊断是非常重要的。为了保证检查结果的准确性，部分检查需要使用一些药物来辅助。

1 为什么检查前需要给孩子使用镇静药物？

儿童是医疗群体中的特殊群体，对外界刺激敏感性强，检查配合度较低，部分检查时间较长，还有噪声的可能。孩子自控能力弱，对医院环境、仪器陌生，容易产生恐惧心理，因此，大多数孩子特别是7岁以下的孩子，在清醒状态下，易出现哭闹、烦躁不配合而致使检查无法顺利进行。因此，在进行检查前需要给予必要的镇静措施，确保将影响检查质量的因素降到最低。目前临床上常用的小儿镇静药物是水合氯醛。

2 水合氯醛是一种什么药物？ 孩子喝了有副作用吗？

水合氯醛是催眠药的一种，对于失眠具有诱导作用，作用温和，30分钟内即可诱导入睡，主要适用于入睡困难的孩子，以及麻醉前、手术前、CT及MRI检查和睡眠脑电图检查前用药，可镇静和解除焦虑，使相应的处理过程比较安全和平稳。

短期服用合理剂量，儿童最常见的不良反应主要为恶心、呕吐；大剂量能抑制心肌收缩力，抑制呼吸；偶有发生过敏性皮疹、荨麻疹等。另外还有心动过缓、低血压和氧饱和度降低的风险，有待进一步研究。据相关文献报道，水合氯醛以起效快、安全性高、作用持续时间短为特点，治疗量不发生呼吸抑制，而且排泄快、无积蓄、清醒后无困倦及头昏不适。所以家长对医护人员根据医嘱使用的水合氯醛无须过多担心。

3 水合氯醛用于检查前催眠镇静剂量多少？什么时候用最好？

水合氯醛有口服和直肠给药两种途径。检查前30分钟执行，按要求喂服后轻拍诱睡，即可进行检查。根据《小儿手术室外麻醉/镇静专家共识（2017版）》等文献建议，儿童深度镇静的用量为10%水合氯醛50毫克/千克（0.5毫升/千克），或25~50毫克/千克灌肠，最大剂量不超过1克/天；不足1个月的早产儿、新生儿、重症先天性心脏病孩子，起始剂量需要酌情减为20~40毫克/千克。

在医院，家长们看到的水合氯醛多为稀释后的，通常剂型为10%水合氯醛溶液，按照上述剂量计算：如一个孩子体重15千克，给药量通常为7.5毫升，不超过15毫升，都是可接受的。

4 不同年龄段如何选用水合氯醛给药途径，口服和灌肠哪种方法更好？

对家长来说，孩子最容易接受的给药方法就是最好的。因水合氯醛有较强的刺激性臭味，且口服时苦涩感明显，故不少孩子用药后会呕吐，这类孩子给药时多伴剧烈哭闹、反抗，对于不配合者选择灌肠给药可减少该不良反应。

医护人员会结合不同年龄段孩子特点及病情来选择给药方式。有直肠炎和结肠炎的孩子不宜灌肠给药。新生儿会因肠道比较敏感，自控力偏低，如通过灌肠给药，肠道容易受到刺激，还未达到药效时药液就随粪便排出来，保留在肠道的时间短，容易失效，加之新生儿期自我辨别食物的能力弱，反抗的能力弱，容易喂药，故这个年龄段医护人员会更多考虑口服给药。具体选择哪种方法还需临床医生根据孩子实际情况做出最合理选择，确保孩子能安全、及时得到诊治。

5 对于儿童检查前应用水合氯醛镇静，家长需要注意什么？

做好用药前的教育和准备工作，是保证镇静成功的重要环节，水合氯醛的镇静效果取决于药物在胃肠道中停留时间和肠腔的有效吸收面积，故家长在护理时可配合医护人员注意以下几点。

（1）给孩子使用水合氯醛镇静时，除剧烈反抗过分依赖家长的孩子，应有医护人员进行给药操作。

（2）采取口服给药时，因水合氯醛味苦涩，口感偏差，如遇孩子拒服，可在遵医嘱前提下在给药时加少许蜂蜜，或与糖水、牛奶混合，以改善口感，利于孩子接受。切不可强行灌入，一则易致呕吐、呛咳，严重时还可引发窒息；二则使给药剂量无法准确判断，影响镇静效果。

（3）采取灌肠给药时，家长应督促孩子提前排便，以免影响药物的吸收，必要时可用开塞露塞肛通便。

（4）在口服水合氯醛前，需要剥夺睡眠的时间。简单来说1~3月龄的婴儿，检查前2小时不让孩子睡觉；4~6月龄的婴儿，检查前3小时不睡觉；7~12月龄的婴儿，检查前4小时不睡觉；1~3岁的幼儿，检查前6小时不睡觉；4~6岁的学龄前儿童，检查前10小时不睡觉。从而有助于达到镇静催眠目的，提高检查的成功率。

（5）要注意给药时机，空腹可以促进药物的吸收，加快睡眠时间，保证睡眠质量，并且因水合氯醛味苦、辛辣，易引起孩子呕吐，影响服药的成功率，服药前应该让孩子空腹2~3小时。

（6）检查结束后，家长应注意安抚孩子情绪，适当增加喂水次数，多排尿，少量多次喂食，避免胃肠负担过重。如出现其他异常情况，随时通知护理人员或主管医生。

6 检查过程中孩子清醒了该如何处理？

水合氯醛镇静成功率为 70%~90%，个别孩子会因特殊体质或过程中因仪器噪声、周边环境干扰等原因出现镇静失败。

因为个体差异，部分孩子对镇静剂不敏感，镇静效果不好。镇静失败不等于没有镇静；当首次给药镇静失败后，请告知主管医生，评估孩子情况后，选择重新给药或者更换其他药物镇静，或者是择日再进行检查，请家长理解和配合。

7 为什么肠道检查前需要口服洗肠液？

小儿肠道疾病种类多，结肠镜、小肠镜及胶囊内镜在儿童肠道疾病诊疗中的作用日益突出，是多种儿童肠道疾病的首选诊断和治疗方法。肠道准备的质量直接决定消化内镜诊断的准确性和治疗的安全性，若肠镜检查术前肠道准备不足将会导致粪便遮蔽病变、污染镜面，影响进镜和观察，也是内镜检查常见的漏诊和失败的原因，进而直接影响结直肠疾病的诊断及治疗，故在检查前需要通过口服或灌肠的方法清洁肠道。

常规使用的灌肠方法主要是生理盐水灌肠，通常要 5~6 次，甚至需要多次灌入液体及排出液体，在灌肠过程中必须要经常地插管和拔管，给肠道造成了损伤，不仅加重了孩子的心理承受压力及体力的损耗，这种方法操作比较繁杂，时间持续较久，清洁效果不是很理想，临床上不良反应较多，如孩子常常会出现心悸，水、电解质失衡等多种身体不适。所以，目前临床上多采用口服洗肠液进行肠道准备。

8 复方聚乙二醇电解质散是一种什么药物？

以聚乙二醇电解质散为基础的配方是目前国内儿童最广泛使用的肠道准备药物。聚乙二醇电解质散（商品名为和爽）是一种创新的肠道灌洗药液，是由多种化学药剂组合而成的复方药剂，一般口服之后，不易吸收分解，药剂可以提高肠道液体的结构成分，激发肠道的运动，导致腹泻，因而可以起到清洁肠道的目的，同时避免孩子出现过度的不良反应。复方聚乙二醇电解质散可以充分满足肠道准备的最佳要求，清肠效果良好，肠道准备工作到位，安全性较好，广泛应用于临床。

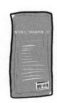

9 复方聚乙二醇电解质散如何使用呢？

由于该药物在儿童群体中的用药方案并没有统一标准，其药物说明书仅针对成人，也没有给出明确的儿童用药指导，所以该药物的使用需根据儿童的生理和心理特点，在专业的儿科医生指导下，在有条件的医疗环境下用药。

首先配制溶液，68.56克/袋规格配置成1升的溶液，137.15克/袋配置成2升的溶液。

根据孩子的年龄体重等选择用量，一般为80~120毫升/千克。2~6岁儿童最大剂量不超过2升，6岁以上儿童最大剂量不超过4升。服用方法：预约检查时间往前推12小时开始口服配制好的溶液，4~8小时将算出的总量全部服下。

10 复方聚乙二醇电解质散使用注意事项有哪些呢？

（1）在检查前及时准确告知医生，孩子有无特殊疾病，如严重溃疡性结肠炎、肠管憩室、肾功能障碍，有肠道狭窄或便秘等肠内容物潴留的孩子，应该慎用此药。

（2）孩子在刚开始饮用时，应慢慢服用，注意观察孩子的反应。若孩子有消化道症状（恶心、呕吐、腹痛等）和休克、过敏样症状等不良反应出现时，要停止服药，立即接受治疗。

（3）严格遵守复方

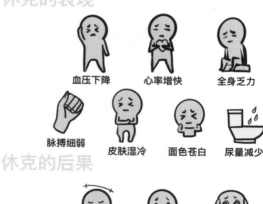

休克的表现

血压下降　　心率增快　　全身乏力

脉搏细弱　　皮肤湿冷　　面色苍白　　尿量减少

休克的后果

烦躁不安　　反应迟钝　　神志模糊

进入昏迷　　甚至死亡

聚乙二醇电解质散的配制方法，按时按量完成服药量。

（4）在开始服药1小时后，肠道运动加快，排便前孩子可能感到腹胀。如有严重腹胀或不适，可放慢服用速度或暂停服用，待症状消除后再继续服用直至排出清水样便。

（5）对于用胰岛素控制血糖的孩子，应该在检查时密切观察孩子的反应。如若出现心慌、冒冷汗、脸色苍白等反应时，及时告知医护人员，便于及时正确处理。

（6）在服药过程中，孩子出现呕吐、腹胀、腹痛、腹泻频繁、尿少等情况，请及时告知医护人员，根据孩子的情况可能会进行静脉补液。

（7）检查前4小时，不再服用任何药物、食物和水，直至检查完成。

11 在服用复方聚乙二醇电解质散过程中，孩子不能有效配合，拒绝服用时，应该怎么做呢？

如果孩子不能配合服用复方聚乙二醇电解质散，或者剧烈恶心呕吐时，护士会遵医嘱临时置入胃管或经胃管注入药液，以保证及时用药。如果检查当日早上肠道准备仍未达标，则通知主管医生予以灌肠。

12 为什么肠套叠灌肠复位术后要口服药用炭片？

在肠套叠灌肠成功后医生会给孩子立即口服炭片以检验肠道通畅度。对于药用炭片的使用需专业的小儿外科医生根据孩子的年龄和体重等情况给药。其原理很简单：黑色的活性炭不会被肠道吸收，吃进去拉出来，用以证明肠道通畅。通常6~24小时（最长不超过48小时）后可见大便内炭末排出；如孩子仍然烦躁不安，阵发性哭闹，扪及腹部有包块，应怀疑是否重新发生套叠，应立即通知医生做进一步处理。

13 为什么孩子做了灌肠检查后拉出的大便是白色的？

对于怀疑有结肠先天性疾病、结肠炎症、息肉和肿瘤等疾病的孩子，医生会根据孩子病情开具钡剂灌肠来明确诊断。钡剂由生理盐水和硫酸钡粉调制，是灌入体内不被人体消化吸收的制剂。从肛门注入稀释钡剂，然后再打入少量气体，使得直肠、全部结肠及盲肠显影，最后通过X线确定制剂在体内形态变化来确定是否有占位及溃疡性疾病。检查后一定时间内肠腔钡剂残留，所以孩子检查后大便呈白色。钡剂灌肠检查后鼓励孩子多活动、增加饮水、腹部环形按摩，增加肠蠕动，利于钡剂排出。如果孩子长时间未排大便，告知医护人员，给予清洁灌肠可彻底清除肠道内钡剂。

专家温馨提示

1.对家长的话

（1）在使用特殊药物时，需要在专业医生指导下使用，不要随意使用，出现不良反应时，家长应对比较困难，勿自行调节用量，不要有"差不多"的想法。

（2）家长要根据医嘱准确用药，警惕发生药物不良反应。

（3）家长自行给小儿服用口服药时，需掌握喂药技巧，不要强行喂药，尤其是哭闹时，容易出现呛咳、误吸，引起窒息等。

（4）在使用复方聚乙二醇电解质散时可以根据儿童的喜好用不含任何碳酸成分或果粒的非红色饮料进行配制，使儿童能够接受并顺利服药。

（5）如果孩子需要做肠镜检查治疗时，为了减少肠道中残留的大便，检查前两天请家长给予孩子低渣或无渣饮食。

2.对孩子的话

医生开的药都是为了帮助自己更好、更快完成检查，早日康复，再苦也要配合哦。

知识拓展

你不知道的蓝色小药剂

亚甲蓝，又称美蓝，是一种无毒染料，是外科手术中最常用的"化学染色剂"。它有两个方面的作用，一是标记作用，二是治疗作用。由于活细胞中新陈代谢的作用，使细胞内具有较强的还原能力，能使亚甲蓝从蓝色的氧化型变为无色的还原型。因此，亚甲蓝染色的深浅也可以作为鉴别细胞活性的一种特殊染料。比如用于辨别乳房肿瘤，判断胃黏膜肠上皮化生、宫颈癌前哨淋巴结等。一些窦道或瘘管样病变，通过亚甲蓝的蓝染作用，把窦道或瘘管充分显示出来，以利于确定手术方式和手术范围，如复杂肛瘘、尿道瘘等。如果孩子做完检查后排出蓝色小便，就是用了亚甲蓝。亚甲蓝的治疗作用是治疗高铁血红蛋白血症、氰化物中毒、难治性血管麻痹综合征、休克和疟疾。亚甲蓝还可以用于肛肠科手术后镇痛，手术创面涂亚甲蓝可以减轻术后肛门疼痛。

（编写：文芳　审核：杨春松　冯黎维）

第五章 营 养

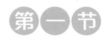

营养评估

1 什么是小儿营养?

为了满足小儿机体修复旧组织,增生新组织,维持正常生长发育和生理活动,从外界摄取物质供给能量及各种营养素称为小儿营养。营养素作为人类食物的组成部分在促进生长发育和保护机体健康上起着重要作用,是小儿健康成长的重要条件。

2 什么是营养评估?

营养评估也称为营养评定,是指使用以下组合诊断营养问题的全面方法:病史、营养史、用药史、体格检查、人体测量、实验室数据。营养评估能全面了解儿童营养状况、分析营养不良病因,有利于实施个体化营养干预。对儿童所摄入的营养素与生理需要之间是否平衡的一种估计及评价,通过评估可以发现儿童个体或群体存在的问题,以便及时调整饮食,供给儿童合理营养。准确的营养评估是获得营养诊断、进行营养治疗、并获得最佳临床结局的前提。

3 营养评估的内容有哪些?

一般包括体格测量、生化指标、营养与膳食等几个方面。WHO将年龄、身高、体重3个指标用于儿童营养状况评估。临床中的营养状况评估还需考虑临床表现、实验室检查结果等。

4 体格测量的内容有哪些？

体格测量包括身高、体重、BMI、上臂围、头围、胸围、腹围等。

（1）身高：指从头顶至足底的全身长度。身高的增长同体重的增长一样，婴儿期和青春期是两个增长高峰。新生儿出生时平均身长为50厘米，一周岁时达到75厘米，2周岁时达到85厘米，2岁以后平均每年增长5～7.5厘米。推算公式如下。

2～12岁时，身高（厘米）=年龄×7+70（厘米）

≥12岁时，身高（厘米）=年龄×7+77（厘米）

（2）体重：为各器官、组织和体液的总重量，是小儿体格生长的代表，是营养情况的重要指标，是临床给药、输液的重要依据。推算公式如下。

1～6月龄时，体重=出生体重+月龄×0.7

7～12月龄时，体重=出生体重+6×0.7+（月龄-6）×0.4

2～12岁时，体重=（年龄-2）×2+12

（3）BMI：身体质量指数，又称体重指数，是国际上常用的衡量人体胖瘦程度以及是否健康的一个标准。计算公式为：BMI=体重（千克）÷身高的平方（平方米）。BMI正常值为18.5～23.9千克／平方米；＜18.5千克／平方米为偏瘦，≥24千克／平方米为超重，24~27.9千克／平方米为偏胖，≥28千克／平方米为肥胖。此方法只适用于年龄≥2岁的儿童。

（4）上臂围：沿肩峰与尺骨鹰嘴连线中点的水平绕上臂一周的长度称上臂围，代表上臂骨骼、肌肉、皮下脂肪和皮肤的发育水平。评估标准为上臂围＞13.5厘米为营养良好；12.5~13.5厘米为营养中等；＜12.5厘米为营养不良。

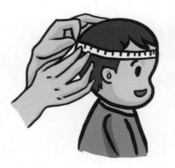

（5）头围：经眉弓上方、枕后结节绕头一周的长度为头围，其反映脑和颅骨的发育。评估标准为出生时平均为34厘米，3个月时平均为40厘米，1岁时平均为46厘米，2岁时平均为48厘米，5岁时平均为50厘米，15岁时

平均为54～58厘米。

（6）胸围：沿乳头下缘水平绕胸一周的长度为
胸围。胸围反映胸廓、胸背肌肉、皮下脂肪及肺的
发育程度。出生时平均为32厘米，比头围小1～2厘
米。1岁时胸围与头围大致相等，约46厘米，1岁以
后胸围超过头围，其差数约等于小儿岁数减1。

（7）腹围：平脐水平绕腹一周的长度为腹围。2
岁前腹围与胸围大约相等，2岁后腹围较胸围小。

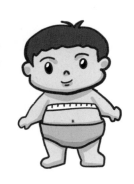

5 常用的生化指标包含什么？

生化指标：是指使用生物试剂对血液进行分析从而间接判断身体有无
相关疾病的指导意见。与营养相关指标可参考红细胞、血红蛋白、血小板计
数、白细胞计数、纤维蛋白原、白蛋白等，参考值详见就医篇第一章第一
节。

6 营养与膳食包含哪些内容？

营养素作为人类食物的组成部分在促进生长发育和保护机体健康上起
着重要作用，是小儿健康成长的重要条件。营养素包含产能营养素和非产
能营养素。产能营养素包括蛋白质、脂肪和碳水化合物。非产能营养素包
括维生素、矿物质和水。

（1）蛋白质：是构成人体组织细胞的重要成分，也是保证生理功能
的重要物质。食物中的蛋白质主要用于机体的生长和组织的修复，以及能
量的来源。蛋白质含量丰富的食物是乳类、蛋、肉、鱼和豆。不同的蛋白
质含有不同的氨基酸，在人体内不能合成、必须由食物供给的氨基酸称为
必需氨基酸。含必需氨基酸种类和数量多的，配合比例合适，又易于消化
吸收的蛋白质称为优质蛋白质。一般动物蛋白优于植物蛋白，尤其是乳类
和蛋类为佳。蛋白质长期缺乏时可出现营养不良、生长迟缓、智力发育障
碍、贫血等。

（2）脂肪：是供给能量的重要营养素，可提供必需脂肪酸，有助于脂
溶性维生素的吸收，并有防止散热，保护脏器和关节等作用。脂肪所供给
的能量约占每日总能量的35%，含脂肪的丰富的食物有乳、肉、鱼及各种

植物油等。

（3）碳水化合物：是供给人体能量的主要物质，其所供给的能量占总能量的50%，碳水化合物主要由谷类、根茎类食物以及糖类供给，蔬菜和水果中含量少。碳水化合物供应不足时，可发生营养不良水肿、酸中毒等；碳水化合物供应过多时，体重增长会过快。

（4）维生素：是人体正常生理活动所必需的营养素，大多数不能在体内合成，必须从食物中摄取。维生素的种类很多，按其溶解性可分为脂溶性维生素A、维生素D、维生素E、维生素K与水溶性的B族维生素和维生素C两大类。其中脂溶性维生素可储存于体内，无须每日供应，但因排泄较慢，缺乏时症状出现较迟，过量易中毒。水溶性维生素易溶于水，多余部分可迅速从尿中排泄，不易体内储存，必须每日供给。

维生素A：主要的食物来源有动物肝脏、牛乳、鱼、胡萝卜等。

B族维生素：主要的食物来源有米糠、谷类、豆类、动物肝脏、蔬菜及水果等。

维生素C：主要的食物来源是各种水果及蔬菜。

维生素D：主要的食物来源有鱼、动物肝脏、蛋黄等。

维生素K：主要的食物来源有动物肝脏、蛋、豆类、青菜及一些肠内细菌合成。

（5）矿物质：包括常量和微量元素，元素的含量超过体重的万分之一为常量元素，体内除氢、氧、碳、氮四种基本元素外，钙、钠、磷、镁、钾、氯、硫也为常量元素。铁、铜、锌、碘、氟等均为微量元素，虽体内含量很少，但与小儿营养密切相关，婴幼儿最易缺乏的元素是钙、铁、锌、铜。

钠、氯元素主要来源于食盐。

钙、磷元素主要来源于乳类、蛋类、绿色蔬菜、肉类、豆类、五谷。

铁元素主要来源于动物肝脏、蛋黄、血、肉类、豆类、绿色蔬菜。

铜元素主要来源于动物肝脏、鱼、肉、豆类、全谷。

锌元素主要来源于鱼、蛋、肉、麦胚、全谷。

钾元素主要来源于海带、紫菜、海鱼等。

（6）水：参与体内所有的物质代谢和生理活动，是机体的重要组成部分。小儿代谢旺盛，需水量相对较多，而且年龄越小相对需水量较多。婴儿每日需水量约为150毫升/千克，以后每长3岁减去25毫升/千克，至成人每日为45~50毫升/千克。

专家温馨提示

1. 对家长的话

（1）小儿出生后从乳类开始喂养，随年龄增长，逐渐增加固体食物，直至达到成人饮食。

（2）婴儿喂养的方法有母乳喂养、混合喂养及人工喂养三种。

（3）6个月以上的婴儿，单纯的母乳喂养已经不能满足其生长发育需要，应及时添加辅助食品以保证婴儿的营养需要。

（4）遵循由少到多、由稀到稠、由细到粗、由一种到多种的原则。

2. 对孩子的话

（1）要均衡膳食，养成良好的生活方式和饮食习惯，做到不厌食、不挑食、不偏食。

（2）在家长的指导和帮助下树立正确的营养观念，培养健康的饮食行为。

知识拓展

营养不良的影响因素

（1）营养素摄入不足：儿童处于快速生长发育阶段，对能量等的需求量大，某些偏远地区受经济原因的限制使得儿童在成长过程中长期缺乏营养素，导致营养不良疾病发生

（2）膳食结构不合理：每日机体所需的营养素包括蛋白质、碳水化合物、脂质、维生素、矿物质等，合理的饮食搭配能够保证每种营养素的摄入满足人体所需。依据营养膳食金字塔少吃油和盐，适当摄入奶制品、豆制品和动物性食物，多吃水果、蔬菜等富含维生素的食品，摄入量最多的是谷类、薯类来提供能量，遵循"早餐吃好、中餐吃饱、晚餐吃少"的原则，以确保膳食结构的合理性。

（3）疾病原因：许多疾病都会引起胃肠消化不良，如蛔虫病、肠易激综合征、胃溃疡、胃炎、结肠炎等影响营养素的吸

收，而结核病、感染、发热等慢性消耗性疾病会导致营养素的大量内耗。

（4）家庭及心理因素：监护人的不良生活习惯、经济状况、文化水平等会影响儿童的饮食习惯，家长的溺爱会造成儿童厌食、挑食等不良习惯，无节制的零食摄入会引起营养素的失衡。并存的心理疾病如抑郁症、厌食症等会造成摄食障碍，营养不良。

（编写：樊玲　审核：黄文姣）

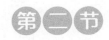

肠内营养支持

1 营养支持的分类

营养支持根据路径分为肠内营养支持及肠外营养支持。

肠内营养支持：经胃肠道，包括经口或喂养管提供维持人体代谢所需营养素的一种方法。

肠外营养支持：是指通过静脉输入的方式提供营养。

2 哪些情况需要肠内营养？

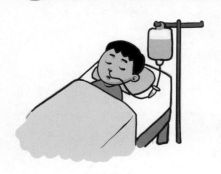

（1）取决于孩子的胃肠道是否具有吸收各种营养素的能力。

（2）胃肠道是否能耐受肠内营养制剂。

只要具备上述两个条件，在孩子因原发疾病或因治疗的需要而不能或不愿经口进食，自主进食不足以满足孩子身体需要时，均可采用肠内营养。

③ 肠内营养制剂的分类及特点是什么？

肠内营养制剂根据其组成可分为非要素型、要素型、组件型及特殊应用肠内营养制剂四类。

（1）非要素型制剂：也称整蛋白型制剂，蛋白质是三大产能营养素之一，对于术后孩子的恢复起着重要作用，这类制剂口感较好，口服或经胃管食用均可，使用方便，孩子也不易反感。适于胃肠道功能较好的孩子，是应用最广泛的肠内营养制剂。

（2）要素型制剂：该制剂是氨基酸或多肽类、葡萄糖、脂肪、矿物质和维生素的混合物。我们平时吃进去的蛋白质在肠道里经各种消化酶的作用下先分解成多肽，然后再被分解成氨基酸被小肠上皮细胞吸收。要素型制剂适合于胃肠道消化、吸收功能部分受损的孩子，如短肠综合征、胰腺炎等，这类制剂具有成分明确、营养全面、无须消化即可直接或接近直接吸收、残渣少、不含乳糖等特点，但其口感较差。

（3）组件型制剂：该制剂是仅以某种或某类营养素为主的肠内营养制剂，对完全型肠内营养制剂进行补充或强化，以适合孩子的特殊需要。主要有蛋白质组件、脂肪组件、糖类组件、维生素组件和矿物质组件，医生会根据孩子的术后机体需要，按需给药。

（4）特殊应用制剂：为满足不同疾病和功能障碍的特殊营养需求而设计的专用制剂。

肠内营养制剂有粉剂及溶液两种，临床上应根据各种制剂的特点，孩子的年龄、配合度、病情进行选择，以达到最佳的营养效果。

④ 肠内营养方式和途径选择有哪些？

肠内营养支持方式有经口喂养和管饲喂养两种方式。

（1）经口喂养：适合有完好吸吮和吞咽功能且胃肠道耐受性良好的孩子。

（2）管饲喂养：适用于胃肠道有一定功能，但无法经口进食或经口进食后引起并发症的孩子。管饲途径有鼻胃/十二指肠置管、鼻空肠置管、胃造瘘管、空肠造瘘管等，具体喂养途径的选择取决于疾病情况、喂养时间长短、孩子精神状态及胃肠道功能。

①鼻胃/十二指肠、鼻空肠管喂养：通过鼻胃或鼻肠置管进行肠内营养简单易行，是临床上使用最多的管饲喂养方法。鼻胃管喂养适合各种营养液，但是有反流与吸入气管的风险。鼻十二指肠和鼻空肠管喂养是将喂养管分别放置入十二指肠和空肠内，十二指肠及空肠较胃的位置更深，因此减少了反流风险。鼻胃或鼻肠置管喂养适合于需短时间（＜2周）营养支持的孩子，长期置管可出现咽部红肿、不适，呼吸系统并发症增加等。

（2）胃或空肠造口：常用于需要较长时间进行肠内喂养的孩子，具体可采用手术造口或经皮内镜辅助胃/空肠造口，后者具有不需剖腹与麻醉、操作简便、创伤小等优点。

5 肠内营养的输注方法有哪些？

肠内营养输注方式有一次性投给、间歇性重力输注和连续性经泵输注三种。

（1）一次性投给：将配好的营养液或商品型肠内营养液用注射器缓慢注入喂养管内。该方法常用于需长期家庭肠内营养的胃造瘘孩子，因为胃容量大，对容量及渗透压的耐受性较好。

（2）间歇性重力输注：将配制好的营养液经专用管道与肠道喂养管连接，借重力将营养液缓慢滴入胃肠道内。

此方法的优点为孩子有较多自由活动时间，与正常饮食相似。适用于胃食管反流、胃排空延迟或造瘘后高流量丢失肠液等疾病的孩子。禁忌证为肠梗阻、严重休克、肠缺血、高流量肠瘘、重度消化道出血等。

（3）连续经泵输注：应用输液泵12～24小时均匀持续输注，是临床上常用的肠内营养输注方式，胃肠道不良反应相对较少，营养效果好。

6 肠内营养的注意事项有哪些？

（1）肠内营养液输注时应循序渐进，开始时采用低浓度、低剂量、低速度，随后再逐渐增加营养液浓度、输注速度以及投喂剂量。

（2）输入体内的营养液的温度应保持在37℃左右，过凉易引起胃肠道并发症。

（3）定期更换输注营养液的装置，使用过程中避免污染营养液及装置；

（4）输注营养液时应取半卧位或适当抬高床头，一旦发现误吸应立即将孩子头偏向一侧，清除口鼻腔内异物，气管内吸引等，必要时立即找医护人员处理。

专家温馨提示

1. 对家长的话

（1）很多时候不是吃得越多越繁杂越好，还是得根据孩子的病情循序渐进地喂养，一切遵从医护人员的安排。

（2）家长需时刻预防误吸的发生，若孩子突然出现呛咳、呼吸急促或咳出类似营养液的痰液，疑有误吸可能，鼓励和刺激孩子咳嗽，排出吸入物和分泌物，情况紧急时需立即呼叫医护人员。

（3）在平常家庭生活中，家长应该营造一个健康的饮食环境，而不是只专注于强调体重，健康的饮食习惯对孩子的影响更重要。

2. 对孩子的话

（1）喂养时有任何不适及时告知家长和医护人员。

（2）一定不要拔管子。

知识拓展

儿童生理需要量计算

按儿童的千克体重进行生理需要量的计算，第一个10千克每千克体重为100毫升，第二个10千克每千克体重为50毫升，第三个10千克体重及之后每千克体重20毫升，一般第1天用1/4生理需要量，营养液浓度可稀释一倍。如能耐受第2天可增加至1/2生理需要量，第3、4天增加至全量，使胃肠道有逐步适应、耐受肠内营养液过程。开始输注时速度一般为25～50毫升/小时，以后每12～24小时增加25毫升/小时，最大速率为125～150毫升/小时。

（编写：朱家令　审核：黄文姣）

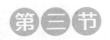

肠外营养支持

1 什么是肠外营养?

肠外营养是指通过静脉输注氨基酸、葡萄糖、脂类、电解质、维生素和微量元素等营养物质的一种营养治疗方式,帮助不能正常进食或高代谢情况下的孩子维持良好的营养状况,提高胃肠功能障碍孩子的生活质量。

2 肠外营养的适用范围包括哪些?

(1)不能从胃肠道进食的孩子,如短肠综合征、急性坏死性胰腺炎的孩子等。

(2)消化道需要休息或者严重消化不良的孩子,如肠道炎性疾病、长期腹泻的孩子等。

(3)处于高分解代谢状态的孩子,如腹部手术后、大面积烧伤、严重感染的孩子等。

(4)营养不良的孩子,如营养不良孩子的术前补充、放化疗期间胃肠道反应严重以致不能进食的孩子等。

3 肠外营养液由哪些成分构成呢?

肠外营养由氨基酸、脂肪乳剂、碳水化合物、液体与电解质、微量元素和维生素等配置组成。

(1)葡萄糖:作为营养中的主要能量来源,来自正常饮食的大部分碳水化合物以葡萄糖的形式到达身体的外周组织。因孩子生病会存在应激、消耗增加,建议围手术期孩子摄入更高的葡萄糖以降低低血糖的风险,并为蛋白质合成代谢和生长提供更多能量。

(2)脂肪乳剂:静脉脂肪乳剂是孩子们肠外营养不可或缺的一部分,通常,在肠外营养开始时即可使用,对于婴幼儿和儿童,临床常用浓度为

20%的脂肪乳剂。

（3）氨基酸制剂：是肠外营养的唯一氮源，它的营养价值是为机体供给合成蛋白质及其他生物活性物质的底物。目前，临床已有儿童专用氨基酸。

（4）电解质制剂：水是人体的主要成分，是营养物质和代谢物的重要载体。水和电解质的需求通常与生长速度成正比，电解质对维持机体水、电解质和酸碱平衡，保持人体内环境温度，维护肌肉的应激性等均有重要作用。

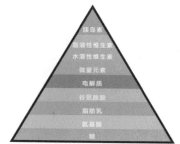

肠外营养要素的组成

（5）维生素及微量元素制剂：维生素及微量元素是维持孩子正常代谢和生理功能所不可缺少的营养素，肠外营养时需添加水溶性和脂溶性维生素以及微量元素制剂，以避免引起相关缺乏症。

4　肠外营养的途径有哪些？

孩子们常用的静脉途径一般有以下几种。

（1）颈内静脉途径。

（2）锁骨下静脉途径。

（3）经头静脉或贵要静脉置入中心静脉导管途径。

（4）皮下输液港途径。

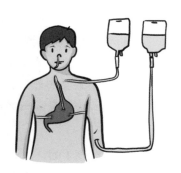

5　输注肠外营养的注意事项有哪些？

（1）在输注肠外营养时，应看管好孩子，避免肠外营养输注管道的意外拔出与脱落；

（2）孩子的血管较成人的更细更脆弱，应密切观察穿刺部位有无红斑、水肿、疼痛、压痛、渗液、硬结、皮肤破损和（或）体温升高等的迹象及症状。

（3）家长们千万不能自行调节输注速度。在保证营养液符合孩子生理需要量的情况下一般会在24小时内输注完毕。

（4）孩子如果出现盗汗、心慌、乏力、精神不好、呼之不应等情况，一定要立刻通知医护人员，严防低血糖、电解质代谢紊乱等情况的发生。

（5）对于长期全肠外营养的孩子，因胃肠道缺少食物刺激、胆囊收缩素等减少肠激素的分泌，胆囊中容易形成胆泥，进而促进结石形成，所以孩子的任何不舒服都不能轻视，有任何疑问都要告知医生。

（6）对于短肠孩子，尤其行空肠–结肠吻合术后的孩子，形成肾、尿路草酸钙结石风险增加，因此除尽早恢复经口或肠内营养外，会定期安排腹部超声检查胆囊疾病，给予短肠孩子低草酸盐饮食以预防尿路、肾结石的形成。

专家温馨提示

1. 对家长的话

（1）在肠外营养期间，因营养液浓度普遍偏大，对孩子的血管有一定的刺激作用，经周围静脉输营养液的时候，一定要对孩子的输液部位进行有效观察，避免液体渗出。

（2）采用合理的固定方法对孩子的静脉通路管理有积极作用。

（3）需要肠外营养的孩子可能会由于不能经口进食而哭闹，这时家长要坚定，一切遵医嘱，不能擅自喂养，否则可能反而会害了孩子。

2. 对孩子的话

（1）输液过程中有任何不适请及时告知家长或医护人员。

（2）积极配合治疗。

（编写：朱家令　审核：黄文姣）

第四节
儿童肥胖与外科疾病

"医生，怎么我的孩子做了手术伤口比别的孩子恢复得慢些呢？"

"医生，孩子这么小怎么会有胆结石呢？"

"医生，为啥孩子隐匿阴茎做手术，要先减肥呢？"

家长千万不要以为孩子就是要胖嘟嘟的才可爱，长大了自然会苗条，孩子肥胖可是会导致诸多外科疾病或问题，一不小心会让孩子"割一刀"，家长千万不要忽视。

1 什么是肥胖？

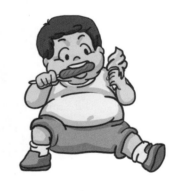

肥胖是由多因素引起、因能量摄入超过能量消耗，导致体内脂肪积聚过多达到危害健康程度的一种慢性代谢性疾病。按病因不同，肥胖可分为原发性肥胖和继发性肥胖。原发性肥胖又称单纯性肥胖，其发生与遗传、饮食和身体活动水平等有关，肥胖儿童中绝大多数属于单纯性肥胖。继发性肥胖是由明确病因诱发的肥胖，多由内分泌疾病或代谢性障碍疾病引起，如下丘脑病变、库欣综合征、甲状腺功能减退、垂体相关疾病、肿瘤及创伤等，常伴有体型、智力发育异常或身体畸形。

2 怎么才算是肥胖？

BMI是目前世界上普遍应用的估计体脂含量的指标之一，BMI = 体重（千克）÷身高的平方（平方米）。由于儿童生长发育快，还需要考虑到年龄因素，专家建议年龄≥2岁的儿童使用BMI来诊断肥胖。2~5岁儿童根据《中国0~18岁儿童、青少年体块指数的生长曲线》中制定的我国2~5岁儿童超重和肥胖的BMI参考值。6~18岁儿童判定标准可参考我国《学龄儿童青少年超重与肥胖筛查》。2岁以下的婴幼儿专家建议使用身长、体重来判定，根据WHO 2006年儿童生长发育标准，体重大于同年龄、同性别、同身长儿童体重平均值2个标准差为超重，大于3个标准差为肥胖。

3 儿童肥胖会导致胆结石吗？

会。肥胖是儿童胆结石最常见的原因之一，胆结石主要表现为上腹疼痛、黄疸、恶心、呕吐和不耐受油腻食物等，当BMI超重或肥胖的青少年持续腹痛时，要考虑有可能是胆石症，及时就医。

4 儿童胆结石需要手术吗？

对于偶然发现、仅有细小泥沙样结石或单发小结石且无临床症状的儿童，建议早期采用药物排石，持续3个月复查彩超，观察结石有无好转趋势。若保守治疗无好转趋势，建议尽早手术治疗，手术治疗目前包括胆囊切除术和保胆取石术。

5 肥胖孩子是不是更容易骨折？

是的。肥胖会给骨骼肌肉造成过大压力，导致关节、骨骼、肌肉损伤，肥胖儿童发生骨折的概率比正常儿童高，还可能造成儿童膝关节疼痛、走路不稳或O形腿进行性加重。

6 肥胖会导致隐匿阴茎吗？

会。肥胖是非先天性隐匿阴茎的主要病因，男性肥胖儿童由于大腿内侧、会阴部脂肪堆积过多造成隐匿阴茎，甚至有可能被误诊为阴茎发育不良。

7 为什么隐匿阴茎要先减肥？减肥后还需要手术吗？

上一问提到儿童隐匿阴茎多由肥胖所致，目前研究认为通过控制饮食、锻炼等方式减肥后，随着年龄增长，全身脂肪重新分布，隐匿阴茎可能得到改善或治愈，但目前尚缺乏高质量的证据。若需要进行手术治疗，专家建议孩子先将体重控制在超重范围以内再行手术治疗，可提高手术治疗效果。如果孩子存在以下指征，建议手术治疗：包皮外口严重狭窄；阴茎皮肤严重缺失；排尿困难及包皮龟头感染；孩子及家长心理健康受到严重影响等。

8 为什么肥胖会影响儿童伤口愈合？

肥胖儿童与正常体重儿童相比，由于皮下脂肪过多，血液供应相对较少，脂肪液化阻碍伤口愈合，此外太多的脂肪组织会导致伤口的张力增加，阻碍伤口局部血液循环，导致伤口愈合延迟。

9 肥胖儿童做手术特殊注意事项有哪些？

除了前面说到的伤口愈合延迟外，肥胖儿童做手术和正常体重儿童相比，家长照顾时还需特别注意以下问题。

（1）呼吸道问题：主要观察孩子有没有打鼾、嗜睡、睡眠不安、呼吸困难、夜间惊醒、遗尿等表现，肥胖是阻塞性睡眠呼吸暂停的重要诱发因素之一。

（2）压力性损伤：压力性损伤是发生在皮肤和（或）潜在皮下组织的局限性损伤，通常发生在骨隆突处。家长应关注孩子皮肤有无压红、变色、温度改变等，尤其是臀部、脚后跟、枕后等部位。

（3）低血糖防控：儿童青少年肥胖常常导致糖尿病，无论孩子有无糖尿病，围术期长时间禁食或摄入不足，都可能导致血糖波动。围术期低血糖若不及时控制会增加儿童手术的死亡率。家长需关注孩子有没有心慌、手抖、出冷汗、强烈的饥饿感、意识模糊，甚至昏迷等表现，如发生应及时通知医护人员。

10 儿童肥胖控制是不是管住嘴就对了？

经常有家长会问这样问题："医生，我的孩子吃的也不多，咋就那么胖呢？"

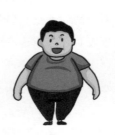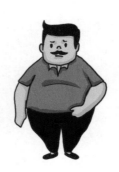

导致儿童超重和肥胖的因素有很多，主要因素包括：①能量摄入过多，如长期吃太多或经常吃高能量食品（如油炸食品、巧克力、甜点等）；②饮食行为不健康，如吃饭吃得太快，睡觉前吃零食，边看电视边吃零食，不吃早餐，经常吃西式快餐等；③活动少，比如体育锻炼少，静态活动时间太长（如看电视、打游戏、写作业等）等，④某些疾病和药物的影响，如库欣综合征可导致糖皮质激素分泌增多，导致满月脸、水牛背、肥胖等，长期口服糖皮质激素也会引起肥胖；⑤遗传因素。所以，家长除了要让孩子管住嘴、迈开腿之外还需要排除疾病、遗传等因素，协助孩子建立正确的饮食、活动行为。

11 儿童肥胖可以通过减重手术来控制吗？

"医生，我家孩子太胖了，除了你们说的饮食、运动还没有其他方式呢？我看有些成人可以通过手术来减肥呢。"

儿童跟成人不同，只有极少数情况可以采用手术治疗，目前国内对儿童和青少年重度肥胖手术治疗尚无明确的标准和共识。美国代谢与减重外科学会指南中减重手术的适应证包括：①BMI≥35且伴显著的并发症（2型糖尿病、阻塞性睡眠呼吸暂停综合征、特发性颅内高压、骨科并发症、非酒精性脂肪性肝炎）；②BMI≥40。减重手术也有很多禁忌证，包括：青春期前的儿童；有未解决的精神心理问题，如药物滥用、精神疾病等；无法养成健康饮食和运动习惯的儿童等。除此之外，手术应该在正规的儿童减肥手术中心由经验丰富的医生来进行。

专家温馨提示

1. 对家长的话

（1）肥胖会导致很多外科问题，如胆结石、隐匿阴茎等，家长需重视孩子的体重管控。

（2）儿童肥胖的主要干预方式是饮食及运动，不要乱给孩子吃减肥药或进行减重手术。

（3）通过正常饮食及运动不能改善的肥胖，应及时就医。

（4）适当给孩子"减负"，劳逸结合。

2. 对孩子的话

（1）少吃油炸食品、西式快餐、含糖饮料等。

（2）养成良好的运动习惯，合理控制打游戏、看电视的时间。

知识拓展

青少年减重手术

目前国内外应用于青少年减重的手术主要是Roux-en-Y胃旁路术（RYGB）和胃袖状切除术（SG），减重手术可显著改善机体代谢，包括逆转2型糖尿病、缓解睡眠呼吸暂停、改善非酒精性脂肪性肝炎及严重关节病变、改善心脏功能等。两种手术都可以采用腹腔镜完成，与RYGB相比，SG更简单且造成微量营养素缺乏的风险更低，对儿童来说更具有优势。当然减重手术术后也有并发症，术后常见的短期并发症有吻合口漏、胃食管反流加重、肠梗阻等，长期并发症包括营养缺乏以及手术后相关心理问题等。

（编写：张剑书　审核：冯黎维）

参考文献

[1] 赵继宗.神经外科学[M].北京:人民卫生出版社，2019

[2] 国家卫生健康委员会医政医管局，中国抗癌协会脑胶质瘤专业委员会，中国医师协会脑胶质瘤专业委员会.脑胶质瘤诊疗指南（2022版）[J]. 中华神经外科杂志，2022，38（8）:757–777.

[3] 杨培增，范先群.眼科学.[M]. 9版. 北京:人民卫生出版社，2018:74–75.

[4] 中华医学会眼科学分会眼视光学组. 中国经上皮准分子激光角膜切削术专家共识（2019年）[J]. 中华眼科杂志，2019，55（3）:169–173.

[5] Pärssinen O, Kauppinen M. Risk factors for high myopia: a 22-year follow-up study from childhood to adulthood[J]. Acta Ophthalmol, 2019，97（5）: 510–518.

[6] 赵堪兴.斜视弱视学.[M]. 2版北京:人民卫生出版社，2018

[7] 中国医师协会儿科医师分会儿童耳鼻咽专业委员会.儿童过敏性鼻炎诊疗——临床实践指南[J].中国实用儿科杂志，2019，34（3）:169–175.

[8] 中国医师协会儿科医师分会儿童耳鼻咽喉专业委员会. 抗组胺药治疗婴幼儿过敏性鼻炎的临床应用专家共识[J]. 中国实用儿科杂志，2019，34（9）:721–728.

[9] 中国妇幼保健学会微创分会儿童耳鼻咽喉学组.儿童先天性梨状窝瘘诊断与治疗临床实践指南[J].临床耳鼻咽喉头颈外科杂志，2020，34（12）:1060–1064.

[10] 中华医学会耳鼻咽喉头颈外科学分会小儿学组.中国儿童气管支气管异物诊断与治疗专家共识[J]. 中华耳鼻咽喉头颈外科杂志，2018，53（5）:325–338.

[11] 中国儿童OSA诊断与治疗指南制定工作组，中华医学会耳鼻咽喉头颈外科学分会小儿学组，中华医学会儿科学会呼吸学组，等.中国儿童阻

塞性睡眠呼吸暂停诊断与治疗指南（2020）.中华耳鼻咽喉头颈外科杂志，2020，55（8）:729-747.

[12] Flaherty MR，Buchmiller T，Vangel M，et al. Pediatric Magnet Ingestions After Federal Rule Changes，2009-2019[J].JAMA，2020，324（20）:2102-2104.

[13] 中华医学会消化内镜学分会儿科协作组，中国医师协会内镜医师分会儿科消化内镜专业委员会. 中国儿童消化道异物管理指南（2021）[J].中华消化内镜杂志，2022，39（1）:19-34.

[14] 中华医学会小儿外科学分会普胸外科学组，中国医疗保健国际交流促进会妇儿医疗保健分会. 先天性肺气道畸形诊疗中国专家共识（2021版）[J]. 中华小儿外科杂志，2021，42（8）:679-687.

[15] 中华医学会小儿外科学分会心胸外科学组，广东省医师协会胸外科分会.漏斗胸外科治疗中国专家共识[J].中华小儿外科杂志，2020，41（1）:7-12.

[16] 陈功，姜璟璨，汤悦，等.胆道闭锁诊断与治疗循证实践指南[J].中国循证儿科杂志，2022，17（4）:245-259.

[17] 中国研究型医院学会加速康复外科专业委员会.儿童肝移植围手术期管理专家共识[J].中华外科杂志，2021，59（3）:179-191.

[18] 中华医学会小儿外科学分会.小儿泌尿外科疾病诊疗规范[M].北京:人民卫生出版社，2018:97-116.

[19] 蔡威，孙宁，魏光辉.小儿外科学[M].5版.北京:人民卫生出版社，2019:426-430.

[20] 刘毅东，吕向国. 睾丸扭转诊治安全共识[J]. 现代泌尿外科杂志，2019，24（6）:434-437.

[21] 贺雷.儿童肾结石诊疗的临床专家共识[J].临床小儿外科杂志，2021，20（2）:107-113.

[22] 中华医学会小儿外科学分会小儿尿动力和盆底学组和泌尿外科学组.儿童遗尿症诊断和治疗中国专家共识[J]. 中华医学杂志，2019，99（21）:1615-1620.

[23] 中华医学会骨科学分会脊柱外科学组. 中国青少年脊柱侧凸筛查临床实

践指南及路径指引[J]. 中华骨科杂志，2020，40（23）:1574–1582.

[24] 燕铁斌.骨科康复评定与治疗技术.[M].5版.北京：科学出版社.2020:405–418.

[25] 汪凤华，梁建华，唐决，等.小儿纵膈淋巴管畸形的外科治疗[J].中华小儿外科杂志，2019，4（40）:316–319.

[26] Scard C，Aubert H，Wargny M，et al. Risk of melanoma in congenital melanocytic nevi of all sizes: A systematic review[J]. J Eur Acad Dermatol Venereol，2023，37（1）: 32–39.

[27] Arends J，Bachmann P，Baracos V，et al. ESPEN guidelines on nutrition in cancer patients[J].Clin Nutr，2017，36（1）:11–48.

[28] 中华预防医学会医院感染控制分会. 临床微生物标本采集和送检指南[J]. 中华医院感染学杂志，2018，28（20）:3192–3200.

[29] 文建国.小儿尿动力学[M].北京:人民卫生出版社，2021.

[30] Joshi G P，Abdelmalak B B，Weigel W A，et al. 2023 American Society of Anesthesiologists Practice Guidelines for Preoperative Fasting: Carbohydrate-containing Clear Liquids with or without Protein，Chewing Gum，and Pediatric Fasting Duration—A Modular Update of the 2017 American Society of Anesthesiologists Practice Guidelines for Preoperative Fasting[J]. Anesthesiology，2023，138（2）: 132–151.

[31] Frykholm P，Disma N，Andersson H，et al. Pre-operative fasting in children: A guideline from the European Society of Anaesthesiology and Intensive Care[J]. Eur J Anaesthesiol，2022，39（1）: 4–25.

[32] 徐梅.北京协和医院手术室护理工作指南[M].北京:人民卫生出版社，2016:35–39.

[33] 崔焱，张玉侠.儿科护理学[M].7版. 北京:人民卫生出版社，2021.12.

[34] 国家呼吸系统疾病临床医学研究中心，中华医学会儿科学分会呼吸学组，中国医师协会呼吸医师分会儿科呼吸工作委员会，等.解热镇痛药在儿童发热对症治疗中的合理用药专家共识[J]. 中华实用儿科临床杂志，2020，35（3）:161–169.

[35] 中国心胸血管麻醉学会日间手术麻醉分会，中华医学会麻醉分会小

儿麻醉学组.儿童加速康复外科麻醉中国专家共识[J].中华医学杂志，2021，101（31）:2425–2432.

[36] 中华医学会肠外肠内营养学分会儿科学组，中华医学会小儿外科学分会新生儿外科学组，中华医学会小儿外科学分会肛肠学组，等.儿童围手术期营养管理专家共识[J].中华小儿外科杂志，2019，40（12）:1062–1070.

[37] 中华医学会肠外肠内营养学分会护理学组.肠外营养安全输注专家共识[J].中华护理杂志，2022，57（12）:1421–1426.

[38] 中华医学会儿科学分会内分泌遗传代谢学组，中华医学会儿科学分会儿童保健学组，中华医学会儿科学分会临床营养学组，等.中国儿童肥胖诊断评估与管理专家共识[J].中华儿科杂志，2022，60（6）:507–515.

[39] 赵莉，王卓，冯黎维.儿童肥胖的预防与控制[M].四川大学出版社，2021.